De dokter en de dood

dr. Lia van Zuylen,
dr. Agnes van der Heide,
dr. Suzanne van de Vathorst &
drs. Eric Geijteman [red.]

DE DOKTER EN DE DOOD

OPTIMALE ZORG IN DE LAATSTE LEVENSFASE

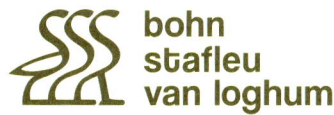

Houten 2018

ISBN 978-90-368-2059-2   ISBN 978-90-368-2060-8 (eBook)
DOI 10.1007/978-90-368-2060-8

© Bohn Stafleu van Loghum, onderdeel van Springer Media B.V. 2018

Alle rechten voorbehouden. Niets uit deze uitgave mag worden verveelvoudigd, opgeslagen in een geautomatiseerd gegevensbestand, of openbaar gemaakt, in enige vorm of op enige wijze, hetzij elektronisch, mechanisch, door fotokopieën of opnamen, hetzij op enige andere manier, zonder voorafgaande schriftelijke toestemming van de uitgever.

Voor zover het maken van kopieën uit deze uitgave is toegestaan op grond van artikel 16b Auteurswet j° het Besluit van 20 juni 1974, Stb. 351, zoals gewijzigd bij het Besluit van 23 augustus 1985, Stb. 471 en artikel 17 Auteurswet, dient men de daarvoor wettelijk verschuldigde vergoedingen te voldoen aan de Stichting Reprorecht (Postbus 3060, 2130 KB Hoofddorp). Voor het overnemen van (een) gedeelte(n) uit deze uitgave in bloemlezingen, readers en andere compilatiewerken (artikel 16 Auteurswet) dient men zich tot de uitgever te wenden.

Samensteller(s) en uitgever zijn zich volledig bewust van hun taak een betrouwbare uitgave te verzorgen. Niettemin kunnen zij geen aansprakelijkheid aanvaarden voor drukfouten en andere onjuistheden die eventueel in deze uitgave voorkomen.

NUR 870

© Omslagontwerp: Chaïm Stavenuiter.

Eerste druk: december 2014
Tweede druk: januari 2015
Derde druk: mei 2015
Vierde druk: maart 2016

Bohn Stafleu van Loghum
Walmolen 1
Postbus 246
3990 GA Houten
www.bsl.nl

INHOUD

Lia van Zuylen en Agnes van der Heide
Inleiding   9

I   De dood komt dichtbij

1. Inge Henselmans, Hanneke de Haes en Hanneke van Laarhoven
   Hoop of realiteit? *Communiceren over een ongeneeslijke ziekte*   13
2. Joost Zaat
   Niet uitstellen! *Praten over het levenseinde in de huisartspraktijk*   25
3. Marianne Dees
   Op tijd en weloverwogen *Praten over euthanasie*   33
4. Daisy Janssen
   Niets veranderlijker dan een mens *Zorgscenario's moeten dynamisch zijn*   43
5. Jet van Esch en Siebe Swart
   'Zo kan het niet langer, dokter!' *Wanneer gezamenlijke besluitvorming niet mogelijk (b)lijkt*   51
6. Eric Geijteman
   Zien waar het schip strandt? *Dicht bij de dood moet de communicatie tussen behandelaars optimaal zijn*   59
7. Saskia Teunissen
   Op dezelfde lijn? *Artsen en verpleegkundigen hebben niet automatisch dezelfde kijk op optimale zorg*   69
8. Hein Visser
   Einde van het verhaal *'Ik wil graag levend doodgaan'*   83

II De patiënt (en de familie)

9 Brenda Ott en Erik van Engelen
   Dat was niet de bedoeling! *Reanimeren. Of niet?* 91

10 Rozemarijn van Bruchem
   'Vorige week at hij gewoon nog zelf!' *Dissensus: soms zijn artsen en betrokkenen het oneens over de behandelstrategie* 101

11 Maria van den Muijsenbergh
   Tot het uiterste *Stervensbegeleiding bij migranten in Nederland* 109

12 Koos van der Hoeven
   Na medische emigratie terug in het land 117

13 Hans Gelderblom en Yvette van der Linden
   Volgens de krant is er nog kans op genezing
   Behandelwensenlijstjes 125

14 Mike Kampelmacher en Piet van Leeuwen
   Zetten we de behandeling voort? *Thuisbeademing bij* ALS 133

15 Boudewijn Chabot
   Sterven in eigen regie *Zelfeuthanasie in gesprek met naasten* 141

III. Interventies in de laatste levensfase

16 Alexander de Graeff
   Herkennen en begeleiden van het sterven 153

17 Pauline de Graeff en An Reyners
   Doorbehandelen *Te lang, te kort, precies genoeg?* 165

18 Johan de Raaf en Karin van der Rijt
   Valt een fase 1-behandeling te combineren met palliatieve zorg? 173

19 Ghislaine Van Thiel en Marijke Kars
   De rol van hulpverleners in het palliatieve zorgonderzoek *Niet te veel beschermen?* 181

20 Lotte van den Ingh, Angeline van Doveren en Patricia van Mierlo
   Vocht en voeding *Méér dan alleen medisch* 191

21 Boudewijn Chabot en Paul Vogelaar
   Help! De patiënt stopt met eten en drinken *De begeleiding door artsen, verpleegkundigen en verzorgenden* 201

22 Rob van Marum
   Medicatieafbouw *Minder is vaak meer* 211

23	Lieselot van Erven	
	Stop de ICD	221
24	Dick Willems	
	Morfine in de laatste levensfase	227
25	Marian Verkerk	
	Palliatieve sedatie Soms een sluiproute naar euthanasie?	235
26	Sytske van der Meer	
	De rol van de onafhankelijke SCEN-arts	245
27	Suzanne van de Vathorst en Katja ten Cate	
	Klaar met leven	253
28	Cees Hertogh	
	Dementie en euthanasie Schrift grift, gepraat vergaat?	261
29	Gert van Dijk	
	Leven na de dood Morele dilemma's rond orgaandonatie	273
30	Job Kievit	
	Wat is ons einde waard?	
	Geen geld voor levensreddende behandelingen?	285

IV ... En de dokter zelf?

31	Bert Keizer	
	Bang voor euthanasie?	297
32	Ivan Wolffers	
	Wat ik leerde van mijn kanker	301
33	Mariska Koster	
	Zorg voor de zorgverlener	307
	Personalia	316

INLEIDING

De dokter heeft een bijzondere relatie met de dood. Hij verwerft aanzien als hij de dood weet te bestrijden. Dit is de drijfveer achter veel medisch-wetenschappelijk onderzoek en dat heeft ook veel opgeleverd: de laatste 200 jaar zijn we steeds beter geworden in het uitstellen van de dood. Dat is een groot goed.

De keerzijde is dat de dood soms lang, of té lang, op zich laat wachten als mensen door ziekte of ouderdom geen enkele zin of kwaliteit van leven meer ervaren. Als de weg naar het levenseinde wordt bemoeilijkt door pijn, benauwdheid, uitputting, eenzaamheid en afhankelijkheid kan een wens tot bespoediging van de dood ontstaan. Er wordt dus veel gevraagd van de dokter: de dood mag niet te vroeg komen maar zeker ook niet te laat, en als hij komt moet het wel een 'goede' dood zijn.

De dokter en de dood, het is een dagelijkse confrontatie en de begrippen zijn daarmee onlosmakelijk met elkaar verbonden. De dood uitstellen is – normaal – een belangrijke taak voor een arts. Dat de dokter de dood soms ook moet toelaten, is veel minder vanzelfsprekend, voor zowel arts als patiënt. De dood heeft immers als connotaties dat de patiënt 'de strijd heeft verloren' en de dokter heeft 'gefaald'.

Opmerkelijk genoeg wordt er weinig gepraat en geschreven over de relatie van de dokter met de dood. Daarom is dit boek er gekomen. Om te delen wat moeilijk is maar goed kan gaan, om handvatten te geven en – vooral – om de dood bespreekbaar te maken.

Het is in onze tijd vrijwel altijd de dokter die de dood aankondigt. Wat daarna gebeurt, hangt van vele factoren af, die even vaak met de dokter als met de patiënt te maken hebben. Samen bestrijden ze de dood en samen berusten ze erin.

Of toch anders: de dokter wil strijden maar de patiënt maakt een andere keuze en zoekt berusting. Of regelmatig omgekeerd: de patiënt wil strijden maar loopt aan tegen de grenzen van de medische wetenschap. Al deze dilemma's komen aan bod in dit boek.

De praktijk van alle dag leert dat de mens in staat is om te sterven. Als dat niet zo was, hield geen dokter het vak vol en kon geen nabestaande verder leven. Het is misschien wel het grootste wonder van het leven: de berusting die er na een lange weg van verdriet en vechten uiteindelijk vaak is. Spreken over de dood kan helpen die berusting te bereiken. Veel artsen zijn echter geneigd het spreken over de dood te delegeren aan de patiënt, zijn naasten, de verpleegkundige en soms een gespecialiseerde collega. Dat heeft tot gevolg dat het sterven niet voldoende voorzien wordt en dat patiënt en naasten er onvoldoende op voorbereid zijn. Het kan tot gevolg hebben dat er, zeker achteraf bezien, onzinnig lang wordt gehandeld en behandeld.

Langzaamaan ontstaat er besef bij dokters dat tijdig praten over de dood kan zorgen voor een beter leven vóór de dood. Het moment waarop de levensverwachting van een patiënt minder dan een jaar is geworden kan daarvoor een goed startpunt zijn. Ook dat wil dit boek onderstrepen. Dat de patiënt en zijn naasten vaak nog schrikken van een dokter die de dood ter sprake brengt betekent dat artsen beter moeten leren hoe en wanneer zij dergelijke gesprekken moeten voeren en dat zij moeten leren uitdragen dat praten over de dood hoort bij goede zorg. Dergelijke gesprekken beperken zich natuurlijk niet tot één moment, maar vinden plaats bij diagnose van een ernstige ziekte, een (tijdelijke) verslechtering van de situatie van de patiënt, een mogelijk nieuw behandeltraject, en als de dood naderbij komt. Dit zijn kritische beslismomenten waarop patiënt en dokter stil moeten staan bij wat er nog mogelijk is, wat gewenst is en wat in het verschiet ligt. Dat is gemakkelijker gezegd dan gedaan: patiënten horen liever dat uitstel van de dood nog wel mogelijk is en dokters zijn vaak beter in 'doen' dan in 'laten'. De dokter moet een andere manier van denken en communiceren aanleren, waarin praten over de dood standaardpraktijk is en de vraag 'zou ik verbaasd zijn als deze patiënt over een jaar is overleden?' voortdurend in het achterhoofd wordt meegenomen. Niet om het leven niet meer te verlengen maar om het leven voor de dood zo goed mogelijk te laten zijn.

Op deze manier wordt *personalized medicine* bereikt in de brede betekenis van het begrip: persoonlijk gerichte medische zorg waarin alle belangen van de patiënt worden afgewogen tegen de (on)mogelijkheden van de geneeskunde, in voortdurende communicatie tussen patiënt en dokter.

De dokter en de dood wil de bijzondere relatie die de dokter heeft met de dood duiden en bespreekbaar maken.

Namens de redactie,
Lia van Zuylen en Agnes van der Heide

I DE DOOD KOMT DICHTBIJ

COMMUNICATIE OVER NEGATIEVE UITSLAGEN   BEHANDELMODUS   DOODSANGST

1 HOOP OF REALITEIT?
Communiceren over een ongeneeslijke ziekte

Inge Henselmans, Hanneke de Haes en Hanneke van Laarhoven

Casus
De 71-jarige meneer Vermeer heeft na een lange dag in het ziekenhuis te horen gekregen dat hij maagkanker heeft, met een uitzaaiing in de lever. De chirurg is duidelijk geweest: een operatie heeft geen zin, genezing is niet mogelijk. Meneer Vermeer, zijn echtgenote en twee dochters zijn er kapot van. Na die vreselijke uitslag spreken ze nog kort met de medisch oncoloog die hen vertelt over de mogelijkheid te behandelen met chemotherapie. Enigszins strijdvaardig gaan ze met die informatie naar huis. 'We geven niet zo maar op.'

Een week later spreken meneer Vermeer en zijn echtgenote de oncoloog opnieuw. Deze legt uit dat je nu meteen kunt starten met chemotherapie maar ook best nog even kunt wachten. Meneer Vermeer voelt zich immers nog goed en de uitzaaiing is klein. Hij zou met de behandeling kunnen beginnen op het moment dat de ziekte verder is voortgeschreden. De oncoloog geeft uitleg over bijwerkingen. De standaardbehandeling is een combinatie chemotherapie met kans op misselijkheid, haaruitval, diarree en een doof gevoel in de handen en vingers. Op de eerste dag zou meneer middelen toegediend krijgen via een infuus in het ziekenhuis. Daarnaast zou meneer tweemaal daags thuis tabletten moeten slikken gedurende twee weken, waarna een week 'rust' volgt. Een kuur duurt dus telkens drie weken. Na drie kuren zou het effect van de behandeling worden geëvalueerd met een ct-scan. Meneer Vermeer geeft aan zo snel mogelijk te willen starten met de behandeling. 'Een brandend huis moet je blussen.'

Thuis vragen zijn dochters naar de vooruitzichten. Hoe lang heeft hij nog te leven? Hoe lang kan de chemotherapie zijn leven verlengen? Meneer Vermeer weet het eigenlijk niet. 'Maar de dokter zou zo'n zware behandeling heus niet aanraden als het de moeite niet was.'

Vol goede moed meldt hij zich de week erna voor de eerste kuur. Zijn jongste dochter is voor haar werk langere tijd naar Amerika vertrokken, maar zijn echtgenote en oudste dochter vergezellen hem vanaf nu bij elke afspraak in het ziekenhuis. De kuren vallen tegen. De eerste tien dagen na het infuus voelt hij zich ziek en ligt hij steeds vaker overdag op de bank. Eten kost veel moeite. In de rustweek vóór een nieuwe kuur krabbelt hij weer wat op en lukt het hem zelfs om naar de plaatselijke harmonie te gaan. Gelukkig, hij speelt al van kinds af aan trompet en dat is zijn lust en zijn leven. Toch merkt hij dat ook muziek maken moeizamer gaat door het dove gevoel in zijn vingers.

Na drie kuren volgt de CT-scan om het effect van de behandeling te bepalen. De tumor in de maag en de uitzaaiing in de lever blijken nog even groot. De oncoloog legt uit dat dat goed nieuws is – er is immers geen sprake van groei. Meneer Vermeer is enigszins van zijn stuk gebracht door dit nieuws. Natuurlijk is hij blij met het goede nieuws maar stiekem had hij gehoopt dat de tumoren een stuk kleiner waren geworden. Hij wil graag weten hoe lang dit zo door kan gaan. Kan de chemotherapie ervoor zorgen dat de kanker nog lang onder controle blijft? De oncoloog legt uit dat er een moment zal komen waarop de kanker zal gaan groeien. Wanneer dat gebeurt is niet te voorspellen maar dan zijn er wel weer andere behandelingsmogelijkheden. Mevrouw Vermeer geeft aan dat hij behoorlijk veel klachten heeft van de kuren: 'Hij is zichzelf niet meer.' Meneer Vermeer wil hier echter niets van weten. 'Het belangrijkste is dat we die kanker onder controle houden. De rest is bijzaak.'

Na nog een drietal kuren krijgt het gezin Vermeer slecht nieuws. De tumor in de maag en de uitzaaiing in de lever zijn allebei gegroeid. De oncoloog informeert hen daarom over een zogenoemde tweedelijnsbehandeling. Hij vertelt over de bijwerkingen en over de onzekere overlevingswinst van die chemotherapie. Voor het eerst vraagt meneer Vermeer zonder omwegen naar zijn levensverwachting. De arts antwoordt dat hij in maanden moet denken, niet in jaren – ook als hij wel voor chemotherapie kiest. Meneer Vermeer en zijn echtgenote zien daar erg tegen op. De laatste drie kuren waren weer zwaarder geweest. Ze willen pauze. Met de oncoloog besluiten ze te wachten met nieuwe chemotherapie. Hun jongste dochter komt thuis en ze willen samen op vakantie naar de zon. Ze spreken af elkaar weer over zes weken te zien tenzij er eerder klachten optreden. Opgelucht verlaten ze gedrieën de spreekkamer. 'Wat heerlijk, hè!?'

Zes weken later spreekt de oncoloog hen opnieuw. Meneer Vermeer is vermoeid en heeft problemen met eten. Maar samen heeft het gezin een goede tijd gehad. Ook hebben ze veel met elkaar gesproken over de toekomst; over hoe ze de tijd die ze nog hebben, willen doorbrengen en over wat hij zeker niet zou willen aan het einde van zijn leven. Ze hebben ook besloten dat opnieuw starten met chemotherapie niet in dat plaatje past. De oncoloog kan zich hierin vinden. Hij legt uit waar de behandeling zich nu op kan gaan richten.

Beschouwing

Helder en adequaat communiceren over negatieve uitslagen, behandelingsuitkomsten en prognoses is niet eenvoudig, zeker niet als het gaat om communicatie in de laatste, vaak emotionele levensfase. De patiënt moet zich erop gaan instellen dat het leven en daarmee zijn perspectief eindig is. Voor de omgeving van de patiënt geldt dat ook. Artsen kunnen daarbij het gevoel hebben tekort te schieten omdat genezing of het leven verlengen voor de meesten toch de primaire professionele behoefte is. Er moet een omslag worden gemaakt in het denken over de meest fundamentele zaken. Dat betekent een persoonlijk en lastig aanpassingsproces voor alle betrokkenen; een proces dat niet altijd in woorden te vatten is en waarin mensen bovendien een verschillend tempo kunnen hebben. Juist in deze fase moeten beslissingen worden genomen die van wezenlijk belang zijn voor de goede invulling van het resterende leven.

In dit hoofdstuk gaan we in op een aantal communicatieve processen die relevant zijn in deze levensfase. Vaak wordt gesuggereerd dat daarbij sprake is van een tegenstelling: niet spreken over de dood en je richten op levensverlenging wordt geassocieerd met hoop houden terwijl de realiteit met de patiënt bespreken hem of haar hoop zou ontnemen. We beogen het bestaan van zo'n tegenstelling in dit hoofdstuk te ontkrachten. We richten ons daarbij vooral op de oncologische praktijk.[1] Mede dankzij de toenemende mogelijkheden wordt juist die gekenmerkt door dilemma's over het al dan niet levensverlengend behandelen en daarmee het kiezen van een levensverlengend dan wel een klachten- en functiegericht palliatief perspectief. Niettemin zijn mechanismen die samenhangen met 'hoop en realiteit', zij het wellicht met een andere kleur, relevant voor bijna alle ziekten in de laatste levensfase. Aanpassing aan een beperkter perspectief is voor patiënten met een levensbedreigende ziekte een opgave en voor artsen vaak een moeilijke taak.

Arts en patiënt in de behandelmodus

Meneer Vermeer en zijn gezin nemen al snel na de diagnose een strijdvaardige houding aan. Noch zijzelf noch de oncoloog bespreken kansen en overleving expliciet. Ze klampen zich vast aan het nieuws dat een op de tumor gerichte behandeling nog mogelijk is. Dat overlevingswinst centraal staat, blijft impliciet. In het tweede gesprek noemt de oncoloog nog even de mogelijkheid om af te wachten, maar deze optie is snel van tafel. Er wordt gekozen voor chemotherapie, maar niet gesproken over de mogelijke overlevingswinst van deze behandeling. 'Niets doen' om de ziekte tegen te gaan lijkt geen optie. In gesprekken tussen ongeneeslijk zieke patiënten en artsen ligt inderdaad vaak de nadruk op het bestrijden van ziekte. Deze actieve 'behandelmodus' kan vóórkomen bij zowel de patiënt en diens naasten als bij de arts.

Gediagnosticeerd worden met een ongeneeslijke ziekte betekent over het algemeen een overweldigende gebeurtenis voor patiënten en naasten en impliceert meestal intensieve verlies- of rouwverwerking, het accepteren van een nieuwe, moeilijke realiteit. In de eerste fase na zo'n diagnose heeft de patiënt het vaak nodig zich af te schermen voor de angst dat de dood nabij is. Enige ontkenning kan helpen bij het omgaan met ziekte. Zo bleken longkankerpatiënten zowel fysiek als mentaal beter te functioneren als ze de werkelijkheid tot op zekere hoogte 'buiten de deur' hielden.[2] Zolang de ziekte actief wordt behandeld, blijft het naderende overlijden verder buiten beeld. Men grijpt dan ook vaak die laatste strohalm. Ook 'geanticipeerde spijt' kan een voorkeur voor actie verklaren. Mensen hebben liever spijt van iets wat ze wel dan van iets wat ze niet hebben geprobeerd. Patiënten of hun naasten zijn bang achteraf te denken: *'Hadden we maar...'* Ook impliciete maatschappelijke normen kunnen patiënten het gevoel geven dat ze 'de strijd' moeten aangaan en zich niet zomaar kunnen neerleggen bij wat hen overkomt. Soms blijken patiënten dan ook opgelucht als de arts hen vertelt dat er geen actieve behandeling meer is. Ze hoeven dan niet te verantwoorden dat ze daarvan willen afzien.

Ook voor artsen kan de nadruk op behandelen voortkomen uit angst voor de dood.[3] Angst voor de dood is een fundamenteel en algemeen verschijnsel. Het kan angst voor het ophouden van het eigen bestaan omvatten, angst voor de dood van anderen, het stervensproces en/of het onbekende na de dood. Angst voor de dood wordt gevoed door het besef van verlies van wat het leven geeft, maar ook door de noodzaak te accepteren wat niet gerealiseerd is. Juist omdat de werkelijkheid van de dood zo moeilijk te verdragen is is doodsangst vaak onbewust. Artsen zijn dan ook niet alleen ten opzichte van patiënten maar ook voor zichzelf optimistischer dan reëel is.[4] Ze zijn juist vooral opgeleid in het behandelen van ziekte en het overwinnen van de dood. Actieve behandeling geven zit, zoals ooit verwoord door een oncoloog, meer in hun natuur: *'Chemotherapie, dat is wat ik in mijn winkel heb.'* Tumorgericht behandelen is daardoor gemakkelijker dan praten over de dood. Het natuurlijke beloop afwachten en overgaan tot klachtgerichte ondersteunende, palliatieve behandeling voelt dan ongemakkelijk. Daarnaast of misschien mede daarom leeft de veronderstelling dat behandeling aanbieden, los van het medische effect, gunstig is voor het welzijn van de patiënt.[5]

Kortom, arts en patiënt staan vaak beiden in de 'behandelmodus'.[3] Het besluit om te behandelen is echter niet altijd goed geïnformeerd, zoals ook bij meneer Vermeer. En, het naderende overlijden en de voorbereiding daarop kunnen daardoor lang buiten beeld blijven.[6] Het bewust toepassen van de principes van gedeelde besluitvorming in het gesprek met de patiënt kan deze behandelmodus doorbreken. Gedeelde besluitvorming kent een aantal stappen (zie box I).[7] De eerste is het bewustmaken van het feit dat er een keuze is en dat de beslissing afhangt van wat het beste past voor de patiënt. De tweede stap betekent evenwichtig informeren over de voor- en nadelen van verschillende opties. Belangrijk is dat een palliatieve, symptoomgerichte behandeling niet wordt benoemd als 'niets doen'. 'Niets doen' wordt vaak geïnterpreteerd als: 'aan je lot overgelaten worden'. Voor mensen met een ongeneeslijke, progressieve ziekte is dat een zeer onaangenaam vooruitzicht. Bovendien impliceert een ondersteunend, palliatief beleid wel degelijk actief 'iets doen'. Als derde stap volgt het verkennen van de waarden van de patiënt door te vragen naar diens mening over de verschillende gevolgen van de opties, uit te vinden wat hij/zij belangrijk vindt in de tijd tot overlijden en de voor- en nadelen te laten wegen. In stap 4 wordt besproken hoe de patiënt de beslissing wil nemen, zelf of samen met de arts. Het resultaat, tot slot, is het nemen van een weloverwogen beslissing in stap 5, waarbij beide partijen zich niet alleen kunnen vinden in de uiteindelijke beslissing maar ook in de manier waarop die genomen is.

Box I Stappen in gedeelde besluitvorming[7]

1 **Agenda**
   Maak duidelijk dat er sprake is van (1) een preferentiegevoelige keuze en (2) dat de beslissing dus afhangt van de voorkeur van de patiënt
2 **Informeren**
   Informeer evenwichtig over de verschillende opties en de voor- en nadelen ervan in termen van overleving en bijwerkingen
   Check of de patiënt het begrepen heeft
3 **Afwegen**
   Vraag de patiënt naar zijn ideeën, weging en voorkeuren ten aanzien van de voor- en nadelen: hoe belangrijk zijn die, wat weegt meer of minder zwaar, wat geeft de doorslag
   Om de gedachten van de patiënt te ordenen helpt:
   – Het geven van samenvattingen en reflecties (*Dus u vindt het vooral belangrijk in staat te blijven uw kinderen te bezoeken?*)
   – Patiënten uitnodigen concreet te worden (*Wat bedoelt u met*

> *kwaliteit van leven? Waarom is het voor u belangrijk zo veel mogelijk tijd te winnen?*)
> – Patiënten hypothetische situaties voor te leggen (*Stel u kiest voor deze chemotherapie en de behandeling slaat niet aan, hoe zou u zich dan voelen? Stel we besluiten om te stoppen met de chemotherapie, met welk gevoel verlaat u dan zo deze kamer?*)
>
> **4 Proces**
> Achterhaal hoe de patiënt de beslissing wil nemen (*Nu we dit zo besproken hebben, wilt u dan zelf een beslissing nemen of wilt u dat ik u daarbij help?*) Als de patiënt worstelt met de beslissing. is het goed hulp aan te bieden. Houd rekening met de waarden en voorkeuren van de patiënt bij het geven van advies.
>
> **5 Gedeeld besluit**
> Kom tot een beslissing waarbij patiënt en arts zich kunnen vinden in zowel de uiteindelijke behandelingskeus als in de manier waarop de beslissing genomen is. Vat samen wat er is besloten en vooral ook wat de overwegingen waren

Hoop doet leven?

Bijna alle patiënten waarderen eerlijkheid. Maar tegelijkertijd willen patiënten dat hun arts optimistisch is. Dit stelt artsen voor een uitdaging: hoe eerlijk te zijn en toch hoop te behouden?

Hoop is de onzekere verwachting van positieve uitkomsten in de toekomst. Hoop is belangrijk voor de coping van patiënten. Bij ongeneeslijke ziekte wordt hoop vaak geïnterpreteerd als hoop op een langer leven, maar de casus van meneer Vermeer laat zien dat patiënten kunnen hopen op heel andere dingen. Niet teleurgesteld maar opgelucht verlaat de familie het gesprek dat, medisch gezien, een slechtnieuwsgesprek was. Er is ruimte ontstaan om te doen wat ze nog graag willen.

Ongeneeslijk zieke patiënten kunnen niet alleen hopen op een wonder of langer leven, maar ook op andere zaken: goede medische begeleiding tot aan overlijden, zeggenschap over beslissingen of een vredige dood. Ze kunnen hopen weinig pijn of andere ernstige klachten te zullen krijgen en zo min mogelijk afhankelijk te worden. Ook kunnen ze hopen op de mogelijkheid nog belangrijke gebeurtenissen mee te maken, om relaties met vrienden of familie te herstellen of verstevigen of op rust en waardigheid aan het levenseinde.[8]

Veel patiënten blijken in staat hoop te behouden én de realiteit onder ogen te zien. Uit Nederlands onderzoek blijkt dat artsen dit kunnen bevorderen door expliciete in plaats van algemene prognostische informatie te geven en tegelijkertijd de patiënt gerust te stellen: de patiënt te vertellen dat die zo goed mogelijk zal worden begeleid en niet in de steek wordt gelaten.[9] Juist de combinatie van geruststelling en realisme resulteerde in tevredenheid en minder onzekerheid en, heel belangrijk, het gevoel de toekomst aan te kunnen. Realistische informatie maakte bovendien niet, zoals vaak gevreesd, angstiger.

Zorgverleners kunnen patiënten helpen hoopvol te blijven door in een vroeg stadium te exploreren waarop de patiënt hoopt en daarbij zo mogelijk te ondersteunen. Ze kunnen achterhalen welke zorgen en wensen de patiënt heeft voor de tijd die rest, uitleggen welke behandeling en begeleiding mogelijk is om eventuele complicaties en klachten te voorkomen of verlichten en onderstrepen dat patiënten hun eigen keuzes kunnen blijven maken.[8]

Soms koesteren patiënten valse hoop. Extreme ontkenning komt voor en kan wellicht het beste worden gerespecteerd als patiënten die nodig hebben om zichzelf staande te houden. Als valse hoop echter schadelijk is voor de patiënt of diens omgeving, bijvoorbeeld omdat effectieve behandeling niet kan worden gegeven, moeten artsen overwegen toch expliciet te zijn. Diagnose en prognose hoeven dan niet altijd te worden besproken. Maar, over specifieke aspecten van de behandelingen moet de patiënt wel worden geïnformeerd om een beslissing te kunnen nemen en/of daarmee uit de voeten te kunnen.

Communiceren over tijd en kansen

Bij meneer Vermeer wordt in het eerste gesprek met de medisch oncoloog niet gesproken over tijd en kansen. Het gaat niet over zijn levensverwachting of kans op overlevingswinst. Misschien willen beide partijen inderdaad 'hoop' in stand houden. Pas als meneer Vermeer daar zelf, na het falen van de eerstelijnschemotherapie, naar vraagt, komt er meer duidelijkheid. Heldere communicatie over tijd en kansen is echter noodzakelijk voor het nemen van beslissingen, niet alleen over de behandeling, maar ook over de invulling van de tijd tot overlijden. Wellicht had de jongste dochter van meneer Vermeer afgezien van haar vertrek naar het buitenland als de levensverwachting van haar vader eerder duidelijk was geweest.

Communiceren over tijd en kansen rond het levenseinde is moeilijk om een aantal redenen. Het betekent in de eerste plaats het geven van slecht nieuws. Veel artsen vinden dat een van hun moeilijkste professionele taken. Het confronteert de professional met het eigen onvermogen of dat van de geneeskunde in zijn algemeenheid. Zeker zo belangrijk is waarschijnlijk de zorg om de emoties waarmee zo'n gesprek gepaard kan gaan. Veel artsen voelen zich onhandig bij de confrontatie met geëmotioneerde patiënten. Ze moeten daaraan ruimte geven en tot een minder actieve 'gespreksmodus' overgaan. Daarmee vrezen ze controle over het gesprek te verliezen. Het consult loopt misschien uit terwijl de wachtkamer vol zit of ze vrezen dat 'de doos van

Pandora' opengaat en dat zij niet in staat zijn die te hanteren. Tegelijkertijd moeten patiënten die emoties juist kunnen ventileren om weer ruimte te hebben om rationeel met informatie om te gaan (zie box II).

> **Box II. Aanbevelingen voor het geven van slecht nieuws[15]**
>
> 1 **Bereid het gesprek voor**
>   Voer het gesprek in rustige ruimte, met voldoende tijd. Bereid inhoud voor, en bedenk welke nazorg beschikbaar is (gesprek met een verpleegkundige? een vervolggesprek?)
>
> 2 **De boodschap**
>   Leid het slechte nieuws kort in om aandacht van patiënt te richten en die kans te geven zich emotioneel voor te bereiden (*Ik heb de uitslag van het onderzoek binnen en ik heb slecht nieuws voor u*). Deel dan het nieuws kort, bondig en eenduidig mee Valkuil is het uitstellen van de boodschap door lange inleiding, gesprek over koetjes en kalfjes of de patiënt zelf naar de uitslag te laten raden ('hang yourself'). Andere valkuil is de ernst van het bericht verzachten door de pil te vergulden, te bagatelliseren of nadruk te leggen op hoe vervelend de arts het zelf vindt dit nieuws te moeten brengen
>
> 3 **Ruimte voor emotionele reactie**
>   Geef de patiënt de gelegenheid te reageren en luister actief naar wat de patiënt zegt. Wees spaarzaam met nieuwe informatie. Luister actief door te reflecteren, stiltes te laten vallen, door te vragen, te herhalen, samen te vatten. Ben alert op verwerkingsvragen (*Hoe kan dit nou?*); ga hier niet rationeel op in, maar reageer op onderliggende emotie (*Deze uitslag is een schok voor u, u had dit niet verwacht?*)
>
> 4 **Aanvullende informatie**
>   Wanneer de eerste emotionele reactie is gezakt, kan aanvullende informatie worden gegeven. Wees alert op nieuwe emotionele reacties. Geef informatie duidelijk, gestructureerd, in kleine hoeveelheden. Bedenk wat in ieder geval moet worden verteld
>
> 5 **Afronding**
>   Vat het belangrijkste samen en bespreek het vervolg. Ga na hoe de patiënt de kamer verlaat en of nazorg gewenst is. Bied houvast door uit te leggen wat nu gaat gebeuren en hoe voor continuïteit gezorgd wordt (door bijvoorbeeld aan te geven op welke manier verschillende zorgverleners betrokken zullen zijn)

Ten tweede zijn tijd en kansen altijd al lastig te begrijpen. De manier waarop die worden gepresenteerd, maakt uit voor het begrip van patiënten en de keuzes die ze maken.[10] Gelukkig bestaat er een aantal basale aanbevelingen. Het gebruik van woordelijke omschrijvingen zoals 'zelden' of 'vaak' leidt tot verwarring omdat mensen die zeer verschillend interpreteren. Kansen kunnen ook cijfermatig worden gepresenteerd: in de vorm van natuurlijke frequenties ('... bij 8 van de 10, of, 80 van de 100 mensen zoals u ...'), of in de vorm van percentages ('... bij 80% van de patiënten ...').[11] Welke manier het beste is, kunnen we op grond van onderzoek nog niet zeggen. Daarnaast maakt het voor beslissingen uit of kansen in positieve of negatieve zin worden besproken. Het beste is om beide perspectieven te schetsen, bijvoorbeeld zowel de kans op overlijden (negatieve 'framing') als de kans op overleven (positieve 'framing'). Tenslotte is het moeilijk voorspellingen te doen voor de individuele patiënt, omdat getallen zijn gebaseerd op grote groepen. Zeker moet worden vermeden te spreken van 'fifty fifty'. De uitkomst is weliswaar uiteindelijk óf positief óf negatief, maar voor de individuele patiënt maakt het wel degelijk uit of zijn kansen groot of klein zijn.

Tegen de tijd dat meneer Vermeer vraagt naar zijn levensverwachting antwoordt de oncoloog dat hij in maanden moet denken en niet in jaren. Oncologen zijn vaak wel duidelijk over het ongeneeslijke karakter van de ziekte, maar minder expliciet over levensverwachting.[12] Hoe concreet te zijn hangt natuurlijk ook af van de wens van de patiënt. Bij het informeren over levensverwachting is het belangrijk uit te leggen dat de cijfers, bijvoorbeeld een mediaan of gemiddelde, niet absoluut zijn: *'De mediane overleving met deze behandeling is twee jaar. Dat betekent dat de helft van patiënten zoals u langer leeft dan twee jaar en de andere helft korter dan twee jaar.'* Australische onderzoekers adviseren om ook de spreiding te noemen: het waarschijnlijke scenario (het gebied rond de mediaan, bijvoorbeeld een tot twee jaar), het ongunstige scenario (bijvoorbeeld minder dan drie maanden) en het gunstige scenario (bijvoorbeeld langer dan drie jaar).[13] Dit is eerlijke informatie en geeft patiënten de kans om perspectief op een langer leven te behouden, terwijl informatie over het ongunstige scenario het patiënten mogelijk maakt zich hierop voor te bereiden. Men zegt dan: *'Hope for the best, prepare for the worst.'* Dit 'legitimeert' ook het bespreken van moeilijke onderwerpen, zoals zorgen over het levenseinde.

In de derde plaats betekent goed informeren rekening houden met verschillen in informatiebehoefte. Veel patiënten zeggen alles te willen weten, maar een aanzienlijke minderheid wil liever niet tot in detail worden geïnformeerd, zeker wanneer de ziekte verder gevorderd is. Oncologen vinden niet vanzelf aansluiting bij de informatiewens van patiënten en kunnen daar dan ook beter naar vragen: *'Ik kan u wat vertellen over uw levensverwachting. Wat zou u daar nu over willen weten?'* Als het antwoord *'niets'* is, kan de arts aangeven dat de patiënt daar altijd op mag terugkomen.

Conclusie
Wat er was gebeurd als al in het eerste gesprek tussen meneer Vermeer en de oncoloog helder was gecommuniceerd over de kansen van de behandeling en de verwachtingen van de patiënt weten we niet. Uit de literatuur weten we wel dat de perceptie van levensverwachting behandelvoorkeuren kan beïnvloeden en dat het vroegtijdig ter sprake brengen van wensen aan het levenseinde kan leiden tot minder agressieve behandelingskeuzes.[14] Meer in het algemeen is gedeelde besluitvorming gerelateerd aan positieve uitkomsten, zoals het welbevinden van de patiënt en zekerheid over de beslissing. Belangrijk is in elk geval dat tussen 'hoop' en 'realiteit' geen tegenstelling hoeft te bestaan. Het is goed mogelijk om zowel hoopvol als realistisch te communiceren.

Aanbevelingen voor de praktijk
- Hoop is belangrijk voor ongeneeslijk zieke patiënten. Artsen zijn vaak bang die hoop te ontnemen omdat ze ervan uitgaan dat die betrekking heeft op levensverwachting. Bespreken wat hoop inhoudt kan leiden tot een breder perspectief daarop en maken dat patiënten hoop behouden en toch realistisch zijn. Zorgverleners kunnen vervolgens aangeven de zorg en ondersteuning hierop te zullen richten.
- De 'behandelmodus' bij arts en patiënt kan een goed geïnformeerde beslissing over al dan niet behandelen in de weg staan.
- Het toepassen van principes van gedeelde besluitvorming kan die nadruk op behandelen voorkomen, ruimte geven voor andere afwegingen en leiden tot beslissingen die meer overeenkomen met de voorkeuren van de patiënt.
- Het is belangrijk een symptoomgerichte behandeling niet te benoemen als 'niets doen' (zie ook verdere aanbevelingen in box I).
- Valse hoop, ingegeven door extreme ontkenning van de ziekte, is voor sommige patiënten de enige manier om zich staande te houden. De arts kan die dan respecteren. Het is dan wellicht verstandig een psycholoog of psychiater te consulteren over wat de beste aanpak kan zijn.
- Eerlijk communiceren over tijd en kansen is lastig: het staat soms gelijk aan het geven van slecht nieuws; cijfers zijn vaak moeilijk over te brengen en mensen verschillen in hun informatiebehoefte.
- Voor het geven van slecht nieuws bestaan basale richtlijnen (zie box II).
- Kansen worden bij voorkeur geformuleerd in natuurlijke frequenties of

percentages, zowel positief als negatief geframed en de formulering 'fifty fifty' dient te worden vermeden. Bij het informeren over levensverwachting dient de variatie in overlevingsduur aan de orde te komen.
- Ten slotte, het belangrijkste is om communicatie af te stemmen op de behoefte van de individuele patiënt. Simpelweg vragen wat de patiënt graag wil, maakt het voor beide partijen vaak veel gemakkelijker.

Literatuur

1. Haes JCJM de, Teunissen S. Communication in palliative care: a review of recent literature. Curr Opin Oncol. 2005;17:345-350.
2. Vos MS, Putter H, Houwelingen HC van, Haes HCJM de. Denial and physical outcomes in lung cancer patients, a longitudinal study. Lung Cancer. 2010;67:237-243.
3. Visser J. Ook patienten leggen zich vaak niet neer bij de dood. 'De arts staat in de behandelmodus'. Med Contact. 2012;67:1326-1329.
4. Lamont EB, Christakis NA. Prognostic disclosure to patients with cancer near the end of life. Ann Intern Med. 2001;134:1096-1105.
5. Haes JCJM de, Koedoot N. Patient centered decision making in palliative cancer treatment: a world of paradoxes. Patient Educ Couns. 2003;50:43-49.
6. The AM, Hak T, Koeter G, Wal G van der. Collusion in doctor-patient communication about imminent death: an ethnographic study. Br Med J. 2000;321:1376-1381.
7. Stiggelbout AM, Weijden T van der, Wit MPT de, et al. Shared decision making: really putting patients at the centre of healthcare. Br Med J. 2012;344:e256.
8. Clayton JM, Hancock K, Parker S, et al. Sustaining hope when communicating with terminally ill patients and their families: a systematic review. Psychooncology. 2008;17:641-659.
9. Vliet LM van, Wall E van der, Plum NM, Bensing JM. Explicit prognostic information and reassurance about nonabandonment when entering palliative breast cancer care: findings from a scripted video-vignette study. J Clin Oncol. 2013;31:3242-3249.
10. Edwards A, Elwyn G, Covey J, et al. Presenting risk information – a review of the effects of 'framing' and other manipulations on patient outcomes. J Health Commun. 2001;6:61-82.
11. Gigerenzer G, Edwards A. Simple tools for understanding risks: from innumeracy to insight. Br Med J. 2003;327:741-744.
12. Koedoot CG, Oort FJ, Haan RJ de, et al. The content and amount of information given by medical oncologists when telling patients patients with advanced cancer what their treatment options are: palliative chemotherapy and watchful-waiting. Eur J Cancer. 2004;40:225-235.
13. Kiely BE, Stockler MR, Tattersall MH. Thinking and talking about life expectancy in incurable cancer. Semin Oncol. 2011;38:380-385.
14. Wright AA, Zhang B, Ray A, et al. Associations between end-of-life discussions, patient mental health, medical care near death, and caregiver bereavement adjustment. JAMA. 2008;300:1665-1673.

15 Wouda J, Wiel H van de, Vliet K van. Medische communicatie. Gespreksvaardigheden voor de arts. Utrecht: De Tijdstroom Uitgeverij; 1998.

STERVEN BESPREKEN   FAMILIE ERBIJ BETREKKEN   HUISARTSINFORMATIESYSTEEM (LESA)

2   NIET UITSTELLEN!
Praten over het levenseinde in de huisartspraktijk

Joost Zaat

Casus
De 56-jarige mijnheer Gijsbers ken ik al jaren, maar opeens komt hij vaker. Hij is nu overspannen door het werk. We praten daar een aantal keren over maar langzaam bekruipt me het gevoel dat het verhaal wel veel losse eindjes heeft. Hij vertelt niet goed te kunnen ruiken, of beter, soms ruikt hij iets dat er niet is. Zelf denkt hij dat het gewoon van de stress komt, maar hij wil wel naar de neuroloog. Die vindt niets bijzonders, maar vraagt geen beeldvorming aan.

Ik vergeet het weer, totdat ik hem vijf maanden later terug zie. Hij hakkelt en heeft duidelijke woordvindingsproblemen. Hij kan niet meer goed plannen. Op het spreekuur maakt hij een afwezige indruk, heeft hij een starre gelaatsuitdrukking en lijkt er een dysartrie te zijn. Hij kan dingen niet onthouden. Onder de verdenking van ziekte van Parkinson, frontotemporale dementie of een tumor stuur ik hem in. Na een paar dagen komt het bericht dat er een groot ruimte-innemend proces rechts pariëtaal is. Hij wordt geopereerd en nabehandeld met temozolomide.

De 30 krammen zitten nog in zijn hoofd als ik hem weer zie. Hij begrijpt dat hij niet beter kan worden en dat hij dood zal gaan. 'Maar misschien hoor ik wel bij de paar mensen die er lang over doen…'. 'Wil je me helpen, als het helemaal niet meer gaat?' Makkelijk zo'n gesprek over doodgaan met iemand die het goed verwoorden kan, denk ik op dat moment. We praten langdurig over wat 'niet meer gaan is'. Belangrijkste component van het lijden dat hij vreest blijkt 'geheugenverlies, mensen niet herkennen en alleen maar in bed kunnen liggen'. Ik zie hem met enige regelmaat en in vrijwel elk consult hebben we het heel even over de toekomst.

In de maanden na de operatie lijkt het goed te gaan en kan hij weer hardlopen. Negen maanden na de diagnose is het mis. Hij is in de war, heeft links minder kracht en valt soms om. Grootste probleem is dat hij vergeetachtig wordt. Hij wil praten over euthanasie, maar is even later soms vergeten dat hij dat wilde. We hebben een uitgebreid gesprek, waarbij ook zijn vrouw aanwezig is. Ik neem het gesprek op mijn iPad op en hij op zijn telefoon. Want hoewel hij op dat moment nog geen euthanasie wil, beseft hij goed dat het opeens heel snel kan gaan: 'Wat nu als hij het niet meer duidelijk aan de scen-arts vertellen kan?' De geschreven wilsverklaring geeft samen met het vastgelegde gesprek rust.

De laatste weken worden ingewikkeld omdat de oncoloog hem een fase-1-onderzoek aanbiedt waaraan hij zich wanhopig vastklampt. Weliswaar is de MRI na de experimentele kuur niet verslechterd, maar klinisch is hij in die vier weken enorm achteruitgegaan: hij ligt in bed, weet regelmatig zelfs niet dat hij de dag ervoor naar het ziekenhuis is geweest. Omdat het een verder zeer gezonde man is zie ik als een berg op tegen palliatieve sedatie. Dat zou wel eens lang kunnen duren, leg ik hem uit. Uiteindelijk kiest hij voor euthanasie.

De geluidsopname hebben we niet nodig gehad. Hij was wel in de war, maar kon zijn verhaal aan de geduldige SCEN-arts duidelijk maken. Op de afgesproken tijd kom ik bij hem. 'Hoe voel je je?' 'Rot, maar daar ga jij nu iets aan doen.' Hij overlijdt 15 minuten later, omringd door vrouw en kinderen.

De heer Gravenmaker is 67 jaar. Hij heeft al vele, vele jaren perioden met hoofdpijn en is dan altijd bang voor een hersentumor. Ik zie hem vaak voor allerlei stemmingsklachten. De nieuwe episode begint met hoofdpijn, maar door de voorgeschiedenis laat ik me snel geruststellen. Drie maanden na het eerste gesprek stuurt mijn collega hem in omdat hij omvalt, nauwelijks te wekken is en zijn linkerarm niet op kan tillen. De volgende dag belt de neuroloog met het bericht dat er een heel grote hersentumor is. 'Vroegdiagnostiek had niets uitgemaakt.' Hij wordt wel geopereerd, krijgt radio- en chemotherapie. De familie is eerst boos, en die boosheid zakt maar langzaam. Toch lukt het om weer een vertrouwensband op te bouwen. Het gaat moeizaam. Ik probeer over de dood te praten, maar dat is lastig bij iemand die zijn leven lang zijn doodsangst bestrijdt met pillen en alcohol. In de maanden na de operatie roept hij af en toe dat hij euthanasie wil, maar 'nu nog niet'. Langdurig doorpraten lukt niet goed. Het blijft onduidelijk: 'We zien wel, doc. Je kunt me altijd nog in slaap maken, maar ik wil wel thuis doodgaan.' Hij kan steeds minder en uiteindelijk zit hij alleen nog in zijn stoel. Dan krijgt hij een beklemde liesbreuk. Voordat ik hem instuur praat ik met hem of hij echt wel geopereerd wil worden. Nu zouden we ook voor palliatieve sedatie kunnen kiezen. Hij heeft immers grote kans in het ziekenhuis dood te gaan. Hij kiest uitdrukkelijk voor opereren. Op de SEH krijgt hij code 'niet-reanimeren', en wordt hij geopereerd. Als hij na een paar dagen weer thuiskomt wil hij naar het hospice. Dat zit nog vol. Twee dagen later krijgt hij het acuut benauwd en wordt hij in een dienst opgenomen. Hij wil wel gereanimeerd worden, meldt de SEH-arts nog. Gelukkig hebben ze dat niet gedaan. Hij overlijdt een paar dagen later aan de gevolgen van longembolieën.

Beschouwing
Praten over doodgaan

Twee verschillende patiënten met een vergelijkbare tumor, twee verschillende levensverhalen en dus ook twee verschillende manieren van doodgaan. Het zijn twee kapstokken om te laten zien hoe de voorgeschiedenis meespeelt en hoe de wensen en ideeën van de patiënt in de tijd kunnen veranderen.

Er zijn grofweg drie manieren waarop praten over de dood de spreekkamer binnensluipt: terloops op initiatief van de patiënt, ver voordat er iets aan de hand is, op initiatief van de dokter bij 'advance care planning' en als er een terminale aandoening is waarbij het initiatief van de patiënt of de arts uitgaat.

De terloopse opmerking

Soms gaat het heel terloops als iemand bijvoorbeeld bij een kennismakingsgesprek bij de huisarts gelijk informeert hoe ik over euthanasie denk en zijn NVVE-verklaring in mijn handen drukt. Bij doorvragen blijkt nogal eens dat de betrokkene een naar sterfbed in de familie achter de rug heeft. 'Zo wil ik dat niet.' Praten blijft dan voorlichting geven over wat wel en niet kan; de verklaring gaat – gescand – in het dossier en in mijn elektronische dossier komt de vermelding 'euthanasiegesprek' met de beknopte aanduiding dat ik het over de huidige voorwaarden voor euthanasie heb gehad en het verschil tussen euthanasie en palliatieve sedatie heb uitgelegd. Heel veel tijd kost dat ook niet. Er zijn veel meer episodes 'euthanasiegesprek' in mijn huisartsinformatiesysteem (HIS) dan ik ooit euthanasie zal doen. Tegenwoordig komen mensen er wel eens op terug. 'Dokter, hij geldt nog steeds hoor, mijn verklaring.' Ik maak dan een nieuwe aantekening, maar Hein is dan meestal nog ver weg.

Advance care planning

Soms, en steeds vaker, neem ik zelf het initiatief om te praten over doodgaan op momenten dat er feitelijk nog niet veel aan de hand is maar de tijd door ouderdom en comorbiditeit wel gaat dringen. Ik wil graag weten of patiënten nog gereanimeerd willen worden, of ze per se het onderste uit de kan op de IC willen en waar ze dood willen gaan. Dat geldt zeker voor zeer kwetsbare ouderen, maar ook bij nog relatief fitte ouderen is het verstandig het onderwerp ter sprake te brengen.

Een dergelijk gesprek is minder ingewikkeld dan het lijkt. Vaak is er wel een aanleiding te vinden in een opmerking van een patiënt over een kennis of familielid die ziek of overleden is om te vragen *'Heeft u wel eens nagedacht over waar en hoe u zelf te zijner tijd dood wilt gaan en of u gereanimeerd wilt worden?'* Vrijwel nooit schrikt iemand daar van. Het kost tijd, dus in een heel druk spreekuur schiet het er bij in, maar een eerste begin is in een paar minuten gemaakt, zodat een langere afspraak later gepland kan worden. Verwijzen voor een mogelijk operatieve ingreep is een goede aanleiding om het onderwerp ter sprake te brengen. Bij de huisarts praten patiënten wat vrijer over de echte wensen en angsten dan bij het routinematige opnamegesprek of tijdens de hectiek op de SEH.

Opvallend vaak hebben oudere patiënten goed nagedacht over wat ze willen. In eerste instantie willen veel patiënten bij navraag wel gereanimeerd worden, maar ze willen niet op de IC doodgaan of ernstig gehandicapt uit een reanimatie komen. De kans als oudere om zonder beperkingen verder te kunnen leven na een reanimatie buiten het ziekenhuis is klein (4%), de rest is dood (92%) of heeft ernstige neurologische beperkingen (4%). De *Landelijke Samenwerkingsafspraak Anticiperende besluitvorming reanimatie bij kwetsbare ouderen* geeft een helder beslissingsschema en maakt visueel ook duidelijk wat kansen zijn (zie ook hoofdstuk 9).[1] Een niet-reanimerenbesluit moet in het EPD gemeld worden (op de probleemlijst, zodat het bij overdracht naar het ziekenhuis meegaat) en het verdient de voorkeur het ook aan de huisartsenpost en andere hulpverleners (verzorging) door te geven. De LESA gaat uitgebreid in op specifieke situaties zoals wilsonbekwaamheid. Voor patiënten is er informatie op thuisarts.nl, dat kan dienen als informatie voor of na een gesprek over dit onderwerp.[2]

Praten in de palliatieve fase

Het vaakst praat je over doodgaan met patiënten met een slechte prognose. Dat zijn niet alleen de patiënten met een vergevorderd stadium van kanker, maar ook patiënten met bijvoorbeeld ernstig hartfalen, COPD in stadium III-IV of dementie.

Wanneer starten? Praten over doodgaan moet je niet uitstellen. Zodra duidelijk is dat de palliatieve fase is aangebroken, is een gesprek over alle scenario's mogelijk. Patiënten komen, net als mijnheer Gijsbers, vaak zelf. Er is nog hoop, maar het is toch goed om samen te denken over de vraag wat te doen als het misgaat, ook al kan de palliatieve fase bij bijvoorbeeld een gemetastaseerd prostaatcarcinoom jaren duren. Details komen later, maar de grote lijn moet duidelijk zijn en vastgelegd worden.

Bij mijnheer Gravenmaker was het vanaf het begin al veel moeilijker. Bij het 'missen van een diagnose' sta je als arts immers met 10-0 achter en kost het moeite om de vertrouwensband weer op te bouwen. Van te voren is vaak lastig in te schatten met welke patiënt praten over doodgaan relatief makkelijk is, en bij wie het telkens voorzichtig zoeken naar een opening is. Een geschiedenis van psychiatrische problemen en alcohol- of middelengebruik maakt het moeilijk, maar zeker niet onmogelijk. In de KNMG-handreiking *Tijdig spreken over het levenseinde* vindt u een keurig boodschappenlijstje van punten die in een vroeg gesprek aan de orde kunnen komen. Er is ook informatie voor de patiënt.[3]

Wat bespreken? Het is belangrijk de tijd te nemen, rustig te luisteren, en goed op je eigen lichaamshouding te letten (bij een visite je jas uitdoen). De patiënt is sturend. Meestal is het niet nodig heel veel vragen te stellen omdat de patiënt zelf wel vertelt of hij thuis wil doodgaan en hoe hij dan denkt dat dit gaat. Vroegtijdig exploreren wat van belang is, levenskwaliteit of kwantiteit, geeft rust, niet alleen voor de patiënt maar ook voor de dokter. Bij een heel uitdrukkelijke keus om alles uit de kast te halen kan de energie gaan naar hoop houden en af en toe nog eens checken of dat inderdaad het gewenste spoor is. Bij de keus voor kwaliteit gaat het dan om goed nagaan wat kwaliteit voor deze patiënt betekent. De opvatting van de patiënt verschuift altijd: wat in het begin ondraaglijk lijkt, blijkt later toch nog best te dragen. Als arts beweeg je mee. Bij mijnheer Gijsbers was dat mooi te zien. Uiteindelijk was hij behoorlijk ver opgeschoven in zijn opvatting over wat het leven nog de moeite waard maakt. Ook het nogal wisselende standpunt van mijnheer Gravenmaker is niet uniek: niet verder willen, maar dan opeens toch een complicatie of onverwachte co-morbiditeit per se willen laten behandelen is niet ongewoon. Ik heb geleerd gewoon mee te bewegen.

Bijna altijd komt het gesprek op euthanasie en palliatieve sedatie, niet altijd omdat mensen dat willen, vaak ook omdat ze dat niet willen. Ik leg altijd al snel in het proces uit wat het verschil is: voor euthanasie kun je kiezen en dat kan nooit acuut, palliatieve sedatie is in principe een beslissing van de dokter en als je in slaap bent, kan euthanasie niet meer, tenzij er sprake is van een medicamenteus veroorzaakt verlaagd bewustzijn en de hele procedure al doorlopen en de euthanasie al afgesproken is.

Ten slotte is het belangrijk om medische informatie te geven: welke scenario's zijn waarschijnlijk, wat wil de patiënt bij ernstige benauwdheid, braken, of een ileus? Bij kanker is het veel makkelijker mogelijke scenario's te schetsen dan bij hartfalen of COPD, laat staan bij dementie. Zowel bij mijnheer Gijsbers als Gravenmaker was er een heel reële kans op toenemende verwardheid, epileptische aanvallen en coma. Ik heb die bij beiden in een vroeg stadium besproken.

Valkuilen Bij het vroeg praten over doodgaan zijn er een paar valkuilen: verschil in opvattingen tussen patiënt en familie, oud en niet opgelost zeer in relaties en het plotseling optreden van psychiatrische problemen die de patiënt wilsonbekwaam maken (delier, geheugen- en oordeelstoornissen).

Om de problemen met familie zo veel mogelijk te voorkomen betrek ik de partner (en kinderen) meestal vroegtijdig bij het gesprek en stimuleer ze om vragen in een schriftje bij te houden. Nadat ik ooit vlak voor een euthanasie geconfronteerd ben met een zoon uit een eerder huwelijk, informeer ik naar contacten met kinderen uit vroegere relaties. Valt er nog iets goed te maken, of hoeft dat niet meer?

Communicatie en samenwerken Mijnheer Gijsbers klampte zich vast aan de hoop die de oncoloog gaf. Een fase-1-onderzoek is prima voor de wetenschap maar als individuele patiënt heb je er meestal niets aan. Ondanks de goede patiënteninformatie waarin duidelijk staat dat het om een middel gaat waarvan alleen de toxiciteit en de dosering worden onderzocht, geeft meedoen hoop. Als huisartsen en specialisten dan op een verschillend spoor zitten, is dat voor patiënt en familie verwarrend (zie ook hoofdstuk 18). Het kan dat huisartsen en specialisten op zo'n moment tegenstrijdige informatie en ook tegenstrijdige instructies geven, bijvoorbeeld over naar wie de patiënt moet bellen bij complicaties.

Aanbevelingen voor de praktijk

- Huisartsen praten veelvuldig over doodgaan, abstract als het 'om de euthanasieverzekering in de toekomst gaat' en concreet en praktisch als patiënten in een terminaal stadium van hun ziekte zijn.
- Het is nooit een eenmalig gesprek en de standpunten van patiënten en familieleden wisselen.
- Bij elk gesprek speelt de levensgeschiedenis van patiënt en naasten mee. Exploreer en benoem die context.
- De grootste winst om onnodig lijden te voorkomen zit in het op tijd starten van een gesprek over doodgaan bij patiënten bij wie dat door leeftijd of comorbiditeit wel te verwachten maar nog niet actueel is.
- Leg gesprekken over niet-reanimeren en euthanasie altijd in het HIS vast onder een episode. Zorg dat die episode ook in de verwijsbrief naar de spoedeisende hulp meegaat.
- Gebruik wilsverklaringen inventief: schriftelijk als het kan, maar een video- of audioboodschap kan ook. Koppel die ook aan het elektronisch dossier.
- Communiceer helder met de tweede lijn over afspraken als een patiënt – per ongeluk – in een dienst toch acuut is opgenomen, terwijl dat niet de bedoeling was.

Literatuur

1. Delden JJM van, Ruiter CM de, Endt RP van der, et al. Landelijke Eerstelijns Samenwerkings Afspraak Anticiperende besluitvorming over reanimatie bij kwetsbare ouderen. Huisarts Wet. 2013;56 (4):S1-7.
2. www.thuisarts.nl/levenseinde/ik-wil-nadenken-over-reanimatie.
3. http://knmg.artsennet.nl/Publicaties/KNMGpublicatie/97922/Handreiking-Tijdig-spreken-over-het-levenseinde-2012.htm.

3 OP TIJD EN WELOVERWOGEN
Praten over euthanasie

Marianne Dees

Casus

Mevrouw van Amerongen, 71 jaar, overleed thuis, in aanwezigheid van haar kleinkinderen, kinderen en overige dierbare naasten. Het was op Stille Zaterdag. De merels en de lentebloesems waren via de open tuindeur getuigen van haar sterfbed.

Zes jaar eerder bezocht mevrouw van Amerongen de dermatoloog in verband met huidafwijkingen op de linkerborst. Die bleken te berusten op een mammacarcinoom. Aanvullende diagnostiek liet zien dat er sprake was van huid-, bot-, en longmetastasen. Er volgde intensieve palliatieve hormonale therapie waarbij alle behandelopties werden benut. Mevrouw zag rond de jaarwisseling af van palliatieve chemotherapie nadat de bijwerkingen van de eerste behandeling tot een ziekenhuisopname hadden geleid. Zij besprak met haar oncoloog dat zij geen belastende palliatieve behandelingen meer wilde ondergaan en dat zij koos voor kwaliteit van leven. In dit gesprek gaf mevrouw aan met de huisarts te willen praten over euthanasie. De oncoloog droeg daarop de zorg telefonisch over aan de huisarts.

Een week na de infauste diagnose had mevrouw in een gesloten enveloppe een schriftelijke euthanasieverklaring afgegeven bij de huisartsenpraktijk. Dit was voor de huisarts aanleiding geweest een huisbezoek te plannen en met mevrouw in gesprek te gaan over haar wensen en verwachtingen rondom haar levenseinde. In dit gesprek bleek dat mevrouw hierover uitgebreid had nagedacht en bij uitzichtloos en ondraaglijk lijden euthanasie wilde. De huisarts legde de gang van zaken rondom euthanasie en het verschil met palliatieve sedatie uit en gaf aan bereid te zijn aan een eventueel verzoek te voldoen. Het onderwerp kwam daarna regelmatig terug en werd actueel toen duidelijk was dat de palliatieve behandelopties uitgeput waren.

Mevrouw van Amerongen had haar zus en jongste zoon gevraagd bij het gesprek dat toen plaatsvond aanwezig te zijn. Beiden hadden moeite met haar mogelijke euthanasieverzoek maar gaven aan haar wens te zullen respecteren. Mevrouw wilde precies weten wat ze moest regelen, hoe ze haar wens moest vastleggen en hoe euthanasie in zijn werk gaat. De huisarts besprak de vragen en gaf aan dat zij nog steeds bereid was aan een euthanasieverzoek te voldoen. Het viel de huisarts op dat er sprake leek van een (recidief)depressie die de doodswens van mevrouw zou kunnen beïnvloeden. Mevrouw van Amerongen stond open voor ophogen van de antidepressiva. Haar stemming klaarde na twee weken op. Er volgden nog twee maanden waarin ze genoot van haar kleinkinderen, af en toe uit eten ging en getuige was van de vroege lente.

Twee weken voor Pasen werd mevrouw van Amerongen toenemend benauwd. De huisarts gaf aan dat deze benauwdheid het gevolg kon zijn van uitbreiding van kanker in de longen. Mevrouw wilde naar het ziekenhuis voor verdere diagnostiek. Er bleken geen behandelopties voor de pleuritis carcinomatosis. De zaalarts nam contact op met de huisarts en vertelde dat mevrouw tijdens een emotioneel en heftig familiegesprek had aangegeven naar huis te willen. Zij zag volgens hem af van euthanasie en wilde bij verdere achteruitgang palliatieve sedatie.

Woensdag voor Pasen kwam mevrouw van Amerongen thuis om te sterven. De huisarts trof haar helder en rustig in bed aan, ze was pijnvrij en niet benauwd. De woonkamer was vol met thuiszorg, familie en emoties. Iedereen was druk met iets bezig. De huisarts nam plaats op de stoel naast het bed. Met op de achtergrond al die nerveuze bezigheid sprak mevrouw haar actuele verzoek uit: 'Dokter, ik wil vandaag euthanasie.' Haar familie had van de zaalarts echter begrepen dat de huisarts die middag zou starten met palliatieve sedatie.

De volgende dag werd mevrouw bezocht door een SCEN-arts die in het consultatieverslag beschreef hoe moeilijk mevrouw het vond haar kinderen en kleinkinderen los te laten. Dit woog echter niet op tegen de wens haar leven te beëindigen. 'Ze is kortademig, afhankelijk van verzorging en kan niets meer zelf. Ze ligt alleen maar te wachten op de dood, met klachten die alleen maar toe zullen nemen; ze wil liever vandaag dan morgen dood. Het leven is klaar voor haar.' De SCEN-arts was van mening dat aan alle zorgvuldigheidscriteria werd voldaan. De huisarts regelde, met het oog op de naderende paasdagen, de euthanatica en trof ook voorbereidingen voor palliatieve sedatie.

Twee uur na het bezoek van de SCEN-arts belde de dochter van patiënte de huisarts: 'Moeder vraagt of u nu wilt komen, ze kan niet meer.' De huisarts trof een *uitgeputte, kortademige vrouw aan die wilde slapen en hoopte 's avonds even wakker te zijn als de kleinkinderen kwamen. De huisarts startte met continue morfine tegen de dyspneu en met intermitterende sedatie door middel van midazolam vanwege de uitputting. Een dag later waren de uitputting en de kortademigheid zodanig toegenomen (refractaire symptomen) dat er medisch gezien geen andere mogelijkheid was dan starten met continue sedatie. Na een laatste indringend gesprek was het de huisarts duidelijk dat het eerdere euthanasieverzoek was verbleekt. Mevrouw van Amerongen nam in volle bewustzijn afscheid van haar dierbaren en overleed twee dagen later in alle rust onder diepe sedatie.*

Beschouwing

Patiënten, naasten en artsen vinden een gesprek over het levenseinde vaak moeilijk.[1,2] Een tijdig gesprek over wensen en verwachtingen van patiënten over hun levenseinde is niettemin een voorwaarde voor passende zorg rond het sterfbed.[3,4] Een mogelijk verzoek tot euthanasie bij uitzichtloos en ondraaglijk lijden is een van de onderwerpen waar de behandelend arts aandacht voor moet hebben. Vroege signalering van een euthanasiewens creëert tijd en ruimte voor het besluitvormingstraject.

Mevrouw van Amerongen maakte in een vroeg stadium haar toekomstige euthanasiewens aan haar huisarts kenbaar door het inleveren van een NVVE-verklaring.[5] De huisarts gebruikte deze verklaring om in een vroeg stadium met haar te spreken over haar wensen en verwachtingen ten aanzien van het levenseinde. Patiënte wist daardoor dat de huisarts bereid was aan een euthanasieverzoek te voldoen, zij was geïnformeerd over de eisen die daarbij gelden,[6] en over de verschillen tussen euthanasie en palliatieve sedatie.[7] Toen de palliatieve chemobehandelingsopties uitgeput waren, werd het euthanasieverzoek actueel en droeg de oncoloog de begeleiding over aan de huisarts. Bij de daaropvolgende gesprekken waren op initiatief van mevrouw haar zus of jongste zoon regelmatig aanwezig. Tijdens de laatste ziekenhuisopname ontstonden er onduidelijkheden in de communicatie en de regie over de besluitvorming rondom het levenseinde. De zaalarts nam het initiatief tot een gesprek met de familie over euthanasie en palliatieve sedatie en gaf de uitkomst van dit gesprek door aan de huisarts. De vraagt dringt zich op wat er gebeurd is in de communicatie waardoor mevrouw van Amerongen dacht dat de huisarts op de dag van thuiskomst aan haar euthanasieverzoek zou voldoen en de familie ervan uitging dat de huisarts zou starten met palliatieve sedatie.

In deze beschouwing wordt ingegaan op het belang van tijdige en terugkerende gesprekken over euthanasie, op de onderwerpen die daarbij aan bod moeten komen, en op de rollen van de verschillende betrokkenen.

Het juiste moment voor een gesprek over euthanasie

Voor patiënten is een euthanasieverzoek een indringende en persoonlijke wens. Voor de behandelend arts betreft het vaak een complex besluit. Sommige artsen beginnen pas met gesprekken over sterven als het levenseinde nadert. Dit brengt het risico met zich mee dat er onvoldoende tijd is voor een zorgvuldig besluitvormingsproces.[8] Het is dan ook belangrijk wensen en verwachtingen van de betrokkenen tijdig te bespreken en op elkaar af te stemmen. Een open verkenning op het moment dat er nog geen ernstige klachten zijn en er geen tijdsdruk is geeft patiënt en arts ruimte een vertrouwensband op te bouwen, weloverwogen keuzes te maken en de regie te behouden.[9] Het geeft naasten de gelegenheid het proces te volgen en te begrijpen waarom bepaalde keuzes worden gemaakt. Het tijdig faciliteren van dit proces hoort tot de professionele verantwoordelijkheden van de arts.

Het signaleren van een euthanasiewens kan niet vroeg genoeg gebeuren. De patiënt die een euthanasieverklaring afgeeft bij de doktersassistente, biedt de arts een uitgelezen mogelijkheid in alle rust wensen en verwachtingen over het levenseinde te bespreken. Dit voorkomt dat de arts tien jaar later geconfronteerd wordt met een volmacht van de zoon van diezelfde inmiddels demente patiënt en de mededeling 'vader zou dit niet gewild hebben'. Het stellen van een diagnose waarbij er geen uitzicht is op genezing, is ook een moment waarop de (huis)arts het initiatief kan nemen voor een signaleringsgesprek over euthanasie. Een vroeg gesprek kan latere teleurstellingen en misverstanden voorkomen. Dit kan ook voorkomen dat de arts in het terminale stadium met een 'spoed-euthanasieverzoek' wordt geconfronteerd.

De vijf fasen tijdens het besluitvormingstraject

De arts kan niet volstaan met een enkel signaleringsgesprek. Het euthanasietraject kan onderverdeeld worden in vijf fasen: een signaleringsfase, een besluitvormingsfase, een voorbereidingsfase, een uitvoeringsfase en een evaluatiefase.[10] Elke fase wordt gekenmerkt door andere aandachtspunten, andere betrokkenen en andere emoties. In de praktijk lopen de fasen meer of minder door elkaar. Het is belangrijk dat de arts die verantwoordelijk is voor de continuïteit van de euthanasiezorg, zich bewust is van de fase waarin de patiënt zich bevindt en regelmatig en op het juiste moment ruimte biedt voor een gesprek over de euthanasiewens.

1 Tijdens de signaleringsfase krijgt de patiënt informatie over euthanasie (of hulp bij zelfdoding), deelt de patiënt een mogelijk verzoek tot euthanasie met zijn of haar naasten,en bespreekt de patiënt met de behandelend arts of deze eventueel bereid is de euthanasie uit te voeren.

2   De besluitvormingsfase is voor de uitvoerend arts en de patiënt over het algemeen een emotioneel beladen fase. Gedurende deze fase intensiveert de arts-patiëntrelatie. Patiënten zijn zich over het algemeen bewust van de belasting die een verzoek tot euthanasie voor de uitvoerend arts betekent. Vaak worden patiënt en arts niet alleen geconfronteerd met eigen emoties, maar ook met emoties van naasten en andere hulpverleners.

3   In de voorbereidingsfase wordt vastgesteld of aan de zorgvuldigheidseisen voldaan wordt. Hierbij is 'ondraaglijk lijden' het kernbegrip. Het vormt de rode draad, vanaf het allereerste gesprek tussen patiënt en arts, als het gaat over het voldoen aan de zorgvuldigheidscriteria. Niet alleen patiënt en arts maar ook de diverse andere betrokkenen kunnen verschillende visies hebben over wat 'ondraaglijk lijden' is en daarmee of aan dit zorgvuldigheidscriterium wordt voldaan.

4   In de uitvoeringsfase wordt de euthanasie gepland, praktisch voorbereid en uitgevoerd. Afscheid nemen van een naaste, wiens dood op een afgesproken datum en tijd gaat plaatsvinden, is een ongewone en emotionele gebeurtenis. Dat geldt ook voor de arts: het behandelen van 'ondraaglijk lijden' door het beëindigen van het leven is niet wat de meeste artsen in gedachten hebben als zij de eed of gelofte afleggen.

5   De vijfde en laatste fase van een euthanasietraject staat in het teken van de afsluiting en de nazorg voor naasten en arts. Deze fase omvat in elk geval een nagesprek van de arts met de naaste(n). Daarnaast kan een nagesprek met de betrokken SCEN-arts de uitvoerend arts emotionele steun bieden.

Aandachtspunten

In het traject van euthanasie of hulp bij zelfdoding staan de wensen en verwachtingen van de patiënt over diens levenseinde centraal.[11] De arts die gesprekken over euthanasie voert moet kennis hebben over de euthanasiewetgeving en de zorgvuldigheidscriteria. Daarnaast is heldere communicatie over de bereidheid van de arts om een toekomstig verzoek eventueel uit te voeren en over de wettelijke of persoonlijke grenzen van de arts in bijzondere situaties, zoals dementie of een psychiatrische diagnose, cruciaal. Als de patiënt in een zorginstelling is opgenomen, behoort de patiënt geïnformeerd te worden of euthanasie daar mogelijk is. Daarbij is het noodzakelijk dat patiënten en naasten weten wat euthanasie is, wat hulp bij zelfdoding inhoudt en wat het verschil is met palliatieve sedatie. Er wordt veel over euthanasie geschreven en veel burgers hebben er een emotie en een mening over. Het is belangrijk te bespreken dat euthanasie alleen is toegestaan als aan zes zorgvuldigheidscriteria wordt voldaan. Het besluit om euthanasie uit te voeren ligt bij de arts en de patiënt. Het is een besluitvormingstraject waar zij samen instappen. Als de arts niet bereid of in staat is euthanasie uit te voeren moet dit tijdig met de patiënt besproken worden. De patiënt behoort indien gewenst dan ondersteund te worden bij het vinden van een arts die wel bereid is tot eventuele uitvoering. Met patiënten en naasten moet besproken worden dat een schriftelijke euthanasieverklaring geen garantie (en geen voorwaarde) is voor uitvoering. Immers, de uitvoerende arts moet er op het moment dat het verzoek actueel is van overtuigd zijn dat er sprake is van een vrijwillig en weloverwogen verzoek, van uitzichtloos en ondraaglijk lijden, en dat de patiënt zijn situatie en vooruitzichten begrijpt en goed over de alternatieven geïnformeerd is. Het is wel zinvol de patiënt te adviseren in eigen woorden op te schrijven waarom hij of zij euthanasie wil en welk lijden voor hem of haar ondraaglijk is of zou kunnen worden. Een dergelijk document benadrukt de vrijwilligheid en de weloverwogenheid van het verzoek en kan ondersteuning bieden tijdens vervolggesprekken tussen arts en patiënt en bij gesprekken met andere betrokkenen, zoals naasten en de onafhankelijke (SCEN-)arts.

De betrokkenen bij gesprekken over euthanasie

Juridisch gezien is het besluit tot uitvoering van euthanasie of hulp bij zelfdoding een besluit van de patiënt en de uitvoerend arts. Het lijkt overzichtelijk: de patiënt formuleert een euthanasiewens en de uitvoerend arts is verantwoordelijk voor volledige en passende informatie. Samen voeren zij de gesprekken die nodig zijn om tot een besluit over de uitvoering te komen. In de dagelijkse praktijk is het minder overzichtelijk. Vaak zijn er naasten en andere zorgverleners die een rol spelen in het leven van de patiënt met een euthanasiewens. Het ligt dan ook voor de hand dat gesprekken over euthanasie niet alleen tussen de patiënt en de uitvoerend arts plaatsvinden. Gezien de complexiteit, de verschillende normen en waarden, en de heftige emoties die een verzoek tot euthanasie teweeg kan brengen, zijn heldere afspraken over de rollen van de naasten en de andere zorgverleners essentieel voor een zorgvuldig besluitvormingstraject. De uitvoerend arts brengt, samen met de patiënt, in kaart wie er betrokken moeten worden bij de gesprekken over de euthanasiewens.[12] De arts stemt met de patiënt af welke betrokkenen waarover geïnformeerd moeten worden en wie daartoe het initiatief neemt. De uitvoerend arts kan verpleegkundigen, verzorgenden of andere hulpverleners inschakelen om de patiënt en naasten te ondersteunen tijdens het besluitvormingstraject.[13] Het is essentieel dat de betrokken zorgverleners onderling afstemmen, en elkaar, mits er toestemming is van de patiënt, informeren. De zorgverleners houden bij de begeleiding van de patiënt niet alleen rekening met zijn of haar persoonlijke situatie, maar hebben ook aandacht voor de begeleiding van de naasten. Tijdige, heldere afspraken over de communicatie, de samenwerking, de taakverdeling in de diverse fasen in het besluitvormingsproces rond euthanasie zijn essentieel voor de kwaliteit en de continuïteit van zorg voor patiënten met een euthanasiewens en hun naasten.[14]

Tijdige signalering van een euthanasiewens en het systematisch voeren van vervolggesprekken tijdens de verschillende fasen die in het besluitvormingstraject bij euthanasie te onderscheiden zijn, dragen bij aan een zorgvuldig besluitvormingsproces.[15] De gesprekken kennen een rijk palet aan thema's en mogelijke gesprekspartners. Het is belangrijk dat alle betrokkenen zich realiseren dat zij een rol kunnen hebben in het besluitvormingsproces, maar dat het uiteindelijk aan de uitvoerend arts is te besluiten of aan de zorgvuldigheidscriteria wordt voldaan en of hij of zij bereid is aan het verzoek van de patiënt te voldoen.

Terug naar de casus

De huisarts had met mevrouw van Amerongen moeten afstemmen wie er betrokken waren bij haar euthanasiewens, hoe de communicatielijnen tussen deze betrokkenen liepen en of er behoefte was aan ondersteuning. Het 'familiegesprek' in het ziekenhuis van de zaalarts over euthanasie en palliatieve sedatie, op de dag voor patiënte naar huis ging, heeft bijgedragen aan verwarring en emoties rond het levenseinde. Een gesprek over euthanasie hoort niet thuis in een 'familiegesprek' en wordt bij voorkeur gevoerd worden door de arts die het verzoek eventueel gaat uitvoeren. De huisarts en de zaalarts hadden tijdig afspraken moeten maken over de regie in het besluitvormingsproces over het levenseinde. De huisarts had dan zo nodig het besluitvormingstraject in het ziekenhuis kunnen continueren en begeleiden. Bij thuiskomst was er nu geen rust en geen ruimte meer. Zo werd euthanasie, ondanks tijdige en terugkerende gesprekken, toch nog 'een gepasseerd station'.

Aanbevelingen voor de praktijk

- Een euthanasieverzoek is voor patiënten een indringende en persoonlijke wens. Artsen behoren altijd serieus en zorgvuldig met deze verzoeken om te gaan. Dat betekent dat als een patiënt een euthanasieverklaring afgeeft of het onderwerp anderszins ter sprake brengt, de arts altijd het initiatief neemt tot een vervolggesprek.
- Artsen moeten in staat zijn open met patiënten en naasten over wensen en verwachtingen aangaande het levenseinde te praten, zonder eigen normen en waarden op te dringen.

- Een arts die niet in staat of niet bereid is een euthanasieverzoek uit te voeren, moet dit tijdig en helder met de patiënt bespreken. Van deze arts mag verwacht worden dat hij de begeleiding van het besluitvormingstraject tijdig aan een andere arts overdraagt.
- Continuïteit van zorg en vertrouwen binnen de arts-patiëntrelatie zijn cruciaal bij het intensieve traject naar een besluit tot euthanasie. De huisarts of de specialist ouderengeneeskunde zijn over het algemeen de eerst aangewezenen om een signaleringsgesprek te voeren en het proces te begeleiden.
- Tijdig inzicht in de wensen en verwachtingen van de patiënt over diens levenseinde maakt deel uit van goede palliatieve zorg. Het gesprek daarover hoort, indien mogelijk, plaats te vinden voordat patiënt en naasten alle hoop hebben verloren. Tijdens het gesprek met de patiënt over wensen en verwachtingen rondom het levenseinde behoort een mogelijke euthanasiewens besproken te worden.
- Het euthanasietraject kent vijf fasen: een signaleringsfase, een besluitvormingsfase, een voorbereidingsfase, een uitvoeringsfase en een evaluatiefase. Elke fase kent nieuwe aandachtspunten, nieuwe betrokkenen en nieuwe emoties. De arts die verantwoordelijk is voor de continuïteit van de euthanasiezorg zal zich tijdens het besluitvormingsproces voortdurend moeten afvragen of het al tijd is voor een volgend gesprek.
- Het gesprek over euthanasie vindt in eerste instantie plaats tussen de patiënt en de uitvoerend arts. Daarna kunnen ook anderen erbij worden betrokken, zoals naasten, verzorgenden, verpleegkundigen, medebehandelaars, psychologen, geestelijk verzorgers, medebewoners en vrijwilligers. De betreffende hulpverleners dienen tijdig met elkaar in gesprek te gaan over de verantwoordelijkheden, de taakverdeling en de samenwerking in de diverse fasen van het besluitvormingsproces bij een verzoek tot euthanasie.

Literatuur

1. Galushko M, Romotzky V, Voltz R. Challenges in end-of-life communication. Curr Opin Support Palliat Care. 2012;6:355-364.
2. Marwijk H van, Haverkate I, Royen P van, et al. Impact of euthanasia on primary care physicians in the Netherlands. Palliat Med. 2007;21:609-614.
3. http://knmg.artsennet.nl/Publicaties/KNMGpublicatie/97922/Handreiking-Tijdig-spreken-over-het-levenseinde-2012.htm.
4. Visser J. Praten over levenseinde wordt verrichting. Med Contact. 2013;1760-1761.
5. www.nvve.nl/waardig-sterven/wilsverklaringen-van-de-nvve.
6. www.euthanasiecommissie.nl/zorgvuldigheidseisen.

7   www.pallialine.nl/sedatie.
8   http://knmg.artsennet.nl/Publicaties/KNMGpublicatie-levenseinde/87766/Standpunt-rol-van-de-arts-bij-het-zelfgekozen-levenseinde-2011.htm.
9   Dees MK, Vernooij-Dassen MJ, Dekkers WJ, et al. Perspectives of decision-making in requests for euthanasia: a qualitative research among patients, relatives and treating physicians in the Netherlands. Palliat Med. 2013;1:27-37.
10 Slort W, Schweitzer BP, Blankenstein AH, et al. Perceived barriers and facilitators for general practitioner-patient communication in palliative care: a systematic review. Palliat Med. 2011;25:613-629.
11 Balducci L. Death and dying: what the patient wants. Ann Oncol. 2012;23 Suppl 3:56-61.
12 Frank RK. Shared decision making and its role in end of life care. Br J Nurs. 2009;10:612-618.
13 http://knmg.artsennet.nl/Publicaties/KNMGpublicatie-levenseinde/62458/Handreiking-voor-samenwerking-artsen-verpleegkundigen-en-verzorgenden-bij-euthanasie-2006.htm.
14 Emanuel EJ, Fairclough DL, Wolfe P, et al. Talking with terminally ill patients and their caregivers about death, dying, and bereavement: is it stressful? Is it helpful? Arch Intern Med. 2004;18:1999-2004.
15 Starks H, Pearlman RA, Hsu C, et al. Why now? Timing and circumstances of hastened deaths. J Pain Symptom Manage. 2005;30:215-226.

CHRONISCHE PROGRESSIEVE ZIEKTE   ANTICIPERENDE ZORGPLANNING
VERANDERLIJKE BEHANDELWENSEN

4 NIETS VERANDERLIJKER DAN EEN MENS
Zorgscenario's moeten dynamisch zijn

Daisy Janssen

Casus
Het is 2 uur in de nacht als mevrouw Van de Stuivenberg haar man wakker maakt. Ze zit inmiddels al een uur rechtop en wordt steeds benauwder. De pufjes helpen niet. Het maakt haar behoorlijk angstig. De heer Van de Stuivenberg schrikt als hij wakker wordt. Zo benauwd heeft hij haar nog nooit gezien. Ze kan geen zin meer uitspreken en ziet erg grauw. Hij belt direct de huisartsenpost en vertelt dat zijn vrouw COPD heeft en ernstig kortademig is. De dienstdoende huisarts arriveert snel en laat met spoed een ambulance komen.

Ongeveer 5 jaar eerder is mevrouw Van de Stuivenberg gediagnostiseerd met COPD. Terugkijkend had ze eigenlijk al veel langer klachten, maar is daarmee nooit naar haar huisarts gegaan. Twee jaar geleden heeft ze een longrevalidatieprogramma gevolgd, aansluitend aan een langdurige ziekenhuisopname vanwege een exacerbatie van de COPD. Sindsdien gebruikt ze zuurstof thuis. Het afgelopen jaar heeft ze drie exacerbaties gehad waarvoor ze eenmaal opgenomen is in het ziekenhuis. Het uitvoeren van haar dagelijkse activiteiten wordt steeds moeilijker.

De laatste weken ging het slechter met haar COPD. Ze werd steeds meer kortademig en was erg vermoeid. Ondanks behandeling met prednisolon en antibiotica ging ze de laatste dagen verder achteruit. Op de spoedeisende hulp blijkt dat er opnieuw sprake is van een exacerbatie van de COPD met respiratoir falen. Ze wordt opgenomen en er wordt naast medicamenteuze behandeling gestart met niet-invasieve beademing. De dienstdoende longarts vraagt aan mevrouw Van de Stuivenberg of ze geïntubeerd wil worden als het niet beter gaat met de niet-invasieve beademing. Ze is te moe, benauwd en angstig om hierover te kunnen praten en geeft aan dat haar man dat moet beslissen. Haar man zegt dat alles moet gebeuren om zijn vrouw te helpen. Gelukkig gaat het snel beter en is intuberen niet nodig. Twee weken later is ze weer thuis. De ziekenhuisopname heeft *veel impact gehad op het echtpaar. Tijdens het polibezoek aan haar eigen longarts bespreken ze haar achteruitgang van het laatste jaar en geeft haar longarts uitleg over levensverlengende behandelingen, zoals reanimatie en beademing. Samen besluiten ze in de toekomst niet te intuberen bij respiratoir falen en leggen dat vast in het medisch dossier.*

De maanden daarna gaat het langzaam wat beter. Ze heeft geen exacerbatie meer gehad en is zelfs weer een aantal keren op haar elektrische fiets gaan fietsen met haar man. Ze verheugt zich op de komst van haar eerste kleinkind. Langzaam verdwijnt de ziekenhuisopname naar de achtergrond. Toch krijgt ze in het najaar een nieuwe exacerbatie waarvoor ze wordt opgenomen in het ziekenhuis. Op de eerste hulp zegt de arts: 'Ik zie dat u niet meer beademd wilt worden'. Mevrouw Van de Stuivenberg schrikt hiervan en geeft aan dat ze dat nu wel nog wil. Toen dat afgesproken werd, voelde ze zich niet goed en de laatste tijd gaat het eigenlijk beter. Gelukkig is beademing niet nodig en is ze snel weer thuis.

In de twee jaar daarna heeft ze regelmatig exacerbaties en gaat ze geleidelijk achteruit. Er volgen nog meerdere ziekenhuisopnames en ze wordt nog een keer niet-invasief beademd. Ze maakt zich zorgen over haar toekomst. Hoe gaat dit nu verder? Hoe lang zal ze nog leven? Ze is bang om dood te gaan. Ze vraagt zich af hoe dat zal gaan. Zal ze stikken? Deze angst durft ze niet te bespreken met haar man of haar arts. Met haar dochter heeft ze er wel eens over gesproken. Zij stimuleert haar om met haar huisarts hierover te spreken. Ze maken een afspraak bij de huisarts. Samen bespreken ze haar onzekere maar sombere prognose, haar zorgen en de mogelijkheden van palliatieve zorg. Mevrouw Van de Stuivenberg geeft aan dat ze het liefste thuis zou overlijden, dicht bij haar familie. Ze vindt dit gesprek erg moeilijk, maar het brengt ook rust. Ze voelt zich opgelucht dat ze eindelijk haar zorgen heeft besproken. Een paar maanden later krijgt ze opnieuw een exacerbatie waarbij ze erg kortademig is. In het weekend belt haar man de huisartsenpost. Vanwege de ernstige kortademigheid wordt ze verwezen naar het ziekenhuis. Ondanks behandeling met medicatie en niet-invasieve beademing gaat ze achteruit. In overleg met haar en haar familie wordt de niet-invasieve beademing gestaakt. Met morfine is haar kortademigheid goed onder controle. Een dag later overlijdt ze rustig in aanwezigheid van haar man en dochter.

Na het overlijden bezoekt de huisarts de heer Van de Stuivenberg thuis. Ondanks haar chronische progressieve ziekte kwam het overlijden voor hem toch nog onverwacht. De heer Van de Stuivenberg geeft aan dat hij het niet erg vindt dat ze niet thuis is overleden. Hij is heel tevreden over de zorg die zijn vrouw heeft gekregen in het ziekenhuis. Zijn vrouw voelde zich veilig en haar klachten waren goed behandeld.

Beschouwing

Deze casus illustreert het beloop van een chronische progressieve ziekte en de momenten waarop besluiten genomen moeten worden over de behandeling. De casus illustreert ook dat het op voorhand nemen van besluiten over hypothetische scenario's niet makkelijk is en dat voorkeuren kunnen veranderen. In deze beschouwing wordt achtereenvolgens de timing en het proces van anticiperende zorgplanning besproken en wordt dieper ingegaan op de wijze waarop patiënten en hun naasten keuzes maken over toekomstige zorg.

Anticiperende zorgplanning: wanneer is het juiste moment?

Patiënten met COPD kunnen vaak niet goed aangeven wanneer hun ziekte is begonnen. Hun ziekte wordt een manier van leven. Vaak gaan ze geleidelijk achteruit, maar er zijn ook periodes met acute verslechtering. Voor naasten komt het overlijden vaak onverwacht.[1] Dit is ook het verhaal van mevrouw Van de Stuivenberg. Ze had al een tijd klachten voordat ze hiermee naar haar huisarts ging en de diagnose COPD werd gesteld. Ze leefde een lange periode met haar ziekte en tijdens deze jaren ervoer ze acute verslechteringen, maar ook periodes waarin het beter ging. Naasten van overleden patiënten met COPD geven aan dat tijdens dit ziekteproces vaak besluiten genomen moeten worden over de behandeling. Dit in tegenstelling tot patiënten met kanker waarbij naasten vaak aangeven dat er ergens in de loop van de ziekte een moment komt waarop vanzelf duidelijk wordt dat verdere curatieve behandeling niet meer zinvol is.[2] Hoewel mevrouw Van de Stuivenberg al met haar huisarts had gesproken over doodgaan, kwam het overlijden toch nog relatief onverwacht. Ze was al zo vaak opgenomen geweest met een exacerbatie van haar COPD en haar man had eigenlijk verwacht dat ze ook deze keer weer op zou knappen. Voor naasten van overleden patiënten met chronisch orgaanfalen zoals COPD komt het overlijden vaak onverwacht. Een deel van de naasten weet zelfs niet dat de patiënt aan de ziekte kan overlijden.[3]

Tijdens het ziekteproces van mevrouw Van de Stuivenberg werd voor het eerst over levensverlengende behandelingen gesproken toen ze voor de derde keer werd opgenomen in het ziekenhuis. Op dat moment was ze zelf te ziek om mee te beslissen en liet ze de besluitvorming aan haar man over. Ook haar man werd overvallen door de vraag. Vaak worden levensverlengende behandelingen pas laat in het beloop van een chronische levensbedreigende ziekte besproken.[4] Voor patiënten is het meest optimale moment voor anticiperende zorgplanning echter een stabiele fase, wanneer ze zelf in staat zijn om deel te nemen aan de besluitvorming. Het kiezen van dit moment is vaak moeilijk en daarom wordt het gesprek in de praktijk vaak uitgesteld. De onzekere prognose is een belemmering om tijdig anticiperende zorgplanning te introduceren. Tijdens het ziekteproces van mevrouw Van de Stuivenberg waren er meerdere momenten waarop een eerste gesprek over anticiperende zorgplanning had kunnen plaatsvinden: bijvoorbeeld na de eerste ziekenhuisopname vanwege COPD, bij de start van zuurstoftherapie, tijdens haar longrevalidatie en bij het ontstaan van beperkingen in het dagelijks leven. Deze momenten worden door patiënten herkend als mijlpalen in het beloop van hun ziekte en het gebruiken van zo'n mijlpaal bevordert het accepteren van een gesprek over anticiperende zorgplanning.[5] Een eerder gesprek had het echtpaar beter voorbereid op het acute moment waarop besluitvorming noodzakelijk was. Nu was de heer Van de Stuivenberg overvallen door deze vraag en de verantwoordelijkheid die hij moest nemen. Vaak wordt ervan uitgegaan dat naasten van patiënten goed op de hoogte zijn van de wens de patiënt. Waar naasten de besluiten op baseren kan echter sterk wisselen. Sommige naasten baseren hun besluiten op hun eigen voorkeuren. Andere naasten nemen factoren mee zoals: gesprekken die ze eerder hebben gehad met de patiënt, door de patiënt opgestelde wilsverklaringen of de mening van anderen in hun omgeving.[6] Eerdere gesprekken met patiënt en naasten kunnen de belasting van naasten door besluitvorming over behandeling verminderen. Daarnaast is dit ook het moment om vragen en zorgen van naasten te bespreken. Naasten geven aan behoefte te hebben aan informatie over het beloop van de ziekte, mogelijkheden voor zorg en ondersteuning en hoe ze moeten handelen bij acute situaties.[2] Ook voor de heer Van de Stuivenberg was het prettig geweest als hij was voorbereid op de mogelijkheid van acute kortademigheid van zijn vrouw.

Anticiperende zorgplanning: een continu proces en veranderingen van voorkeuren

Anticiperende zorgplanning wordt gezien als een continu proces van communicatie tussen patiënten, hun naasten en hun zorgverleners. Onderwerpen die als onderdeel van dit proces besproken kunnen worden zijn bijvoorbeeld: de diagnose en prognose, doelen van zorg, voorkeuren voor levensverlengende behandelingen, de rol van de naaste bij besluitvorming, zorgen rondom het levenseinde en wensen rondom het levenseinde.[2] Deze casus illustreert dat anticiperende zorgplanning niet kan bestaan uit slechts één gesprek. Ondanks het feit dat de longarts zorgvuldig had gesproken over levensverlengende behandelingen en de voorkeuren van mevrouw Van de Stuivenberg had vastgelegd in het dossier, gaf ze bij de volgende ziekenhuisopname aan dat haar wens veranderd was. De vooruitgang in haar functioneren leidde ertoe dat ze wel invasief beademd wilde worden. Daarnaast speelde angst op het acute moment een rol bij haar wens om wel invasief beademd te worden. Dit laatste geeft aan dat bij het bespreken van het afzien van levensverlengende behandelingen het van groot belang is om ook de mogelijkheden van palliatieve zorg te bespreken.

Patiënten baseren hun wensen ten aanzien van levensverlengende behandelingen op verschillende aspecten zoals de belasting van de behandeling, een mogelijke negatieve uitkomst van een behandeling (zoals overlijden, functionele of cognitieve beperkingen) en de kans op een negatieve uitkomst. De meeste mensen met een chronische levensbedreigende ziekte willen geen belastende behandeling als er slechts een kleine kans is op een positieve uitkomst.[4] Toch veranderen wensen wat betreft reanimatie en beademing in een jaar tijd bij meer dan een derde van de patiënten. Sommige patiënten willen na verloop van tijd minder en anderen willen juist meer ingrijpende behandelingen ondergaan. Voorkeuren kunnen bijvoorbeeld veranderen als patiënten veranderingen ervaren in kwaliteit van leven, klachten van angst of depressie, mobiliteit of burgerlijke staat.[7] Het is niet goed te voorspellen hoe deze veranderingen wensen ten aanzien van behandeling beïnvloeden. Sommige patiënten willen bij een achteruitgang in kwaliteit van leven niet meer levensverlengend behandeld worden en anderen juist wel, omdat ze ervaren dat het leven nog steeds de moeite waard is, ondanks hun achteruitgang. Patiënten die een toegenomen afhankelijkheid ervaren, zijn vaker geneigd om toenemende afhankelijkheid een acceptabele uitkomst van behandeling te vinden dan patiënten zonder deze ervaring.[8] Het vaststellen van toekomstige voorkeuren is voor patiënten erg moeilijk, omdat ze alleen hun huidige medische, emotionele en sociale context kennen.[9] Overigens kunnen wensen ten aanzien van levensverlengende behandelingen ook in een stabiele fase van de ziekte veranderen.[9]

Mevrouw Van de Stuivenberg had aangegeven dat ze graag thuis zou overlijden en toch overleed ze in het ziekenhuis. Vaak overlijden patiënten niet op de plaats van voorkeur.[10] Ruim de helft van de mensen met een chronische ziekte, zoals COPD, chronisch hartfalen of chronisch nierfalen, geeft aan dat ze het liefste thuis zouden overlijden, maar desondanks overlijden de meeste mensen in het ziekenhuis. Slechts 39% overlijdt op hun eerder aangegeven plaats van voorkeur en slechts 27% overlijdt thuis. Voorkeuren voor plaats om te sterven veranderen echter in een jaar tijd bij ruim 60% van de patiënten met een gevorderde ziekte.[11] In ideale omstandigheden willen de meeste patiënten thuis sterven in aanwezigheid van hun naasten.[12] Voorkeuren voor plaats van sterven worden echter beïnvloed door actuele omstandigheden. Factoren zoals optimale symptoombestrijding, voorbereiden op het overlijden, een gevoel van veiligheid en angst voor overbelasting van de naasten kunnen belangrijker worden dan de wens om thuis te sterven.[12,13] Het vastleggen van de plaats van voorkeur om te sterven in een wilsverklaring is dan ook niet zinvol. Tijdig met een patiënt bespreken wat voor hem of haar een goede dood betekent kan echter wel besluitvorming ondersteunen. De heer Van de Stuivenberg gaf aan dat voor hem het ziekenhuis voelde als de juiste plek om te sterven voor zijn vrouw, ondanks het feit dat zijn vrouw eerder een andere wens had geuit. Dit wordt door de meeste familieleden van overleden patiënten aangegeven.[14]

Voorkeuren veranderen: hoe nu verder?

Eerdere onderzoeken hebben laten zien dat anticiperende zorgplanning ervoor kan zorgen dat de geleverde zorg beter overeenkomt met wensen van patiënten.[15] De rol van wilsverklaringen heeft vaak ter discussie gestaan. Wilsverklaringen zijn soms te algemeen geformuleerd en hierdoor moeilijk te interpreteren. Voorkeuren kunnen veranderen en daardoor is het onzeker of een eerder opgestelde wilsverklaring de actuele wens van de patiënt reflecteert.[9] Inmiddels is duidelijk geworden dat het invullen van een wilsverklaring niet het doel hoort te zijn van anticiperende zorgplanning. Anticiperende zorgplanning is het proces van communicatie over toekomstige zorg en wilsverklaringen kunnen als onderdeel van dit proces wel behulpzaam zijn.[2] Het regelmatig evalueren van wensen is hierbij van groot belang.[7] Het doel van anticiperende zorgplanning is niet het nemen van premature besluiten over hypothetische scenario's, maar is het optimaal voorbereiden van patiënten en hun naasten op het participeren in besluitvorming over de zorg op de momenten dat er beslissingen genomen moeten worden. Hierdoor kan bij het nemen van besluiten de actuele situatie, doelen van zorg en de behoeften van patiënt en naasten worden meegenomen. Eerdere opgestelde wilsverklaringen kunnen deze besluitvorming ondersteunen.[9]

Aanbevelingen voor de praktijk

- Anticiperende zorgplanning is een continu proces van communicatie tussen patiënten, hun naasten en hun zorgverleners over onderwerpen zoals diagnose en prognose, doelen van zorg, voorkeuren voor levensverlengende behandelingen, de rol van de naaste bij besluitvorming, zorgen en wensen rondom het levenseinde.
- Het tijdig introduceren van anticiperende zorgplanning bevordert de besluitvorming over levensverlengende behandelingen en zorg rondom het levenseinde.

- Anticiperende zorgplanning kan geïntroduceerd worden tijdens mijlpalen in het beloop van een chronische levensbedreigende ziekte, zoals na een ziekenhuisopname of bij achteruitgang in functioneren.
- Anticiperende zorgplanning kan naasten voorbereiden op hun rol bij besluitvorming over de behandeling.
- Naasten nemen besluiten over de zorg voor de patiënt gebaseerd op hun eigen voorkeuren, gesprekken die ze eerder hebben gehad met de patiënt, bestaande wilsverklaringen of de mening van anderen in hun omgeving.
- Patiënten baseren hun wensen ten aanzien van levensverlengende behandelingen op de belasting van de behandeling, een mogelijke negatieve uitkomst van de behandeling en de kans op een negatieve uitkomst.
- Wensen ten aanzien van reanimatie en beademing kunnen veranderen in de loop van de ziekte, met name als er veranderingen optreden in kwaliteit van leven, symptomen van angst of depressie, mobiliteit of burgerlijke staat.
- Veranderingen in wensen ten aanzien van reanimatie of beademing zijn individueel en kunnen niet voorspeld worden.
- Wensen over levensverlengende behandelingen en wilsverklaringen dienen regelmatig geëvalueerd te worden.
- Voorkeuren voor plaats van sterven veranderen frequent onder invloed van actuele omstandigheden. Het vastleggen van deze voorkeur in een wilsverklaring is dan ook niet zinvol. Tijdig met een patiënt bespreken wat voor hem of haar een goede dood betekent, kan echter wel besluitvorming ondersteunen.
- Het doel van anticiperende zorgplanning is het optimaal voorbereiden van patiënten en hun naasten op het participeren in besluitvorming over de zorg op de momenten dat beslissingen genomen moeten worden. Wilsverklaringen kunnen dit proces ondersteunen, maar zijn geen doel op zich.

Literatuur

1   Pinnock H, Kendall M, Murray SA, et al. Living and dying with severe chronic obstructive pulmonary disease: multi-perspective longitudinal qualitative study. Br Med J. 2011;342:d142.
2   Janssen DJ, Engelberg RA, Wouters EF, et al. Advance care planning for patients with COPD: Past, present and future. Patient Educ Couns. 2012;86:19-24.
3   Elkington H, White P, Addington-Hall J, et al. The healthcare needs of chronic obstructive pulmonary disease patients in the last year of life. Palliat Med. 2005;19:485-491.

4   Janssen DJ, Spruit MA, Schols JM, et al. A call for high-quality advance care planning in outpatients with severe COPD or chronic heart failure. Chest. 2011;139:1081-1088.

5   Reinke LF, Engelberg RA, Shannon SE, et al. Transitions regarding palliative and end-of-life care in severe chronic obstructive pulmonary disease or advanced cancer: themes identified by patients, families, and clinicians. J Palliat Med. 2008;11:601-609.

6   Vig EK, Taylor JS, Starks H, et al. Beyond substituted judgment: How surrogates navigate end-of-life decision-making. J Am Geriatr Soc. 2006;54:1688-1693.

7   Janssen DJ, Spruit MA, Schols JM, et al. Predicting changes in preferences for life-sustaining treatment among patients with advanced chronic organ failure. Chest. 2012;141:1251-1259.

8   Fried TR, Byers AL, Gallo WT, et al. Prospective study of health status preferences and changes in preferences over time in older adults. Arch Intern Med. 2006;166:890-895.

9   Sudore RL, Fried TR. Redefining the 'planning' in advance care planning: preparing for end-of-life decision making. Ann Intern Med. 2010;153:256-261.

10 Escobar Pinzon LC, Claus M, Zepf KI, et al. Preference for place of death in Germany. J Palliat Med. 2011;14:1097-1103.

11 Janssen DJ, Spruit MA, Schols JM, et al. Dynamic preferences for site of death among patients with advanced chronic obstructive pulmonary disease, chronic heart failure, or chronic renal failure. J Pain Symptom Manage. 2013;46:826-836.

12 Gott M, Seymour J, Bellamy G, et al. Older people's views about home as a place of care at the end of life. Palliat Med. 2004;18:460-467.

13 Steinhauser KE, Christakis NA, Clipp EC, et al. Factors considered important at the end of life by patients, family, physicians, and other care providers. JAMA. 2000;284:2476-2482.

14 Brazil K, Howell D, Bedard M, et al. Preferences for place of care and place of death among informal caregivers of the terminally ill. Palliat Med. 2005;19:492-499.

15 Houben CH, Spruit MA, Groenen M et al. Efficacy of Advance Care Planning: A systematic review and meta-analysis. J Am Med Dir Assoc. 2014. 15(7): 477-489.

EXISTENTIEEL LIJDEN   PALLIATIEVE SEDATIE   COMMUNICATIE MET PATIËNT EN FAMILIE

5 'ZO KAN HET NIET LANGER DOKTER!'
Wanneer gezamenlijke besluitvorming niet mogelijk (b)lijkt

Jet van Esch en Siebe Swart

Casus
Als mevrouw Van Buren (54 jaar) vanuit het academisch ziekenhuis naar een hospice wordt overgeplaatst is haar pijn draaglijk. Zij ervaart op vele plaatsen in haar lichaam pijn, maar vooral in beide liezen als gevolg van huidmetastasen van een rectumcarcinoom. Door de huidmetastasen zijn liezen en dijbeen zodanig verkleefd dat de beweeglijkheid van de heupen ernstig beperkt is. In de laatste drie maanden is mevrouw ziekenhuis in en ziekenhuis uit gegaan vanwege persisterende pijn. De pijn is geduid als een gecombineerde nociceptieve en neuropathische pijn die uiteindelijk redelijk draaglijk werd met een combinatie van analgetica en anesthetica, toegediend via een port-a-cath.

Tijdens het opnamegesprek vertelt mevrouw Van Buren blij te zijn dat ze uit het ziekenhuis is. Ze geeft aan over andere dingen te willen praten dan de pijnmedicatie: ze heeft behoefte aan gesprekken over het einde van het leven en afscheid nemen. Het valt op dat de communicatie tussen mevrouw en haar echtgenoot 'stroef' verloopt. De heer Van Buren geeft aan geen behoefte te hebben aan de gesprekken die zijn vrouw wenst: hij wil dat zij geen pijn heeft. Ze praten uitsluitend via de arts tot elkaar, niet met elkaar. Non-verbale reacties en pinnige opmerkingen van mevrouw vallen daarbij op.

In gesprekken die volgen met haar alleen blijkt dat haar man nooit zo'n prater is geweest. Nu zij echt op de drempel van de dood staat voelt mevrouw Van Buren de behoefte haar gevoelens met hem te delen. Het valt echter op dat mevrouw zelf ook erg veel moeite heeft om over zichzelf en haar verdriet te praten. Na een week heeft de hospice-arts een gesprek met de heer van Buren. Hij blijkt inderdaad niet zo'n prater te zijn en berust erin dat zijn vrouw doodgaat. Dat was twee jaar eerder, toen de diagnose werd gesteld, heel anders, maar nu valt er volgens hem toch niets meer aan te veranderen. Hij lijkt het ongemakkelijk te vinden als gevraagd wordt naar zijn beleving en de betekenis van de ziekte van zijn vrouw voor hem. Hij kan daar niets anders op zeggen dan: 'Tja, het is nu eenmaal zo...'

Ondertussen probeert mevrouw Van Buren wel woorden te vinden voor of uitdrukking te geven aan hoe zij het leven beleeft en wat haar ziekte voor haar betekent. In gesprekken met de geestelijk verzorger komt naar voren dat zij nooit heeft geleerd over emoties te spreken en verdriet te uiten. Zij worstelt met gevoelens die ze niet kan verwoorden. Er gaan enkele weken voorbij, waarin de geestelijk verzorger contact met mevrouw blijft houden.

Dan volgt een periode waarin de bekende pijn in de liezen toeneemt. In overleg met de anesthesist wordt de pijnmedicatie stapsgewijs aangepast. De pijnscores blijven echter 10. In deze periode raakt mevrouw steeds vermoeider. Ook gaat ze minder eten en drinken. Het valt op dat aandacht van het zorgteam en familie een gunstiger effect heeft op de pijn(beleving) dan 'zo nodig -medicatie'. Mevrouw is niettemin nukkig, knorrig en ontevreden, en probeert krampachtig de regie te houden. Zij probeert op alle vlakken te bepalen wat er wanneer gebeurt: van het eten en de keuzes hierin tot aan de tijdstippen van medicatie. Hoewel ze eerder had aangegeven geen gesprekken (meer) te willen met een psycholoog, wordt deze opnieuw in consult gevraagd om na te gaan in hoeverre een depressie een rol speelt. In het ziekenhuis was een depressie ook al overwogen, maar mevrouw weigerde behandeling. Nu wordt in overleg met mevrouw gestart met antidepressiva. Echter, na twee dagen wil zij de medicatie niet meer innemen: 'het helpt toch niet'.

In een bijeenkomst van het zorgteam wordt gesproken over de onmachtgevoelens van mevrouw, en hoe deze door het team worden ervaren. Een daarbij aanwezige coach probeert handvatten te geven om met deze onmachtgevoelens om te gaan. Op zeker moment ontstaan naast haar nukken regelmatig huilbuien en maakt mevrouw duidelijk zo niet verder te willen. Daarbij wordt ook duidelijk dat euthanasie voor haar geen optie is: dit past niet bij haar levensbeschouwing. Ook (onder begeleiding) stoppen met eten en drinken wijst zij af. Wel zou ze het prettig vinden om zo nu en dan tijdelijk een stukje van de dag over te slaan. In de dagen die volgen wordt haar regelmatig een tijdelijke sedatie aangeboden, maar mevrouw wijst dit aanbod af: ze wil haar bezoek helder ontvangen.

Haar lijden verergert: huilbuien, verdriet en haar onvermogen daarmee om te gaan nemen toe. Haar man geeft aan 'dat het zo best wel zwaar voor haar is' en haar dochter vraagt of 'er niets anders is'. Ook de verpleging wanhoopt. Op geen enkele manier lukt het om het leed te verzachten, noch met extra pijnmedicatie, noch met troosten.

Om deze situatie te doorbreken besluit de arts na overleg met de verpleging mevrouw tijdelijk te sederen met 5 mg midazolam s.c. Er is rust, tijd en ruimte nodig om verder beleid te bepalen. Als mevrouw door de sedatie heen breekt, is ze wanhopig. Daarom wordt nogmaals midazolam, nu 10 mg s.c., toegediend. Nadat aan de naasten is uitgelegd hoe er is ingegrepen, geven zij aan dat wat *hen betreft mevrouw niet meer bij bewustzijn hoeft te komen. Dan hoeft ze die pijn niet meer te voelen. Naasten reppen alleen van lichamelijke pijn en herkennen haar existentiële nood niet.*

De arts weet uit ervaring dat pijn die samenhangt met ernstig psychosociaal of existentieel lijden nogal eens aanleiding geeft tot een moeizaam verlopende sedatie. Er lijkt echter geen alternatief te zijn: ondanks een duidelijke behoefte daartoe lukt het mevrouw niet haar strijd en verdriet te delen. Zij wekt de indruk zich, ondanks alle pogingen tot begeleiding, alleen te blijven voelen. Begeleiding door de psycholoog werd afgebroken en ze weigert antidepressiva. Ook via muziektherapie en beeldende therapie kon mevrouw niet geholpen worden zich te uiten. Gesprekken met de geestelijk verzorger boden evenmin voldoende verlichting van het lijden. Mevrouw Van Buren dreigt haar laatste levensfase in ernstige existentiële nood te moeten doorbrengen. De arts komt tot de conclusie dat er sprake is van refractair existentieel lijden, toetst dit bij het multidisciplinaire team en start vervolgens – na uitleg aan de naasten – met continue palliatieve sedatie. De levensverwachting wordt op dat moment ingeschat als minder dan twee weken. De sedatie verloopt moeizaam. Het blijkt niet alleen nodig om midazolam in zes uur op te hogen naar de volgens de KNMG-richtlijn maximale dosering (480 mg per 24 uur in 6 dd bolussen), ook levomepromazine moet in maximale dosering toegevoegd worden (100 mg per 24 uur). Bij deze doseringen lijkt mevrouw ondanks dat ze nog gespannen in bed ligt en wekbaar is, redelijk comfortabel. Uiteindelijk wordt gekozen voor subcutane toediening van de sedativa via een pomp.

De daaropvolgende dag blijkt de sedatie minder diep: mevrouw kreunt en jammert. Na extra toediening van 2 × 10 mg midazolam i.v. is zij eindelijk rustig en lijkt ze comfortabel. Deze situatie blijft bestaan tot haar overlijden, anderhalve dag later. De familie is in eerste instantie vooral opgelucht dat haar lijden voorbij is, daarna volgt verdriet over het gemis. In het nagesprek direct na overlijden geeft de dochter aan dat het lijden van haar moeder te lang geduurd heeft. Haar echtgenoot uit zich als tevoren: het is gelopen zoals het gelopen is, het is niet anders. Hij kijkt tevreden terug op de verleende zorg.

Zes weken na het overlijden wordt vanuit het hospice contact gezocht met familie. De familie kijkt goed terug op de periode in het hospice. Er is geen behoefte aan verdere begeleiding.

Het team heeft na zes weken nog steeds gemengde gevoelens: enerzijds is er opluchting dat het lijden van mevrouw uiteindelijk verlicht kon worden, anderzijds een gevoel van machteloosheid door de continue ervaring 'niet echt te hebben kunnen helpen'.

Beschouwing

Palliatieve sedatie kan een afronding vormen van een palliatief zorgtraject. De KNMG-richtlijn Palliatieve sedatie geeft duidelijke handvatten voor het starten van sedatie.[1] Desondanks zijn er situaties waarbij het stellen van een indicatie voor palliatieve sedatie niet eenvoudig is, bijvoorbeeld bij geestelijk of existentieel lijden zoals in de beschreven casus.

Wanneer wordt een symptoom refractair?

Volgens de KNMG-richtlijn wordt een symptoom refractair als geen van de conventionele behandelingen (voldoende snel) effectief zijn en/of deze behandelingen gepaard gaan met onaanvaardbare bijwerkingen.

Mevrouw Van Buren leed waarschijnlijk aan een depressie. Het was niet uitgesloten dat behandeling mogelijk was en er was ook nog tijd om het effect daarvan af te wachten. Zij weigerde echter medicatie. Bij de verpleging kwamen vragen boven zoals: 'Mag je dan starten met sedatie?' en 'Kunnen we mevrouw niet "dwingen" haar medicatie in te nemen?' Mevrouw leek alleen grip op haar situatie te kunnen houden door aandacht te vragen voor de lichamelijke pijn. Ondanks begeleiding door een psycholoog en een geestelijk verzorger was zij niet in staat over andere zaken te denken of te praten.

Ook de echtgenoot en dochter zagen alleen lichamelijke pijn: zij begrepen niet waarom er niet medicamenteus werd ingrepen om het lijden van mevrouw te verzachten: het geestelijk lijden werd niet herkend door de familie. Existentieel lijden is niet eenvoudig vast te stellen. Het vergt een zorgvuldige verkenning van de klachten, de uitingen en het gedrag van de patiënt.[2] Het vaststellen dat existentieel lijden refractair is, is mutatis mutandis nog lastiger. Ondanks ruime ervaring met palliatieve zorg en zorgvuldige communicatie binnen het team en met externe deskundigen, zag het zorgteam (na de weigering van medicatie) geen mogelijkheden meer om het lijden van mevrouw te verlichten. Derhalve werd geconcludeerd dat er sprake was van refractair existentieel lijden.

Timing

Had de sedatie bij deze patiënte niet eerder gestart kunnen worden? De problematiek van mevrouw Van Buren speelde immers ook al in het ziekenhuis. Vanwege de ingewikkelde problematiek van mevrouw heeft er veelvuldig en intensief overleg plaatsgevonden met de behandelaars in het ziekenhuis. Hoe zinvol is de begeleiding van het zorgteam in het hospice geweest, wetende dat mevrouw een behandeling voor depressie in het ziekenhuis al had geweigerd? Een opname in een hospice betekent veelal niet alleen een verandering van fysieke omgeving. Die verandering maakt mensen nogal eens meer bewust van de naderende overgang van leven naar dood. Als dat besef zich nadrukkelijker aandient, maken veel mensen opnieuw een balans op. Bij haar opname in het hospice gaf mevrouw Van Buren aan te willen praten over haar pijn en behoefte te hebben aan ondersteuning daarbij. Er leek een nieuwe ingang te zijn en dat is het uitgangspunt geweest om een nieuwe start in begeleiding en behandeling te maken. Die benadering maakte het ook mogelijk om, toen duidelijk werd 'dat het echt niet anders kon', te starten met sedatie.

Beloop van de sedatie

Uit de beschrijving van de casus valt op te maken dat de sedatie van mevrouw Van Buren moeizaam verliep. Mogelijk was mevrouw nog niet in staat 'los te laten', of was ze er 'nog niet aan toe' om te sterven. De ene persoon lijkt zich gemakkelijker over te geven aan de dood dan de ander. Klinische ervaring leert dat als mensen zich moeilijker overgeven aan de dood, of zich daartegen blijven verzetten, dit het beloop van de sedatie kan compliceren: het blijkt dan lastiger om rust te brengen of mensen worden (sneller) wakker. Of zou het denkbaar zijn dat 'verzet' tegen het sterven de werking van sedativa antagoneert? De ervaring van het zorgteam is dat het zelden voorkomt dat, zoals in deze casus, alle medicamenteuze (ophoog)stappen in de KNMG-richtlijn ingezet moeten worden.

Communicatie

Een moeizame sedatie vraagt om zorgvuldige communicatie, niet alleen met naasten, maar ook binnen het zorgteam. Het is dan extra belangrijk om informatie over de situatie van patiënt en naasten en over de effecten van de ingezette behandeling en begeleiding te delen. Het zorgteam dient zo veel mogelijk 'met één mond te spreken' om de betekenis van wat gaande is helder te houden.

Onvoorspelbaar beloop van palliatieve sedatie

Een onvoorspelbaar beloop van sedatie zien we niet alleen bij existentieel lijden. Het treedt ook vaak op bij een te vroege start van de sedatie. Bijvoorbeeld als vooral de wens van de patiënt uitgangspunt is om te starten met sedatie, terwijl er (nog) geen sprake is van een refractair symptoom en/of een beperkte levensverwachting. Als patiënten vervolgens 'wakker worden' terwijl dit niet meer gewenst was, kan het zeer lastig zijn de sedatie verder goed te begeleiden,[3] met name wanneer zorgverleners druk ervaren vanuit de omgeving.[4,5] Wanneer de wens van de patiënt een belangrijke rol speelt, dient dit nader onderzocht te worden. Onder deze wens kan bijvoorbeeld een euthanasieverzoek schuilgaan, of een gevoel de naasten tot last te worden.

Zorgvuldige vraagverheldering is dan noodzakelijk. Andere risicofactoren voor een moeizaam beloop van palliatieve sedatie zijn een jonge leeftijd van de patiënt, en psychiatrische problematiek en/of gebruik van verdovende middelen in de voorgeschiedenis. Het is raadzaam om in deze situaties tijdig een consultatieteam voor palliatieve zorg te raadplegen.[6]

Aanbevelingen voor de praktijk

- De KNMG-richtlijn omschrijft helder wat de belangrijkste criteria zijn voor het toepassen van palliatieve sedatie: een refractair symptoom en een levensverwachting van minder dan twee weken.
- De klinische praktijk is echter niet altijd eenduidig.[7] Palliatieve sedatie wordt niet alleen toegepast in situaties waar één symptoom doorslaggevend is, maar ook om een opeenstapeling van lichamelijke en niet-lichamelijke symptomen te verlichten.[7,8] In dergelijke situaties is sprake van een refractair toestandsbeeld. Dan is het lijden niet zozeer refractair vanwege de afwezigheid van behandelingsmogelijkheden voor een specifiek symptoom, maar vanwege de onmogelijkheid om de algehele toestand waarin de patiënt zich bevindt te verbeteren.
- Risicofactoren voor een onvoorspelbaar beloop van palliatieve sedatie zijn:
  - existentieel lijden;
  - start op grond van de wens van de patiënt zonder dat sprake is van een refractair symptoom of beperkte levensverwachting;
  - start onder druk van naasten;
  - jonge leeftijd van de patiënt;
  - psychiatrische problematiek;
  - voorafgaand gebruik van benzodiazepinen of neuroleptica;
  - gebruik van verdovende middelen in voorgeschiedenis.
- De KNMG-richtlijn Palliatieve sedatie geeft belangrijke handvatten voor besluitvorming over de inzet van palliatieve sedatie. Uiteindelijk worden beslissingen, rekening houdend met wettelijke, ethische en morele kaders, in de praktijk genomen. Dit gaat niet zonder (voorafgaande) zorgvuldige communicatie met patiënt, naasten, zorgteam en andere betrokken zorgverleners.

Literatuur

1. http://knmg.artsennet.nl/Publicaties/KNMGpublicatie/61575/KNMGrichtlijn-palliatieve-sedatie-2009.htm
2. http://www.pallialine.nl/spirituele-zorg.
3. Swart SJ, Heide A van der, Zuylen C van, et al. Palliatieve sedatie: hoe diep? Huisarts Wet. 2012;55:434-438.

4   Swart SJ, Brinkkemper T, Rietjens JAC, et al. Physicians' and nurses experiences with continuous palliative sedation in the Netherlands. Arch Int Med. 2010;170:1271-1274.
5   Blanker MH, Koerhuis-Roessink M, Swart SJ, et al. Pressure during decision making of continuous sedation in Dutch general Practice. BMC Fam Pract. 2012;13:68.
6   Slockers M, Boogaard R, Esch J van. Terminale zorg bij extreem middelengebruik. Pallium. 2010;5:8-10.
7   Swart SJ. The practice of palliative sedation in the Netherlands after the launch of the national guideline. Proefschrift. Erasmus MC Rotterdam, 2014.
8   Swart SJ, Heide A van der, Zuylen L van, et al. Continuous palliative sedation: not only a response to physical suffering. J Palliat Med. 2014;17:27-36.

ONGEWILDE BEHANDELING   MISCOMMUNICATIE TUSSEN ARTSEN

6   ZIEN WAAR HET SCHIP STRANDT?
Dicht bij de dood moet de communicatie tussen behandelaars optimaal zijn

Eric Geijteman

Casus

De 79-jarige meneer Pieters, een voormalig zeeman die op de grote vaart heeft gewerkt, is opgenomen in het ziekenhuis vanwege hevige buikpijn. Uit aanvullend onderzoek blijkt dat hij een naar de lever gemetastaseerd coloncarcinoom heeft. Meneer Pieters geeft aan hiervoor geen intensieve behandeling te willen ondergaan. Vier jaar ervoor heeft hij namelijk verschillende operaties ondergaan waarbij hij veel conditie heeft ingeleverd. Deze operaties, in verband met diverticulitis met hierop volgende complicaties, vielen zo tegen dat hij niet nogmaals een dergelijk traject wil ondergaan. Meneer Pieters blijft bij zijn standpunt nadat de behandelend internist en chirurg alle opties nog eens met hem en zijn partner hebben besproken. In goed overleg wordt besloten om 'slechts' symptoombestrijding toe te passen. Vanwege de pijn wordt gestart met paracetamol en morfinepreparaten. Om de ontlasting voldoende op gang te houden krijgt hij tevens een laxeermiddel. Met voldoende pijnstilling en nadat de thuiszorg is ingeschakeld gaat hij in redelijke conditie naar huis. De huisarts wordt telefonisch door de zaalarts op de hoogte gebracht. In samenspraak wordt besloten dat de huisarts de zorg voor de patiënt gedurende de laatste fase van het leven op zich zal nemen.

Samen met de patiënt en diens echtgenote spreekt de huisarts af om elke week bij hem langs te gaan. Veel meer dan een luisterend oor hoeft de huisarts de eerste weken na ontslag niet te bieden. De pijn is voldoende onder controle met behulp van de in het ziekenhuis gestarte pijnstilling. Wel is hij snel moe waardoor hij veel moet rusten.

Het is meneer Pieters duidelijk: hij heeft een beperkte levensverwachting. In deze resterende tijd probeert hij nog volop te genieten, met name van zijn familie. Onlangs is hij overgrootvader geworden, waar hij zeer trots op is en waarover hij ook bij elk bezoek dat hij krijgt, graag opschept. Daarnaast vertelt hij graag over de verre reizen die hij vroeger als zeeman heeft gemaakt. Aan de huisarts legt meneer Pieters uit dat hij blij is dat hij niet ervoor heeft gekozen om een zware behandeling te ondergaan. Hij vindt het fijn om thuis te zijn, de plek die hem altijd rust en liefde heeft geboden.

Zo'n vierenhalve week na ontslag krijgt hij in enkele dagen snel toenemende pijn in zijn buik. De huisarts wordt gealarmeerd. Vanwege de locatie van de buikpijn, rechtsboven, denkt deze dat er sprake is van toename van de levermetastasen. De dosering morfine wordt verdubbeld. Een dag later is de pijn weer voldoende onderdrukt. Wel heeft meneer Pieters enige last van sufheid. De huisarts geeft telefonisch aan dat dit waarschijnlijk te maken heeft met de verhoging van morfine.

Weer enkele dagen later, op een vroege zondagochtend, wordt meneer Pieters wakker van opnieuw een zeer heftige pijn. De avond ervoor had hij al een zeurderig gevoel onder in zijn buik bemerkt dat hij met een extra morfinetablet probeerde tegen te gaan. Nadat de huisartsenpost is ingeschakeld constateert de dienstdoende huisarts dat er sprake is van een ileus. Gezien de heftigheid van de klachten en omdat de dienstdoende huisarts weinig van de patiënt weet behalve dat hij een gemetastaseerde ziekte heeft, besluit de arts dat meneer Pieters opgenomen moet worden in het ziekenhuis. Omdat er geen plek is in het ziekenhuis waar hij eerder werd behandeld, verwijst de dienstdoende huisarts hem naar een ander ziekenhuis in de regio. Daar aangekomen geeft de dienstdoende chirurg na kort lichamelijk onderzoek aan dat hij geopereerd moet worden. De chirurg legt hierbij uit dat de operatie niet moeilijk uit te voeren is: er wordt een omleiding gemaakt in de darmen waarna de klachten zullen verdwijnen.

Ondanks zijn eerdere besluit om geen ingrijpende behandeling meer te willen ondergaan gaat meneer Pieters – onder deze hectische omstandigheden – akkoord en wordt hij geopereerd. Wat volgt is een zeer moeizame, langdurige operatie doordat er peroperatief allerlei verklevingen in de buikholte worden gevonden. Na de operatie wordt hij opgenomen op de intensive care. Ondanks de inzet van beademing en allerlei andere invasieve behandelingen knapt hij niet op. Vijf dagen na de operatie wordt besloten dat verder behandelen geen verbetering zal geven. Kort na het stoppen van de beademing overlijdt meneer Pieters in het bijzijn van zijn familie.

Beschouwing

Voor adequate zorgverlening in het algemeen is goede communicatie tussen zorgverleners een voorwaarde. Voor zorgverlening aan patiënten in de terminale fase geldt dit nog meer. Gedurende deze fase treden er veel veranderingen op waarop de zorg zich dient aan te passen. Daarnaast zijn er veelal meerdere zorgverleners betrokken bij de zorg voor de patiënt. Ook hebben beslissingen en interventies rond het levenseinde vaak een grote impact op de patiënt en zijn naasten.

Meneer Pieters overleed na een chirurgische ingreep op de intensive care, en dat is juist niet hoe hij zich zijn dood had voorgesteld. De dienstdoende huisarts en chirurg misten essentiële informatie over de patiënt. Als zij hadden geweten dat de patiënt eerder een duidelijk besluit had genomen om geen invasieve behandeling meer te willen ondergaan, hadden zij waarschijnlijk een andere keuze gemaakt. Zo had de huisarts kunnen trachten de pijn zo goed mogelijk te couperen, eventueel in overleg met een consultatieteam palliatieve zorg. Mocht de situatie echt onhoudbaar zijn gebleven en een – korte – ziekenhuisopname noodzakelijk zijn geweest, dan had een andere specialist, bijvoorbeeld de internist, kunnen worden geraadpleegd. Goede communicatie tussen de zorgverleners had de patiënt mogelijk wel de dood kunnen bezorgen die hij wenste.

In deze beschouwing wordt ingegaan op de communicatie tussen behandelend artsen over de zorg aan terminale patiënten, in het bijzonder tussen ziekenhuisartsen en huisartsen. De nadruk op deze combinatie ligt in het gegeven dat gedurende de terminale fase transities van thuis naar ziekenhuis en vice versa vaak voorkomen.[1]

Communicatie tussen artsen: van ziekenhuis naar thuis

In de casus werd bij het ziekenhuisontslag van meneer Pieters de huisarts op de hoogte gebracht door de zaalarts. Daarnaast bespraken beide artsen het vervolgbeleid. Deze tijdige communicatie over patiënten in de palliatieve fase waarbij concrete inhoudelijke informatie wordt overgedragen, vindt in de praktijk echter lang niet altijd plaats.[1]

Wanneer een patiënt met ontslag gaat vanuit het ziekenhuis wordt de huisarts regelmatig in een (te) laat stadium op de hoogte gebracht. Het inlichten van een huisarts vindt over het algemeen plaats door middel van een ontslagbrief. Vragenlijstonderzoek onder specialisten ouderengeneeskunde en huisartsen laat echter zien dat 73% van de ondervraagden twee weken na ontslag van een patiënt met multimorbiditeit nog geen ontslagbrief heeft ontvangen.[2]

De zaalarts is in de meeste gevallen verantwoordelijk voor het opstellen van de ontslagbrief. Hierin ligt een belangrijke oorzaak voor de sterk vertraagde communicatie. Door de hoge werkdruk van zaalartsen schiet het tijdig schrijven van een ontslagbrief er vaak bij in. Deze taak wordt dan uitgesteld tot rustiger momenten, zoals tijdens een dienstenblok 's nachts. Wanneer de zaalarts eenmaal een conceptbrief heeft geschreven, dient deze te worden nagezien door de superviserend specialist. Als nog aanpassingen nodig zijn, bijvoorbeeld doordat de zaalarts zijn dag (of nacht) niet had tijdens het schrijven van de brief, moet hij zijn opzet wijzigen en eventueel nogmaals laten controleren door de specialist. Hierna wordt de brief gegenereerd, getekend en naar de huisarts gestuurd. Dit proces van het schrijven van een ontslagbrief neemt al gauw een tot twee weken in beslag.

Een andere mogelijkheid om de huisarts te informeren is het schrijven van een snelle, 'voorlopige' ontslagbrief waarin kort de belangrijkste gegevens over de patiënt en over diens opname staan weergegeven. Omdat de betreffende informatie zo summier en niet zelden het kind van tijdnood is, is de meerwaarde hiervan beperkt.[3]

Het schort echter niet alleen aan de tijdigheid van het versturen en ontvangen van een ontslagbrief, ook de kwaliteit van de brief laat vaak te wensen over. In het eerder vermelde vragenlijstonderzoek beschouwde 25% van de specialisten ouderengeneeskunde en huisartsen die wél binnen twee weken een ontslagbrief hadden ontvangen de informatie daarin als onvoldoende.[2] Deze respondenten vonden dat de brief vaak vooral technische informatie bevat, met te weinig uitleg over zorgbehoeften en gemaakte afspraken. Juist deze laatste twee aspecten zijn voor een optimale zorgverlening aan terminale patiënten van groot belang.

Communicatie tussen artsen: van thuis naar ziekenhuis

Nadat de huisarts, in overleg met patiënt, besloten heeft om de patiënt naar het ziekenhuis te verwijzen, dient hij de ziekenhuisarts van een aantal gegevens te voorzien. Belangrijke informatie betreft onder andere de medische voorgeschiedenis van patiënt, geneesmiddelgebruik en het doel van de verwijzing. Deze gegevens worden per brief, zo mogelijk digitaal, verstrekt.

Uit een onderzoek waarin dergelijke verwijsbrieven aan de hand van de standaard van het Nederlandse Huisartsen Genootschap (NHG) zijn beoordeeld, blijkt dat een derde onvoldoende van kwaliteit is.[4] In het onderzoek werd ook aan ziekenhuisspecialisten gevraagd de verwijsbrieven te beoordelen. Bij twee derde van de brieven hadden specialisten kritiek op een of meer onderdelen. Opvallend is dat de meeste kritiek uitging naar het item 'psychosociale omstandigheden'.[4] De ondervraagde specialisten gaven aan behoefte te hebben aan informatie over de psychosociale omstandigheden van de patiënt. In de praktijk blijkt dat dit item veelal niet in de verwijsbrief is vermeld. Dit terwijl de huisarts bij uitstek de zorgverlener is die de klachten van de patiënt kan plaatsen in diens levenslijn en directe sociale omgeving.[4,5]

Oplossingen ter verbetering van de communicatie tussen huisarts en ziekenhuisarts

In een aantal regio's in Nederland zijn onlangs initiatieven genomen om de wederzijdse overdracht van informatie over patiënten in de palliatieve fase tussen huisartsen en ziekenhuisartsen te verbeteren. Dit is gedaan door het ontwikkelen van een, al dan niet digitaal, gestandaardiseerd overdrachtsformulier. Behalve de gebruikelijke medisch-inhoudelijke informatie dient de arts ook beleidsafspraken (bijvoorbeeld reanimatiebeleid, eventuele wensen met betrekking tot het naderend levenseinde, eventuele mogelijkheden voor heropname of ontslag) en psychosociale aspecten over te dragen. Het formulier zou een belangrijke verbetering van de onderlinge communicatie kunnen geven, mits het door zowel de huisarts als de ziekenhuisarts bij alle patiënten met een beperkte levensverwachting tijdig – dat wil zeggen bij verwijzing naar het ziekenhuis of direct bij ontslag uit het ziekenhuis – wordt ingevuld.

Het contact tussen huisarts en ziekenhuisarts beperkt zich in het algemeen tot verwijs- en ontslagbrieven.[5] Om de medische informatieoverdracht te versnellen is het in een aantal delen van het land voor de huisarts mogelijk om via een beveiligde verbinding via internet, het zogenoemde Zorgportaal, inzage te hebben in de medische gegevens van zijn eigen patiënten in het ziekenhuis. In de huidige praktijk blijft de inzage beperkt tot meer algemene gegevens zoals uitslagen van bloedonderzoek, radiologieverslagen en overzichten van opnames. Hierdoor mist de huisarts de belangrijkste medische informatie zoals de gekozen behandelstrategie en de gemaakte afspraken met patiënt.

In de casus nam de zaalarts telefonisch contact op met de huisarts bij het ontslag van de patiënt. Hoewel het niet altijd even gemakkelijk is om contact te krijgen (bijvoorbeeld doordat de huisarts op het betreffende moment spreekuur heeft of doordat de huisarts parttime werkt), kan dit een goede manier zijn om snel en adequaat informatie uit te wisselen. Diverse onderzoeken laten een duidelijke meerwaarde van interactieve communicatie tussen huisartsen en specialisten zien, in het bijzonder van telefonisch contact.[6,7] Door het telefonische overleg wordt de arts direct op de hoogte gebracht van de situatie van de patiënt en kunnen eventuele onduidelijkheden worden besproken. Het is bijvoorbeeld bij ontslag uit het ziekenhuis van het grootste belang dat de zorg thuis optimaal is geregeld. Om dit te bewerkstelligen is tijdig overleg met de huisarts, die immers de patiënt en zijn achtergrond goed kent, aan te bevelen.

Een ander voordeel van het telefonisch overleg is dat de artsen met elkaar kunnen afspreken wie de rol van hoofdbehandelaar op zich neemt. In de casus was duidelijk afgesproken dat de huisarts deze rol op zich nam. Met name voor patiënten in de terminale fase die te maken kunnen hebben met verschillende behandelaren, is duidelijkheid over wie hun hoofdbehandelaar, en dus centrale aanspreekpunt is, van groot belang. Maar ook voor huisartsen is het belangrijk dat zij weten met wie zij contact kunnen opnemen indien de zorg zich voornamelijk afspeelt in het ziekenhuis en de huisarts vragen heeft over het te voeren beleid.

Binnen de palliatieve zorg is een ontwikkeling gaande om het contact tussen huisarts en ziekenhuisarts ook op andere manieren te laten verlopen, bijvoorbeeld door middel van telemedicine en digitale zorgtafels. Hoewel deze technieken nog in de kinderschoenen staan is het te verwachten dat deze media de communicatie tussen de huisarts en het ziekenhuis kunnen verbeteren.

Communicatie tussen artsen: dienstoverdracht

Naast communicatie tussen huisarts en ziekenhuisarts, kan ook de communicatie tussen artsen binnen dezelfde discipline, de dienstoverdracht, ontoereikend zijn. Door de dienstwisselingen zijn avond, nacht en weekend kwetsbare periodes voor de patiënt. Niet-adequate overdracht leidt tot suboptimale afspraken en tot meer kans op fouten bij de behandeling tijdens de dienst.[8-10] Omdat terminale zorg 24-uurszorg is, is de kans dat tijdens diensttijden het beleid gewijzigd dient te worden groot. Voor de patiënt en voor zijn naasten is het belangrijk dat het beleid consequent wordt voortgezet, ook al zijn er verschillende zorgverleners betrokken.

Naar aanleiding van een screening die gedaan is naar de kwaliteit van de mondelinge overdracht in het ziekenhuis, is onlangs een handreiking, genaamd 'Estafette in het ziekenhuis', ontwikkeld waarmee de kwaliteit verbeterd moet worden.[11] Een belangrijke verbeteractie in de handreiking is het tijdig opstellen van een anticiperend beleid. Daarmee wordt bedoeld dat de behandelend arts anticiperend heeft nagedacht over problemen en complicaties die zich tijdens een dienst zouden kunnen voordoen en concrete suggesties heeft opgesteld over wat het medisch beleid dan dient te zijn.

Huisartsen

Er was een tijd dat de eigen huisarts gedurende de laatste levensdagen van de patiënt permanent persoonlijk beschikbaar was.[9] Deze beschikbaarheid van de eigen huisarts is sterk veranderd na de introductie van de huisartsenpost (HAP).[12] Van de huisartsen draagt 27% de terminale zorg in de diensturen volledig over aan de HAP.[9] Dit is opmerkelijk omdat het NHG stelt dat in principe de eigen huisarts altijd de terminale zorg levert.[13] Mocht de eigen huisarts niet bereikbaar zijn, dan dient hij adequaat over te dragen aan een directe collega. Het NHG vindt dat alleen in de gevallen waarin er onverhoopt niemand beschikbaar is, de zorg volledig door de dienstdoende huisarts van de HAP geboden moet worden.

Om ervoor te zorgen dat de continuïteit van zorg voor terminale patiënten gewaarborgd blijft heeft de huisarts een aantal mogelijkheden. Het eerste dat hij kan doen, is een memo schrijven naar de HAP waarin de belangrijkste gegevens van de patiënt staan vermeld. Deze informatie is vervolgens voor de dienstdoende huisartsen gemakkelijk in te zien. Daarnaast is het belangrijk dat de eigen huisarts aan de patiënt toestemming heeft gevraagd om de dienstdoende huisarts inzage te geven in het elektronisch patiëntendossier (EPD). Medische gegevens uit het EPD mogen door de dienstdoende huisarts alleen worden ingezien als de patiënt hiervoor toestemming heeft gegeven.

Uit focusgroep- en vragenlijstonderzoek onder huisartsen is gebleken dat in de praktijk huisartsen onvoldoende adequate informatie over palliatieve patiënten aan de huisartsenpost verstrekken.[10,14] Daarnaast bleek uit beide onderzoeken dat veel waarnemende huisartsen problemen ervaren met het ontbreken van een anticiperend beleid van de eigen huisarts.[10,14]

Net als ziekenhuisorganisaties beveelt ook het NHG het proactief handelen door huisartsen door middel van het opstellen van een anticiperend beleid bij terminale patiënt zeer sterk aan.[13] Een dergelijk beleid dient bij voorkeur ook in de hierboven beschreven memo te staan.

De eigen huisarts van meneer Pieters had zich ervan bewust moeten zijn dat er bij meneer Pieters een kans bestond dat hij een ileus zou ontwikkelen. De patiënt had immers een coloncarcinoom dat tot obstructie kan leiden en ook gebruikte patiënt grote hoeveelheden morfine. De huisarts had dus al een anticiperend beleid kunnen formuleren, dat bovendien op een goede manier overgedragen had moeten zijn.

Uiteraard had de patiënt zelf op de vroege zondagochtend kunnen aangeven dat hij niet naar het ziekenhuis wilde en dat hij niet geopereerd wilde worden. In de hectiek van de situatie is dat evenwel niet gebeurd, mogelijk doordat de patiënt niet helder kon denken. In dergelijke situaties is het van nog groter belang om als zorgverlener op de hoogte te zijn van eerder gemaakte afspraken. Deze informatie had ervoor kunnen zorgen dat 'het schip zou stranden op de door de zeeman gewenste locatie'.

Aanbevelingen voor de praktijk
- De informatieoverdracht over terminale patiënten is niet altijd optimaal. Dit kan leiden tot suboptimale zorgverlening aan deze groep patiënten.
- Een van de gevolgen is dat patiënten tegen hun wens in worden overbehandeld.

- De communicatie tussen ziekenhuisartsen en huisartsen verloopt vooral via ontslag- en verwijsbrieven. Dit leidt tot trage communicatie. Zo ontvangt een groot deel van de huisartsen ontslagbrieven pas langere tijd na ontslag.
- Brieven zijn vaak weinig informatief en bevatten onvoldoende informatie over de psychosociale toestand van de patiënt en de gemaakte afspraken. Voor optimale zorgverlening aan terminale patiënten zijn juist deze aspecten van groot belang.
- De communicatie tussen huisarts en ziekenhuisarts is gebaat bij interactieve vormen van overleg, bijvoorbeeld via de telefoon. Dit interactieve overleg zou in ieder geval bij opname en ontslag dienen plaats te vinden.
- Door middel van interactieve communicatie tussen huisarts en ziekenhuisarts kan ook worden besproken wie de rol van hoofdbehandelaar op zich neemt. Duidelijkheid over welke zorgverlener de hoofdbehandelaar – en dus het centrale aanspreekpunt – is, is belangrijk in de zorg voor terminale patiënten.
- Om de kwaliteit van overdracht tussen artsen van dezelfde discipline, de dienstoverdracht, te verbeteren is het van belang dat de behandelend arts proactief handelt. Dit kan hij doen door concrete afspraken te maken over het medische beleid in het geval van problemen en complicaties tijdens een dienst. Deze manier van handelen, het zogenoemde anticiperende beleid, wordt zowel door ziekenhuisorganisaties als door het Nederlands Huisartsen Genootschap zeer sterk aanbevolen.

Literatuur

1. Eindverslag project palliatieve zorgunit en transmuraal palliatief consulententeam; Netwerk palliatieve zorg Zuidoost Brabant: http://transmax.mmc.nl/projecten/palliatieve_zorg.
2. Ontslag van patiënten met multimorbiditeit uit het ziekenhuis. Rapport NIVEL, 2008: via www.nivel.nl.
3. Beusekom JA van, Geerling J. De ontslagbrief. Ned Tijdschr Geneeskd. 1988;132:2315-2316.
4. Engelsman C, Geertsma A. De kwaliteit van verwijzingen (proefschrift). Groningen, Rijksuniversiteit Groningen, 1995.
5. Atlas, hoeder van de disciplines. Afscheidsrede prof. dr. Chris van Weel (hoogleraar Huisartsgeneeskunde UMC St. Radboud): via: www.ru.nl.
6. Foy R, Hempel S, Rubenstein L, et al. Meta-analysis: effect of interactive communication between collaborating primary care physicians and specialists. Ann Intern Med. 2010;152:247-258.
7. Pantilat SZ, Lindenauer PK, Katz PP, et al. Primary care physician attitudes regarding communication with hospitalists. Am J Med. 2001;111:15S-20S.
8. Smorenburg SM, Göbel B, Maaijer PF de, et al. Ziekenhuiszorg buiten kantooruren. Med Contact. 2011;748-750.

9   Giesen PHJ, Terpstra E, Schweitzer BPM. Terminale zorg buiten kantoortijd. Med Contact. 2008;240-242.
10 Schweitzer B, Blankenstein N, Deliens L, et al. Out-of-hours palliative care provided by GP co-operatives in the Netherlands: a focus group study. Eur J Gen Pract. 2011;17:160-166.
11 Schouten L; Geerlings S. De overdracht kan een stuk beter. Med Contact. 2013; 2391-2393.
12 Schweitzer B, Blankenstein N, Deliens L, et al. Overdrachten in de palliatieve zorg aan de huisartsenpost. Huisarts Wet. 2011;54:422-426.
13 Standpunt Toekomstvisie Huisartsenzorg 'Huisarts en palliatieve zorg' van het Nederlandse Huisartsen Genootschap: via www.nhg.org.
14 Schweitzer B, Blankenstein N, Willekens M, et al. GPs' views on transfer of information about terminally ill patients to the out-of-hours co-operative. BMC Palliat Care. 2009;8:19.

7 OP DEZELFDE LIJN?
Artsen en verpleegkundigen hebben niet automatisch dezelfde kijk op optimale zorg

Saskia Teunissen

Casus

Meneer Van Dalen is een alleenwonende man van 61 jaar. Een aantal jaren geleden kreeg hij maagkanker waarvoor hij geopereerd werd en chemotherapie heeft gehad. Kort geleden werden helaas metastasen in de lever gevonden. Volgens zijn huisarts en de oncologieverpleegkundige van de thuiszorg is zijn situatie 'stabiel'. Bij een polikliniekbezoek in het ziekenhuis spreekt hij de verpleegkundig consulent palliatieve zorg. Hij kent haar nog uit de tijd waarin hij met chemotherapie behandeld werd rondom zijn operatie. Hij vertelt haar dat hij zijn zorgen verbergt voor de internist-oncoloog en ook voor zijn huisarts, omdat hij hen niet wil teleurstellen; ze zeggen allebei dat hij er nog zo goed uit ziet. Meneer heeft met zijn artsen altijd een goede relatie gehad en wil ze niet tot last zijn. Hij vertelt de verpleegkundig consulent echter dat hij zich heel slecht voelt en spreekt uit dat hij het gevoel heeft dat hij snel dood zal gaan. De verpleegkundige kijkt samen met meneer naar zijn klachten en zorgen met behulp van het klachtendagboek dat meneer al thuis heeft ingevuld. Hij scoort hoog/slecht op verschillende symptomen, zowel in de lichamelijke als in de psychische dimensie. Zijn kwaliteit van leven geeft hij een dikke onvoldoende.

Meneer Van Dalen wordt besproken in het regionale multidisciplinaire overleg, waarin huisarts, thuiszorg, hospice en ziekenhuis, hun gezamenlijke patiënten bespreken. De huisarts is van mening dat de verpleegkundig consulent de patiënt op een slecht moment heeft getroffen en dat het allemaal niet zo'n vaart loopt. Hij heeft namelijk een e-mail van de oncoloog gekregen waarin staat dat deze met meneer heeft afgesproken dat hij binnenkort zal worden opgeroepen voor behandeling met palliatieve chemotherapie. De verpleegkundige van de thuiszorg herkent het beeld dat de verpleegkundige uit het ziekenhuis schetst wel en benadrukt de betekenis van de scores voor symptoomlijden van de patiënt zelf.

Functionele status *door zorgverlener* Karnofsky Performance Status 100 = geen klachten, geen ziekteverschijnselen; 10= moribund	70
Items Utrecht Symptoom Dagboek *door patiënt (Meneer Van Dalen)* 0 = geen klacht; 10 = ergst denkbare klacht	
Ik heb op dit moment	
Pijn	2
Slaapproblemen	9
Droge mond	2
Slikklachten	9
Eetlust	9
Ontlasting	4
Ik voel me op dit moment	
Misselijk	0
Benauwd	0
Moe	10
In de war	0
Angstig	9
Somber	8
Mijn kwaliteit van leven is op dit moment (rapportcijfer)	4
Ik wil als eerste oplossen: angst	

De voorzitter van het overleg vraagt naar een inschatting van de levensverwachting. De huisarts denkt met het voorstel voor de chemotherapie aan een aantal maanden, een inschatting die wordt bevestigd door de hospicearts. De drie verpleegkundigen aan tafel denken aan een levensverwachting van minder dan vier weken op basis van de symptoomscores en angst, maar vooral ook door de cachectische indruk die meneer maakt. De medici denken dat angst de lichamelijke symptomen verergert. Gezamenlijk besluit men dat er onvoldoende aanleiding is om de behandeling met chemotherapie te heroverwegen. Wel zal de verpleegkundige uit het ziekenhuis meneer Van Dalen voorstellen in gesprek te gaan met een psycholoog parallel aan de behandeling met chemotherapie. Drie weken na de bespreking in het multidisciplinaire overleg overlijdt meneer Van Dalen in het ziekenhuis.

Mevrouw Brink is een vrijwel volledig bedlegerige vrouw van 41 jaar met een hersentumor en hierdoor frontaal syndroom die sinds een paar weken in een hospice verblijft. Haar situatie wordt besproken in het regionale multidisciplinaire overleg. Haar hersentumor is al zeven jaar geleden vastgesteld en ze heeft een langdurig behandeltraject achter de rug. Mevrouw heeft in toenemende mate wanen. Kort geleden heeft zij een periode van ernstige epilepsie doorgemaakt. Zij moest toen opgenomen worden voor diagnostiek en het instellen op medicatie. Ze wordt nu behandeld met hoge doses anti-epileptica, antipsychotica en corticosteroïden. Tijdens de ziekenhuisopname is de prognose van mevrouw ingeschat op maximaal drie maanden en is besloten tot opname in een hospice. Zij is volledig zorgafhankelijk. Haar situatie wordt door de hospicearts geduid als 'stabiel'. De hospiceverpleegkundige die mevrouw ter bespreking inbrengt, is het daar niet mee eens. Zij vindt mevrouw Brink op basis van zowel haar lichamelijke als psychische en existentiële klachten 'instabiel'. Mevrouw lijkt het inbrengen van de zetpillen die zij vier keer per dag krijgt, tegen te willen houden. Dit blijkt volgens de verpleegkundige uit het feit dat het op de zij draaien zeer moeizaam gaat en veel tijd kost. Ook het innemen van andere medicatie gaat zeer moeizaam; het toedienen van de bakjes vla die daarvoor nodig zijn, vraagt opgeteld dagelijks twee uur tijd. Mevrouw lijkt hierbij niet erg mee te werken. De verpleegkundigen menen dat zij hiermee signalen van afweer en misschien afkeer geeft. Ze vragen zich af of het tijd is voor het afbouwen en stoppen van medicatie. De twee bij het overleg aanwezige hospiceartsen steunen de visie van de verpleegkundigen niet: mevrouw Brink wordt al vele jaren geteisterd door wanen en is nu juist goed ingesteld op medicatie. De verpleegkundige brengt in dat de partner en andere familieleden van mevrouw, die vrijwel continu bij haar zijn, aangeven dat er sprake is van uitzichtloos en ondraaglijk lijden vanwege de wanen en haar onvermogen zich goed uit te spreken. Beide hospiceartsen vinden dat mevrouw in gesprek met hen duidelijk en coherent spreekt over haar wensen, haar verlangens en haar symptomen. De hospiceverpleegkundigen aan tafel zeggen dat mevrouw wanhopig en moedeloos op hen over komt, en ze nauwelijks met haar kunnen praten. Zij denken dat mevrouw spoedig zal overlijden. De totaal passieve houding die zij ervaren tijdens de lichamelijke verzorging versterkt hun gevoel.

Dat mevrouw Brink in de afgelopen twee weken verschillende keren op eigen initiatief scores voor symptoomlijden heeft ingevuld in het klachtendagboek dat in het hospice wordt gebruikt, bevestigt dat zij cognitief nog goed functioneert. De voorzitter vraagt of mevrouw hiermee impliciet een wens tot medicamenteus doorbehandelen uitspreekt.

In de lijst geeft mevrouw nadrukkelijk aan dat zij veel wanen ervaart en de bestrijding daarvan voor haar het belangrijkst is. Er blijkt ook uit dat de aanname

Functionele status *door zorgverlener* Karnofsky Performance Status 100 = geen klachten, geen ziekteverschijnselen; 10 = moribund	30
Items Utrecht Symptoom Dagboek *door patiënt (mevrouw Brink)* 0 = geen klacht; 10 = ergst denkbare klacht	
Ik heb op dit moment	
Pijn	4
Slaapproblemen	8
Droge mond	2
Slikklachten	2
Eetlust	2
Ontlasting	4
Wanen[a]	10
Ik voel me op dit moment	
Misselijk	0
Benauwd	0
Moe	9
In de war	5
Angstig	3
Somber	8
Mijn kwaliteit van leven is op dit moment (rapportcijfer)	6
Ik wil als eerste oplossen: wanen	

[a] Facultatief toegevoegd probleem.

van de artsen dat mevrouw goed is ingesteld op de medicatie ter bestrijding van de wanen niet juist is. De verpleegkundigen blijven bij hun 'niet-pluisgevoel' en zijn bevreesd dat mevrouw onverwacht zal overlijden zonder dat de voorbereidende zorg daartoe is ingezet. De hospiceartsen blijven bij hun inschatting dat mevrouw nog zeker drie maanden kan leven. Er wordt naar aanleiding van de zelfscores van mevrouw in het klachtendagboek, tegen de zin van de verpleegkundigen in, besloten om opnieuw in overleg te gaan met de neuroloog en de psychiater om te vragen of de wanen beter te behandelen zijn.

Twee maanden na het multidisciplinair overleg leeft mevrouw Brink nog steeds en heeft zij inmiddels expliciet uitgesproken geen zin meer te hebben in ge-

sprekken met al die verschillende verpleegkundigen, verzorgenden en vrijwilligers. Zij kiest nadrukkelijk een beperkt aantal gesprekspartners en geeft aan hen aan dat haar wanen tergend zijn, maar dat het leven voor haar nog steeds de moeite waard is. Ze maakt nog plannen voor ontmoetingen met vrienden.

Beschouwing
Multidisciplinair overleg

In de regio waar meneer Van Dalen en mevrouw Brink verblijven, bestaat een lokale samenwerkingsketen van huisartsen, thuiszorg, hospice, ziekenhuis en een consultatieteam palliatieve zorg. Professionals en vrijwilligers komen iedere twee weken in lunchtijd anderhalf uur bij elkaar, waarbij dan zes tot tien patiënten multidisciplinair besproken worden. Er is een vaste kern van een kaderhuisarts palliatieve zorg (voorzitter), een verpleegkundig consulent uit het hospice (coördinator), een oncologieverpleegkundige werkzaam bij de thuiszorg, een geestelijk verzorger uit het hospice en een coördinator vrijwilligers terminale zorg. De huisarts en thuiszorgverpleegkundigen die bij de zorg voor patiënten die worden besproken, betrokken zijn, schuiven zo veel mogelijk aan. Op indicatie wordt voorafgaand aan het overleg door de coördinator contact gelegd met de behandelaar(s) in het ziekenhuis en/of een oncologieverpleegkundige die op grond daarvan al dan niet in het overleg aanschuiven.

Het doel van het overleg is kwetsbare patiënten in de palliatieve fase de best haalbare zorg te geven op de locatie die daar het beste bij past, volgens de wensen van patiënt (eigen regie) en naasten. Deze doelstelling is gebaseerd op de Landelijke Eerstelijns Samenwerking Afspraak (LESA) Palliatieve zorg.[1] Er is een specifieke focus op vroegtijdige signalering, de inzet van de juiste interventies, het vervolgen van het effect ervan en de overdracht van anticiperend handelen. Daarbij krijgen vraagstukken in zowel de lichamelijke als de psychische, de sociale en de spirituele dimensie van zorg aandacht. Door deze werkwijze beoogt het team kritische beslismomenten in de zorg tijdig te markeren en het al dan niet (door)behandelen in de context van de eigenheid van de patiënt te bespreken. Deze aandachtspunten staan beschreven in landelijke zorgmodule Palliatieve zorg.[2]

Het team werkt met een register waarin patiënten op basis van de *surprise question* ('Ik ben niet verbaasd als deze patiënt over een jaar is overleden') worden geïncludeerd (zie ook hoofdstuk 17). Op basis van de functionele status (Karnofsky Performance Status (KPS)) en de ervaren kwaliteit van leven (rapportcijfer van de patiënt zelf) wordt de situatie van de patiënt geduid als 'stabiel' (groen), 'instabiel' (oranje) of 'dreigende crisis' (rood).[3] In de bespreking brengen de verpleegkundigen de resultaten van de systematische symptoommonitoring met het Utrecht Symptoom Dagboek (USD) in.[4] De patiënt geeft in het USD zelf een symptoomscore op een schaal van 0-10. Een waarde van 4 of hoger is klinisch relevant en reden voor verdere analyse en/of interventie.[5] De bespreking is gericht op het herkennen, analyseren en vervolgen van symptomen vanuit de hypothese dat symptomen in de palliatieve fase een belangrijke prognostische betekenis hebben.[6] Om alle zorgverleners in de bespreking voldoende ruimte te geven voor hun inbreng wordt de methodiek van palliatief redeneren gevolgd.[7] De keuze voor deze strakke regie komt voort uit de praktijkervaring dat artsen en verpleegkundigen vaak niet op dezelfde lijn zitten waar het de inschatting van de aard of ernst van de problematiek van de patiënt, de markering van kritische beslismomenten en de noodzaak tot interveniëren betreft.

Hoewel deelnemende professionals tevreden zijn over deze werkwijze lukt het artsen en verpleegkundigen niet altijd elkaar goed te verstaan, zoals ook blijkt bij meneer Van Dalen en mevrouw Brink. Waarom die communicatie tussen arts en verpleegkundige ingewikkeld kan blijven ondanks gerealiseerde randvoorwaarden, zal hier verder worden besproken.

Relaties rondom de patiënt

Over de relatie tussen artsen en verpleegkundigen onderling en specifiek over de invloed van die samenwerkingsrelatie op de patiënt is binnen het domein van de palliatieve zorg maar weinig gepubliceerd. De publicaties die er zijn, leggen nadruk op de diversiteit aan rollen en verantwoordelijkheden, samenwerkingsvormen en instrumenten (bijvoorbeeld voor overdracht) die gebruikt kunnen worden. In de bekende internationale handboeken betreffende 'palliative medicine', zijn hoofdstukken opgenomen over verschillen tussen multi- en interdisciplinair samenwerken en zijn diverse rollen en taken in samenwerkende teams uitgewerkt.[8,9] In Nederland kennen we met name de Landelijke Eerste Lijnsafspraken.[1] Maar dat alles helpt niet vanzelf bij de toepassing van deze samenwerkingsprincipes in de praktijk van alledag binnen een diversiteit van zorgsettings, waar alle overleg snel, kort en krachtig moet plaatsvinden.

Verschillen van inzicht tussen artsen en verpleegkundigen komen voort uit de complexiteit van vrijwel alle zorgsituaties in de palliatieve zorg. Die zorg kenmerkt zich namelijk door een betrokkenheid van veel professionals, afkomstig uit diverse locaties van zorg, met een divers competentieprofiel en met een verschillende aard van betrokkenheid bij de patiënt. Patiënten hebben te maken met verschillende artsen en verpleegkundigen binnen en tussen de locaties waar zij zorg krijgen. Verpleegkundigen en artsen communiceren met patiënten vanuit de specifieke locatie van zorg waar zij werkzaam zijn. Artsen en verpleegkundigen communiceren met elkaar in verschillende samenwerkingsverbanden waaraan verschillende competenties gekoppeld zijn betreffende de zorg in het continuüm van de palliatieve fase.[2]

Patiënten, hun naasten, artsen en verpleegkundigen... zij zitten vaak niet op dezelfde lijn. Dat is heel begrijpelijk wanneer we ons de veelheid aan variabele relaties voorstellen.

De patiënt is de enige is die voelt wat hij voelt, die dat 24/7 voelt en is de enige die in alle relaties de constante factor is en blijft – de veranderingen die mensen in een ziekteproces doormaken ten spijt – de patiënt heeft daarom een centrale rol in de communicatie met alle bij hem betrokkenen. En dat is een hele klus, zeker in periodes waarin klachten en problemen een grillig verloop hebben en gepaard gaan met onzekerheid, verlies van hoop, angst en machteloosheid, dat alles bij een toenemende vermoeidheid, afname van conditie en het optreden van symptomen zoals pijn, misselijkheid, benauwdheid en ander ongemak waardoor de kwaliteit van leven wordt belemmerd.

De naasten – partner, kind, ouder, broer/zus, vriend – brengen een groter of kleiner deel van de tijd met de patiënt door, ieder vanuit de eigen rol, maar in de palliatieve fase vaak ook in de rol van mantelzorger. In de tijd die naasten met en bij de patiënt zijn, doen ze deels ook hun eigen 'dingen'; praten ze met de patiënt over dagelijkse of vriendschappelijke zaken en slechts voor een deel over de problemen en de beperkingen van de patiënt. Naasten kijken naar de patiënt, voelen, horen en 'ruiken' hem in het perspectief van de eigen bezigheden, zorgen, onzekerheden, angsten misschien, en van gerichte momenten van 'zorgende aandacht'. De naasten vormen een door professionals niet altijd gemakkelijk te duiden groep die van redelijk tot zeer dicht bij de patiënt staat en die van invloed is op het welbevinden van de patiënt en wellicht ook op de communicatie tussen alle betrokkenen.

De dokter – huisarts of medisch specialist – ziet de patiënt op momenten dat deze naar de dokter toekomt, ofwel gepland voor een behandeling, ofwel in een crisissituatie thuis, in het ziekenhuis of in een hospice. De dokter spreekt met de patiënt aan de hand van vragen die de patiënt stelt, die de dokter zelf stelt of die een ander lid van het (medisch) behandelteam heeft gesteld. Het perspectief van de dokter is van origine dat van de ziekte en de behandeling. Een medisch specialist heeft soms de status van 'redder' – en daarmee steun en toeverlaat in narigheid – toebedacht gekregen. De huisarts krijgt de status van laagdrempelige gesprekspartner vanwege de betrokkenheid bij de sociale omgeving. De in palliatieve zorg gespecialiseerde dokter, medisch specialist en/of huisarts, komt soms al bij de diagnose op het pad van de patiënt maar meestal veel later.

De verpleegkundige – vanuit de thuiszorg, in het ziekenhuis of hospice – is vaak laagdrempelig benaderbaar, maar is niet altijd een gemakkelijke 'figuur' voor de patiënt. Verpleegkundigen wisselen van alle professionele zorgverleners het meest frequent, met veelal drie diensten per 24 uur, ongeacht de locatie van zorg. Het is voor de patiënt en naasten in het begin vaak een onoverzichtelijke groep. Later, wanneer de intensiteit van de lichamelijke zorg toeneemt, gaat de patiënt de 'soorten' verpleegkundigen onderscheiden en ontstaat met sommigen van hen een intieme zorgrelatie, met aandacht voor lichamelijke, psychische, sociale en existentiële vragen die voortkomen uit de gevolgen van de ziekte en de behandeling. De in de palliatieve zorg gespecialiseerde verpleegkundige heeft geleerd een scherpe observant te zijn van wat de patiënt zegt, vraagt, doet en niet doet, maar ook tijdens het lichamelijk contact gedurende de verzorging, van de houding in rust en van de momenten van onzekerheid en vertwijfeling. Al die informatie biedt de getrainde verpleegkundige vierdimensionale informatie die zij kan inbrengen in het multidisciplinaire team. Daarmee is zij een sleutelfiguur.

De naaste, mantelzorger, huisarts, medisch specialist, verpleegkundig specialist, gespecialiseerd verpleegkundige, wijkverpleegkundige, verzorgende en vrijwilliger – hebben allen een kleinere of grotere eigen rol die varieert in de periode waarin de patiënt in de palliatieve fase verkeert. Communicatie over kritische beslismomenten waarin markering en (door)behandelen het leidend thema zijn, is gebaat bij inzicht in elkaars (1) betrokkenheid, (2) competenties, en (3) beschikbaarheid. Het is dus belangrijk om hier in samenwerkingsrelaties aandacht aan te geven.

Interpretatie van symptomen, welbevinden en kwaliteit van leven

Symptomen die te maken hebben met sociale relaties, verminderde controle over eigen lichaam en afname van onafhankelijkheid, worden als het meest stressvol ervaren door de patiënt.[10,11] De hoge score voor angst bij meneer Van Dalen in de eerste casus is daarvan een uiting. De beleving van de patiënt en de visie van de naaste, verpleegkundige en arts, kunnen verschillen. Symptomen zijn veelal multidimensionaal van aard en kunnen daardoor vanuit verschillend perspectief door de patiënt worden gescoord. Symptomen zoals pijn, depressie, angst en dyspneu kunnen beïnvloed worden door zowel de fysieke als de psychische, sociale en spirituele dimensie. Het is voorstelbaar, zoals in de casus van mevrouw Brink, dat patiënte, naasten, verpleegkundigen en arts de problemen anders duiden. De ervaren werklast en werkdruk in de zorg voor mevrouw beïnvloedden de inschatting van de verpleegkundigen. Mevrouw Brink bleek op haar beurt last te hebben van de veelheid aan verpleegkundigen.

Uit onderzoek binnen verschillende doelgroepen en behandeltrajecten komt naar voren dat de beoordeling van de aanwezigheid van symptomen en/of symptoomlijden uiteen loopt tussen patiënt, naaste en professional. Er wordt door de arts en de verpleegkundige zowel over- als onderschat ten opzichte van de werkelijke beleving van de patiënt. De verpleegkundige komt met haar inschatting van symptoomintensiteit beter overeen met de ervaring van de patiënt dan de arts. De arts schat het lijden vaker als minder ernstig dan het voor de patiënt feitelijk is.[12] Een voor de hand liggende verklaring hiervoor is dat naasten en verpleegkundigen meer tijd met de patiënt doorbrengen, alhoewel dat ten aanzien van de verpleegkundige alleen opgaat als zij lichamelijke verzorging thuis geven of in het ziekenhuis of hospice veelvuldig concrete zorg geven. Een andere verklaring voor de betere overeenstemming van de beleving van de patiënt met de beoordeling daarvan door naaste en verpleegkundige dan door de arts, zou hun geslacht kunnen zijn. In de meeste gevallen is de verpleegkundige een vrouw en de arts een man. Mogelijk dat vrouwen beter in staat zijn de beleving van de patiënt juist in te schatten of dat patiënten meer geneigd zijn deze met een vrouw te delen.[13] Tegenwoordig raken steeds meer patiënten gewend aan juist een vrouwelijke dokter. Ze zoeken dan wel naar de 'stevigheid' in de relatie die ze kennen van de mannelijke behandelaar.

De patiënt en de dokter versus de patiënt en de zuster

Voor de patiënt is de dokter de man of vrouw die alles weet, de man of vrouw die af en toe langs komt – hopelijk zo vaak mogelijk – en die waarheden en wijsheden uitspreekt. De dokter is ook de man of de vrouw aan wie je als patiënt niet alles vertelt zoals je het aan de verpleegkundige vertelt. De dokter, en vooral de hoofdbehandelaar, is degene aan wie je je als patiënt overgeeft. Hij kan het weten, hij heeft ervoor geleerd, hij heeft kansen en hoop in handen. Hem belast je echter niet met al die zaken waar toch geen oplossing voor is, waar hij, de dokter, geen oplossing voor kan geven of waarvoor hij oplossingen heeft die je niet wilt, bijvoorbeeld de stap naar morfine, omdat de pijn niet meer anderszins bestreden kan worden. Aan de dokter heb je je overgegeven in de periode van in opzet curatieve behandeling. Er was wellicht sprake van gezamenlijke besluitvorming, maar de dokter wist het toch het allerbeste en heeft je een aantal goede, ziektevrije jaren bezorgd. De verpleegkundige heeft je bijgestaan en een rol gehad die de dokter misschien niet eens zag. Zij was het die je hielp als je steeds weer moest braken, die je hielp je te verschonen als je te laat bij het toilet kwam vanwege diarree. Zij vertelde je nog eens welke bijwerkingen je kon verwachten; je zou de dokter daar niet nog eens naar durven vragen. Bij haar kon je gedachten over 'hoe het anders kon' zomaar neerleggen en daarmee toetsen. De dokter zag en hoorde dat allemaal niet. Op grond daarvan weet je als patiënt, dat je de verpleegkundig bijna alles kunt/ zult/wilt zeggen naarmate je onzekerder wordt en/of in de lichamelijke zorg meer afhankelijk van haar wordt. Het delen van angst en zorg over al die zaken die voldongen zijn, maar juist daarom zo belastend kunnen zijn en waarvan het zo bevrijdend is ze te laten gaan bij iemand die luistert en kan plaatsen maar niet té dichtbij staat.

Als de verpleegkundige een man is, zeker wanneer hij ook nog eens belast is met de uitvoering van medisch/verpleegtechnisch handelen, komt hij voor de patiënt dichter bij de status van de dokter. Dat geeft een voor de patiënt soms lastige situatie ten opzichte van de grote groep van vrouwelijke verpleegkundigen die drempellozer te benaderen zijn en waarvoor je weinig hoeft op te houden.

Het lichamelijke contact tijdens verschillende momenten van verzorging kan, wanneer dat op een integere en deskundige manier gebeurt, een belangrijk communicatie-instrument worden. De informatie die het lichaam van de patiënt geeft aan zorgzame handen, deskundige ogen en oren, betreft het lichamelijk (on)welbevinden, maar ook vaak intieme informatie over de psychische, sociale en spirituele dimensie. Dat soort communicatie tussen patiënt en verpleegkundige houdt een rijkdom in die uniek lijkt voor de beroepsgroep die 'gewone lichamelijke zorg' verleent. De intimiteit van de zorg voor een kwetsbaar mens is een groot goed. De communicatie tussen het kwetsbare en soms uiterst fragiele lichaam van de patiënt in de palliatieve zorg en de professionele handen van de verpleegkundige vraagt om een grote mate van sensitiviteit met mogelijkheden voor gerichte observatie van het vierdimensionale lijden van de patiënt.

Communicatie tussen artsen en verpleegkundigen

Wanneer de huisarts een patiënt instuurt zorgt hij voor een overdracht naar de opnemend specialist/zaalarts. Indien betrokken verzorgt de wijkverpleegkundige en/of de specialistisch verpleegkundige idealiter voor een overdracht naar het verpleegkundig team van de afdeling waarop patiënt wordt opgenomen. De praktijk leert echter dat dit vaak niet gebeurt. De communicatie vanuit het ziekenhuis naar de huisarts is vaak traag (zie ook hoofdstuk 6). In de casus van meneer Van Dalen is er geen brief van de medisch specialist beschikbaar op het moment van het multidisciplinaire overleg. Wel heeft de medisch specialist een e-mail gestuurd naar de huisarts met het behandelvoorstel.

Communicatie tussen huisartsen en ziekenhuisverpleegkundigen 'bestaat' eigenlijk niet. Er is geen rechtstreekse lijn tussen artsen en verpleegkundigen die werkzaam zijn in verschillende organisaties. Een reeds vele jaren bestaande traditie waarin disciplines alleen communiceren met hun eigen counterpart in de andere zorgorganisatie is kenmerkend in de gezondheidszorg. De vraag is of dit belemmerend werkt voor beide disciplines om de zorg voor de patiënt na de transitie vorm te geven. Bij meneer Van Dalen zouden de overwegingen van de specialist zeker hebben geholpen in het multidisciplinaire overleg. Echter, over de noodzaak tot overdracht tússen disciplines is geen onderzoek gepubliceerd. Dat kan betekenen dat er geen relevante vragen op dit gebied bestaan of dat de inschatting is dat communicatie met de eigen discipline tussen organisaties per definitie effectiever en/of afdoende zal zijn. Een andere verklaring voor de onzichtbaarheid van vragen tussen de disciplines kan zijn dat professionals van verschillende disciplines en uit verschillende zorgsettings een andere taal spreken, waardoor de complexiteit van interdisciplinaire communicatie nog groter is dan binnen eenzelfde discipline en organisatie.[14] Het is een aanbeveling te investeren in kleinschalige samenwerking in logische lokale ketens, zoals het team uit de casuïstiek, en de communicatie tussen de disciplines zo te vergemakkelijken. Wanneer patiënten die thuis zijn ervoor kiezen om naar een hospice te gaan, is er vaak rechtstreeks contact tussen de huisarts die de medische zorg blijft geven tijdens opname in het hospice, en de hospiceverpleegkundige. Het zal afhangen van de individuele kritische houding van arts en verpleegkundige wat er met dat contact gedaan wordt en hoeveel basis er gelegd wordt voor gezamenlijke communicatie.

Bij patiënten die afhankelijk zijn van de inzet van medisch-technisch handelen is er wel vaak rechtstreeks contact tussen artsen en verpleegkundigen van de insturende versus de ontvangende zorgorganisatie. Deze contacten zijn functioneel-technisch van aard. Bij artsen bestaat vaak de indruk dat verpleegkundigen die zich bezighouden met medisch of verpleegtechnisch handelen, hoger geschoold zijn. Dat is een misvatting. Gespecialiseerde verpleegkundigen, zoals oncologieverpleegkundigen of verpleegkundigen die een post-hbo-opleiding palliatieve zorg hebben afgerond, hebben een groter competentieprofiel dan veel leden van technische thuiszorgteams. Verpleegkundig specialisten (BIG artikel 14) zijn op dit moment de hoogst opgeleide groep verpleegkundigen in Nederland. Zij hebben een Master of Advanced Nursing Practice behaald, een 'hogeschool master'. Er zijn ook steeds meer verpleegkundigen met een universitaire master, maar die competentie is in Nederland nog niet zichtbaar gekoppeld aan een functie in de klinische zorg.

Een belangrijke belemmering in de communicatie tussen artsen en verpleegkundigen zit daarmee ook in de ondoorzichtigheid van het opleidingsniveau van de verpleegkundige. Daar waar dokters als vanzelfsprekend universitair zijn opgeleid en daardoor allen academische vaardigheden bezitten en eenzelfde kennisbasis hebben, is die eenduidigheid bij verpleegkundigen ver te zoeken. Verpleegkundigen met wie wordt samengewerkt variëren in opleidings- en competentieniveau, van mbo tot postacademisch en van generalistisch tot superspecialistisch. De titulatuur van functies vertelt vaak weinig over het daadwerkelijke competentieniveau van verpleegkundigen. Niet alle verpleegkundigen zijn in staat de verschillen tussen 'signs en symptoms' te onderscheiden of prodromen van een syndroom te onderscheiden. Ook het in samenhang observeren van bijwerkingen en symptomen, afgezet tegen recentelijk ingezette interventies, is niet voor iedere verpleegkundige gesneden koek. De neiging van veel dokters om collegiaal met alle verpleegkundigen te willen samenwerken is mooi, maar niet altijd in het belang van de beste zorg voor de patiënt en naasten. De voorkeur voor betrokkenheid van een specifieke verpleegkundige, generalistisch of juist specialistisch, moet door artsen hardop uitgesproken (mogen) worden. In de casus van mevrouw Brink had een korte reflectie door de artsen aan tafel, op het ontbreken van kennis bij de verpleegkundigen over het frontaalsyndroom, kunnen helpen bij het bereiken van consensus over markering en behandeling. In de situatie van meneer Van Dalen was het juist de expertise van de verpleegkundig consulent die het beste inzicht bood.

Zijn er oplossingen ter verbetering van de communicatie tussen huisarts, ziekenhuisarts en verpleegkundigen thuis en in het ziekenhuis?
Er is dus reden om de communicatie tussen dokters en verpleegkundigen te verbeteren en dat geldt voor de communicatie binnen en tussen organisaties. Iedere oplossing ter verbetering van communicatie begint met de herkenning van het probleem door betrokkenen in de eigen unieke (samenwerkings)situatie. De vraag is of er tijd is en gemaakt kan worden om na te denken over communicatie in de praktijk van alle dag. Veelal zijn het ICT-oplossingen die aandacht krijgen en door organisaties worden opgepakt. En dat is goed, want het is nodig om digitaal optimale mogelijkheden te creëren voor snelle en veilige communicatie binnen en tussen organisaties. Er zijn, denkend aan meneer Van Dalen en mevrouw Brink, echter veel meer dimensies van communicatie die aandacht verdienen. Maar alleen wanneer er sprake is van een gezamenlijke visie op communicatie die zich uit in een intrinsiek gedragen behoefte, ontstaat er kans voor verbetertrajecten.[15] Hierbij kunnen gesprekken met patiënten volgens de methode 'spiegelgesprek' of de zogenoemde 'Els-Borst-gesprekken', waarbij artsen en verpleegkundigen aanwezig zijn, een hulpmiddel zijn om concrete verbeterpunten te verzamelen die aansluiten bij de wens en behoefte van de patiënt.[16] De patiënt en zijn naasten zijn gebaat bij de best haalbare zorg die los staat van tradities, traditionele verhoudingen tussen de beroepsgroepen en onduidelijkheden in de transmurale verhoudingen, gebruiken en gewoontes. De nuchtere werkelijkheid is dat de palliatieve zorg en

de communicatie daarbinnen ook gedefinieerd moet worden in verzekerbare producten om ze betaald te krijgen. De Zorgmodule Palliatieve Zorg 1.0 biedt aanknopingspunten voor verbetering van de communicatie binnen en tussen betrokken partijen. De basis hiervoor is gelegd door vertegenwoordigers van patiënten, artsen en verpleegkundigen. Het is een aanbeveling om serieus te kijken naar de mogelijkheid de adviezen uit de module in de eigen praktijk bespreekbaar te maken.

Aanbevelingen voor de praktijk

- Communicatie tussen artsen en verpleegkundigen is een kritische succesfactor voor optimale zorg voor patiënten in de palliatieve fase. Welke training daarbij past blijft nog een vraag.
- Patiënten en naasten verhouden zich anders tot artsen dan tot verpleegkundigen, ongeacht de zorgomgeving. Die andere verhouding leidt vaak tot een andere uiting en weergave van symptoomlijden, (on)welbevinden en ook markering van kritische beslismomenten.
- De medische discipline doet er goed aan zich positief kritisch te verhouden tot de verpleegkundige discipline en uit te dagen zichzelf te verbeteren.
- Het is aan de verpleegkundige om open en eerlijk te zijn over het werkelijke niveau van specialisatie van verpleegkundigen.
- Arts en verpleegkundigen moeten zich als samenwerkingspartners bewust zijn van:
  – het verschil in houding die patiënten en naasten aannemen ten opzichte van de dokter en de zuster;
  – het verschillend aantal uren waarin observaties verricht kunnen worden, en de betekenis daarvan in de context van de patiënt;
  – het feit dat de onderlinge communicatie moet/kan worden ondersteund door gebruik te maken van meetinstrumenten die klachten en wensen van patiënten (en naasten) op lichamelijk, psychisch, sociaal en spiritueel gebied kunnen volgen om boven het niveau van de individuele dokter en zuster uit te stijgen.
- De noodzaak om samen te blijven leren van patiënten en hun naasten is groot, maar ook uitdagend en energiegevend.

Literatuur

1. Eizinga WH, Bont M de, Vrienzen JA, et al. Landelijke Eerstelijns Samenwerking Afspraak (LESA) Palliatieve zorg. Huisarts Wet. 2006;49:308-312.
2. Zorgmodule Palliatieve Zorg 1.0 Coördinatieplatform Zorgstandaarden en het Kwaliteitsinstituut Ministerie van Volksgezondheid, Welzijn en Sport. December 2013.

3   Thoonsen B, Engels Y, Rijswijk E van, et al. Early identification of palliative care patients in general practice: development of RADboud indicators for PAlliative Care Needs (RADPAC). Br J Gen Pract. 2012;62:e625-631.
4   Ahmed N, Ahmedzai SH, Collins K, Noble B. Holistic assessment of supportive and palliative care needs: the evidence for routine systematic questioning. BMJ Support Palliat Care. 2014;4:238-246.
5   Oldenmenger WH, Raaf PJ de, Klerk C de, Rijt CC van der. Cut points on 0-10 numeric rating scales for symptoms included in the Edmonton Symptom Assessment Scale in cancer patients: a systematic review. J Pain Symptom Manage. 2013;45:1083-1093.
6   Trajkovic-Vidakovic M, Graeff A de, Voest EE, Teunissen SC. Symptoms tell it all: a systematic review of the value of symptom assessment to predict survival in advanced cancer patients. Crit Rev Oncol Hematol. 2012;84:130-148.
7   Schreuder-Cats M, Hesselmann G, Vrehen H, et al. Palliatief redeneren ondersteunt zorgverleners bij (pro)actief beleid. Oncologica. 2008;16:34-38.
8   Hanks G (red.).Oxford Textbook of Palliative Medicine. Oxford: Oxford Press; 2011.
9   Walsh D (red.). Palliative Medicine: Expert Consult, Premium Edition. Philadelphia, PA: Saunders/Elsevier; 2009.
10 Zweers D, Hooft T van der, Teunissen S. Symptoommonitoring door patiënt met kanker in de palliatieve fase, zijn of haar naaste(n) en professional(s). Syst Review. Ned Tijdschr Pall Zorg. 2009;10:3-11.
11 Graaf E de, Vrehen H, Gamel C, Teunissen S. Ziekenhuisopnames van oncologische patiënten in de palliatieve fase. Syst Review. Ned Tijdschr Pall Zorg. 2009;10:6-16.
12 Ewing G, Rogers M, Barclay S, et al. Palliative care in primary care: a study to determine whether patients and professionals agree on symptoms. Br J Gen Pract. 2006;56:27-34.
13 Hall JA, Roter DL, Blanch-Hartigan D, et al. How patient-centered do female physicians need to be? Analogue patients' satisfaction with male and female physicians' identical behaviors. Heath Commun. 2014;30:1-7.
14 Iasevoli M, Giantin V, Voci A, et al. Discussing end-of-life care issues with terminally ill patients and their relatives: comparisons among physicians, nurses and psychologists. Aging Clin Exp Res. 2012;24:35-42.
15 Turner M, Payne S, O'Brien T. Mandatory communication skills training for cancer and palliative care staff: does one size fit all? Eur J Oncol Nurs. 2011;15:398-403.
16 www.kanker.nl/uploads/Folder-Els-Borst-gesprekken_NFK.pdf.

Nota bene
Concrete informatie over de methodiek palliatief redeneren en symptoomdagboek:
- 'Besluitvorming in de palliatieve fase' via www.pallialine.nl;
- Utrecht Symptoom Dagboek via www.pallialine.nl;
- Implementatietraject via www.goedevoorbeeldenpalliatievezorg.nl/Vindplaats/GEPLUSD;
- USD 4-minuten voorlichtingsfilm via www.youtube.com/watch?v=1a2VML7LyEw.

GENEESKUNDE ALS EEN VERHALENDE WETENSCHAP 'LEVEND STERVEN'

8 EINDE VAN HET VERHAAL
'Ik wil graag levend doodgaan'

Hein Visser

Casus
Mevrouw De Jager is 62 jaar en eigenlijk altijd goed gezond geweest. Zij heeft twee zonen en een dochter en een aantal kleinkinderen. Ze werkt nog in een administratieve functie, maar wilde hier binnenkort mee stoppen om meer tijd aan haar familie te kunnen besteden.

Drie weken voor haar bezoek aan mij, internist in het ziekenhuis, was zij ziek geworden. Achteraf had ze misschien al een half jaar een gevoel dat zij sneller moe was, maar zij had dit geweten aan drukte privé en op het werk en de ziekte van haar schoonmoeder, die onlangs naar een verpleeghuis is gegaan.

Haar buik was gaandeweg wat boller geworden, ze had snel een vol gevoel en haar kleren zaten strakker. De vermoeidheid was sterk toegenomen, de laatste dagen kwam zij eigenlijk niet meer de deur uit en lag zij veel languit op de bank of in haar bed.

Bij lichamelijk onderzoek zie ik een zieke vrouw die vermoeid is en moeizaam uit haar stoel komt. Hart en longen laten geen afwijkingen zien, maar bij onderzoek van de buik valt een grote lever op met een hobbelig oppervlak.

De leverbiochemie is fors gestoord, met name het AF en gamma-GT zijn verhoogd. Een echo laat bolronde afwijkingen door de gehele lever zien, sterk verdacht voor metastasen. Een primaire tumor wordt uiteindelijk met een PET-scan niet gevonden. Histologie van één van de verdachte afwijkingen in de lever laat een slecht gedifferentieerd adenocarcinoom zien, maar de origine blijft onbekend.

Met patiënte en echtgenoot worden de verzamelde gegevens besproken. Patiënte is opvallend gelaten onder de uitslagen. Zij had van het begin af aan een slecht gevoel gehad over de plotselinge achteruitgang van haar conditie. Haar echtgenoot is meer geschokt door de berichten. Na bespreking in ons wekelijkse oncologieoverleg met collega's uit het academisch ziekenhuis leg ik hun uit dat we eigenlijk niet heel veel mogelijkheden hebben en dat de kans op een goede en langdurige respons op chemotherapie, gezien het snelle beloop, klein is.

We bespreken de vooruitzichten en de mogelijkheden om in een palliatief traject nog zo veel mogelijk comfortabel thuis te zijn met een hospice achter de hand. Dit wordt gezet tegenover de optie om toch chemotherapie te proberen met wel enige kans op respons, maar ook met meer ziekenhuisbezoek en mogelijk bijwerkingen.

Patiënte zegt dat ze hierover wil nadenken en met haar familie wil praten. Zij zegt: 'Dokter, ik weet dat u mij geen garanties kunt geven en ik zou best die chemotherapie willen proberen, maar u moet mij één ding beloven: ik wil graag levend doodgaan.'

Ik ben erg onder de indruk van deze omschrijving en ik vraag haar of zij mij toestaat dat ik de woorden 'levend doodgaan' gebruik om mensen uit te leggen wat palliatieve zorg inhoudt. We hebben een gesprek over hoe zij in het leven staat en wat ze nog zou willen doen de komende tijd. Ze heeft het gevoel dat haar tijd beperkt is en ik kan dit bevestigen. Haar belangrijkste wens is om met haar man, kinderen en kleinkinderen te zijn en zo veel mogelijk van hen te genieten. Wij nemen op dat moment geen beslissing en maken een vervolgafspraak op korte termijn.

Zij overlijdt vier weken later thuis in harmonie met haar omgeving, haar huisarts heeft de zorg overgenomen, zij heeft geen ernstige pijn gehad. De chemotherapie is niet meer aan de orde geweest.

Zij is levend doodgegaan.

Beschouwing

De patiënte die ik hier heb beschreven, heeft op mij een grote indruk gemaakt. Niet alleen heeft zij op een heel rustige manier haar lot aanvaard, maar zij heeft op een bijna literaire manier benoemd waar palliatieve zorg over gaat. De term is niet geheel nieuw: Leo Apostel heeft in zijn boek *Levend sterven* ook reeds gepleit tegen het fragmentarisch oplossen van problemen tegenover een benadering van de patiënt als geheel.[1]

Mevrouw De Jager heeft mijn interesse in de narratieve geneeskunde aangewakkerd, zij heeft mij gewezen op de kunst van het vertellen en beschrijven bij de behandeling van patiënten. Narratieve geneeskunde is de benadering van de geneeskunde als een verhalende wetenschap.

In deze tijd van snelle technologische ontwikkelingen waarbij de efficiëntie van behandelingen steeds verbeterd wordt en de doorlooptijden voor diagnose en behandeling tot een minimum gereduceerd worden door middel van 'prostaatstraten', 'mammastraten' en 'cataractstraten' kon het niet uitblijven dat artsen weer behoefte krijgen aan een intensivering van het contact met de patiënt. Narratieve geneeskunde biedt daar een kader voor.

De voorstanders van deze vorm van geneeskunde claimen dat door beter naar de patiënt te luisteren, artsen betere, doelmatigere en uiteindelijk ook goedkopere geneeskunde bedrijven. Er zijn dan ook modellen ontwikkeld om hier onderzoek naar te doen. In diverse publicaties in gerenommeerde tijdschriften schrijft Rita Charon, internist en grondlegger van de narratieve geneeskunde, over de kunst van het luisteren en het nut van 'narrative medicine' in deze tijd van steeds verder voortschrijdende technologie en over de mogelijkheden om evidence-based medicine te koppelen aan narrative medicine.[2-5] In Columbia University worden regelmatig workshops georganiseerd waar zorgprofessionals bij elkaar komen om trainingen te doen in narratieve geneeskunde. Deze trainingen zijn gericht op het op papier zetten van verhalen van patiënten en van emoties in het dagelijks leven, en op het lezen van literaire teksten die betrekking hebben op ziekte, verdriet, rouw en dood, en ook op vrolijke gevoelens. Hierbij wordt er een ruime keuze gemaakt uit teksten van Proust, Faulkner, Henry James, Flaubert, Lawrence en andere groten uit de literatuurgeschiedenis. Ik zou Nescio graag in het rijtje willen opnemen, maar er zijn uiteraard veel meer mogelijkheden en alle goede literatuur kenmerkt zich door verrassende beschrijvingen van gevoelens. Een andere manier om narratieve geneeskunde te beoordelen is het ervaren van het plezier dat wij hebben als wij in korte tijd een heel patiëntenleven in de spreekkamer voorgeschoteld krijgen, zonder dat wij hier veel moeite voor moeten doen. Simpelweg door de intensiteit van een gesprek kan een patiënt buitengewoon adequaat zijn of haar klachten weergeven en dit in de context zetten van zijn of haar levensverhaal.

Er zijn vier soorten verhalen die van belang kunnen zijn:

Het verhaal van de patiënt en zijn omgeving Het goed luisteren naar het verhaal van de patiënt kan een enorme bijdrage leveren aan de kwaliteit van zorg, empathie en de kwaliteit van leven. Het feit dat zoveel mensen zich tot kwakzalvers wenden in de laatste levensfase heeft beslist te maken met de hoeveelheid aandacht die mensen krijgen of denken te krijgen. Het gebrek aan aandacht ervaren veel van hen als een probleem in de reguliere geneeskunde. De dokter stelt een diagnose, legt de technische kant van de mogelijkheden uit aan de patiënt en trekt zich vervolgens terug. Het is een kleine moeite om net een stapje verder te gaan: te luisteren naar de patiënt, de twijfels, het schuldgevoel en de andere emoties die spelen bij een rouwverwerking. Wanneer de dood onafwendbaar is, wordt luisteren naar de patiënt nog belangrijker. Een collega van mij vraagt bij een intake van een patiënt in de palliatieve unit, wat de patiënt zou willen zien als er een film van zijn leven zou worden gemaakt. 'Stel, er wordt een film over uw leven gemaakt, wat moet daar dan in komen?'

Deze benadering vind ik prachtig, want naast de grote hoeveelheid informatie die dit kan opleveren, benadrukt deze vraag het feit dat het in de palliatieve setting om de patiënt gaat en niet om allerlei sociaal wenselijke zaken die de dokter en de omgeving misschien zouden willen horen. De film is voor iedereen anders, maar het antwoord geeft een uitstekend beeld van wat mensen wel en niet willen in de laatste fase.

Het verhaal dat de dokter zelf meeneemt van een patiëntencontact Artsen hebben een solistisch bestaan en brengen een groot deel van hun dag door in de spreekkamer met patiënten tegenover zich. Hierbij worden zij geconfronteerd met heel diverse emoties: vreugde, verdriet, boosheid, argwaan, verbazing en nog veel meer. Het is dan ook niet verwonderlijk dat een deel van deze emoties met hen meekomt en al dan niet een vaag gevoel van onbehagen achterlaat. Het opschrijven van met name de negatieve emoties kan in veel gevallen voor een goede verwerking zorgen en maakt dat artsen niet onnodig met het onbehagen blijven doorlopen. Bovendien kun je je bij het opschrijven van de negatieve emotie actief afvragen wat je anders had kunnen doen en wat je in de toekomst zou kunnen verbeteren. Veel emoties zijn onvermijdelijk en het veranderen van de manier waarop we ermee omgaan heeft dan weinig zin, maar we kunnen ons wel wapenen tegen het stempel dat het bij ons achterlaat. Opschrijven is een wezenlijk onderdeel van narratieve geneeskunde, omdat het ook later heel verhelderend is gedachten terug te lezen.

Minstens zo belangrijk, het verhaal dat wij vertellen aan andere zorgverleners Hoe belangrijk het is om te werken met collega's die een luisterend oor hebben voor wat de ander meemaakt in de spreekkamer, wordt mij dagelijks duidelijk. Even binnenlopen om een verhaal te delen, onzekerheid uit te spreken, dramatische en soms ook heel grappige situaties te beschrijven; het helpt ons om de emoties, waarmee we worden geconfronteerd, te verwerken. Het is van groot belang dat wij deze uitlaatkleppen hebben, omdat bij het ontbreken hiervan het risico op fouten en burn-out toeneemt. Er ligt hier ook een verantwoordelijkheid voor de dokters zelf. Binnen de opleidingen tot huisarts en specialist moet hier aandacht aan besteed worden. Ik weet nog hoe belangrijk het voor mij was dat de arts-assistent, met wie ik als coassistent mijn eerste nachtdienst deed, even stilstond bij het feit dat ik voor het eerst een overleden patiënt had gezien.

Het verhaal dat wij als zorgverleners aan de maatschappij vertellen Met de vergrijzing van de bevolking en dientengevolge een toename van incidentie en prevalentie van kanker, moet de gezondheidszorg betaalbaar blijven. Hierbij is het van belang om keuzes te maken voor patiënten die in een palliatieve setting behandeld worden. Er zal onderzoek worden gedaan naar de effecten van nieuwe middelen, maar als deze vervolgens geregistreerd worden zal duidelijk moeten zijn wat de indicatie is voor het nieuwe middel. Het is moeilijk te verkopen aan de gemeenschap, dat een middel drie maanden overlevingswinst geeft tegen een kostprijs van 100.000 euro per behandeling. In Nederland is er de commissie BOM (beoordeling oncologische middelen) die hier uitspraken over doet.

Ten slotte: waarom deze patiëntencasus? Bij deze patiënte stonden niet zozeer de narratieve technieken die ik gebruikt heb om met haar te communiceren centraal: Ik denk dat ik goed en aandachtig naar haar geluisterd heb en dat we uiteindelijk een plan hebben kunnen maken, waarmee zij een kwalitatief goede laatste fase heeft gehad. Deze patiënte heeft mij ertoe doen besluiten om vaker verhalen van complexe situaties op te schrijven en daar ben ik haar tot op de dag van vandaag dankbaar voor. Wij hebben een prachtig vak.

Aanbevelingen voor de praktijk
- Zorgverleners die werken met patiënten in een terminale fase, hebben te maken met een breed spectrum van emoties. Deze emoties kunnen bij de zorgverlener leiden tot 'burn-out', irrationele angsten, neurosen en wanen. Wij moeten onszelf daarvan bewust zijn en zoeken naar manieren om onze geestelijke en lichamelijke gezondheid te behouden.
- Literatuur biedt ons de mogelijkheid om gevoelens die wij waarnemen te spiegelen en empathie op te brengen voor patiënten in verschillende fasen van rouwverwerking en verdriet.
- Het zelf opschrijven van emoties en het delen met collega's kan een belangrijke rol spelen bij het omgaan met voornoemde emoties.
- Het intensief luisteren naar een patiënt opent deuren die de patiënt noch de dokter had vermoed.

Literatuur
1. Apostel L. Levend sterven. Brussel: VUBpress; 2001.
2. Charon R. Narrative medicine: form, function, and ethics. Ann Intern Med. 2001;134:83-87.
3. Charon R. Narrative and medicine. N Engl J Med. 2004;350:862-864.
4. Charon R, Wyer P. Narrative evidence based medicine. Lancet. 2008;371(9609):296-297.
5. Hurwitz B, Charon R. A narrative future for health care. Lancet. 2013;381(9881):1886-1887.

II DE PATIËNT (EN DE FAMILIE)

9 DAT WAS NIET DE BEDOELING!
Reanimeren. Of niet?

Brenda Ott en Erik van Engelen

Casus

Op een doordeweekse dag begin maart krijgen we om ongeveer kwart voor vijf 's ochtends een spoedmelding van de meldkamer. Collega's van een naburige regio vragen om een extra ambulance in verband met de hulpverlening aan een instabiele patiënt, een 72-jarige vrouw. Al direct na de binnengekomen alarmering verandert de melding in assistentie reanimatie/asystolie. De aanrijtijd bedraagt volgens ons navigatiesysteem ongeveer 17 minuten. De meldkamer besluit hierop de hulp van de politie in te zetten waarvan het hoofdbureau gevestigd is om de hoek bij de hulpvrager. Op dit vroege tijdstip van de dag zijn er nogal wat surveillanten zonder directe opdracht in de buurt van het bewuste adres. Zodoende besluiten vier eenheden van politie (onafhankelijk van elkaar) ernaartoe te gaan. Twee politiemotoren en twee politieauto's, in totaal zes agenten. Zij kunnen snel assisteren met de basale handelingen van de reanimatie. Rekening houdend met een slechte prognose van asystolie bij een oudere patiënt besluit de verpleegkundige van de eerste ambulance om ook de huisartsenpost te vragen te komen teneinde de casus snel en goed af te kunnen ronden. Het is immers onze opdracht als ambulancemedewerkers om ons zo snel mogelijk na inzet weer vrij te melden.

Nét voordat wij als tweede ambulance het opgegeven adres bereiken rijdt de auto van de huisartsenpost de vrij krappe woonstraat in. Aan weerszijden van de straat staan geparkeerde auto's. Achter de huisarts aan betreden wij het huis en worden we door de heftig ontdane echtgenoot naar boven gestuurd. De toch al smalle trapopgang is voorzien van een stoellift. In korte tijd hebben zich nu in totaal elf mensen om de patiënt verzameld. De verpleegkundige van de eerste auto doet snel het verhaal van wat zij aantroffen aan ons en aan de huisarts: 'Patiënte ernstig benauwd, komt kort na aankomst in reanimatiesetting, waarop wij zijn gaan reanimeren. Patiënte is bekend met hartfalen, COPD gold 4, diabetes mellitus, hersentumor. Beleid onbekend.' Kort na onze komst krijgt patiënte toch weer een hartritme en output waarop de verpleegkundige van de eerste ambulance direct besluit om tot vervoer over te gaan. 'Met spoed hoogwerker van de brandweer ter plaatse vragen.' Bij het horen van dit bericht besluit de huisarts het pand weer te verlaten en naar zijn volgende patiënt te gaan. Onderwijl is ook de zoon van patiënte gearriveerd die bij ons boven het verhaal komt aanhoren. Terwijl er in de slaapkamer nog druk overleg plaatsvindt, heb ik even de gelegenheid om het verhaal van de zoon kort aan te horen. Hij was er helemaal klaar voor om het nieuws te ontvangen dat zijn moeder overleden was. Hij vertelt dat ze de laatste maanden met grote regelmaat had gezegd dat ze het vechten voor het leven zo moe was en dat ze graag naar haar twintig jaar geleden overleden tweelingzus wilde. Ze wilde zó graag dood.

Helaas, het circus was inmiddels nóg verder opgetuigd, de hoogwerker van de brandweer met twee brandweermensen aan boord kwam al aanrijden. Omdat de mensen van de beroepsbrandweer in een naburige stad allemaal op de kazerne waren, wordt dus ook de hoogwerker vergezeld door een auto met nog eens zes brandweermensen. Aan hulpverleners geen gebrek dus. Het totaal staat dan op 19 personen.

Met name de brandweer vindt het nodig om op dit vroege tijdstip alle optische en geluidssignalen tot voor de deur te gebruiken waardoor er gaandeweg steeds meer nieuwsgierigen een kijkje komen nemen. In de smalle woonstraat is nauwelijks plaats om de hoogwerker op te stellen dus moeten er diverse voertuigen worden verplaatst. De toestand van de patiënt is instabiel. Er moet regelmatig hartmassage worden toegepast. Met vereende krachten wordt patiënte uiteindelijk op het bakje van de hoogwerker geplaatst, en onder brede belangstelling van de buurt, uit de slaapkamer van de eerste verdieping gehaald. Met de eerste ambulance wordt de patiënt naar het dichtstbijzijnde cardiologische centrum gebracht. Als bestuurder van de tweede ambulance zorg ik dat het huis netjes opgeruimd wordt en volg tien minuten later met familie de eerste ambulance naar het ziekenhuis. Onderweg neem ik met familie het voorval door. Vanaf het begin had ik al ernstige twijfels over ons optreden. Onderweg werden die alleen maar bevestigd. Mevrouw was helemaal klaar met haar leven en was het strijden moe. Het gevoel wat dan rest is vooral frustratie over de 'heldendaad' die wij hebben verricht. Dit hele circus voelde als over de top, overbodig en respectloos naar de patiënt. De frustratie werd nog groter toen bleek dat ongeveer twee minuten na aankomst in het ziekenhuis – overigens heel begrijpelijk – de reanimatie was gestaakt.

Beschouwing

Bij een acute benauwdheid bij een kwetsbare oudere wordt vaak door de partner of omstanders in paniek 112 gebeld. Zo ook bij de patiënte in deze casus: haar echtgenoot belde direct het noodnummer. Het ambulancepersoneel gaat bij een hartstilstand direct reanimeren ongeacht de leeftijd van de patiënt. Een uitzondering hierop is als de patiënt een niet-reanimeer (NR-)penning – voorzien van naam, geboortedatum, handtekening en foto van de drager – draagt. Ook een NR-wilsverklaring of een door een arts overgedragen NR-beleid zijn redenen voor het ambulancepersoneel om niet te gaan reanimeren. Bij de patiënte in deze casus was het beleid niet duidelijk en werd direct tot reanimatie overgegaan. Het proces werkte als een sneltrein die niet meer gestopt kon worden. Pas toen de ambulance op weg was naar het ziekenhuis en het 'circus werd afgebroken', werd duidelijk wat de wens van de patiënte was geweest. De opmerking van haar zoon: 'Moeder was helemaal klaar met het leven en was het strijden moe' raakte de ambulancemedewerker van de tweede ambulance die bovenstaande casus schreef. Het bracht hem ook tot het schrijven van een artikel voor *Medisch Contact*: 'Gun patiënt zijn einde'.[1] Dit artikel heeft mij weer geïnspireerd om me als kaderhuisarts te gaan bezighouden met het onderwerp anticiperen op zorg rond het levenseinde.

Uitkomsten van een reanimatie

Slechts 8% van de 70-plussers overleeft een reanimatie buiten het ziekenhuis. De helft van deze overlevenden heeft ernstige blijvende neurologische schade opgelopen waarbij de patiënt niet meer onafhankelijk verder kan leven.[2] Afhankelijk van de soort comorbiditeit en door hogere leeftijd nemen deze percentages nog verder af. Alleen cardiovasculaire comorbiditeit geeft een betere prognose van de uitkomsten. Een circulatiestilstand door een ritmestoornis bij hartfalen of ventrikelfibrilleren bij een myocardinfarct zijn oorzaken waarbij een reanimatie in combinatie met het gebruik van de automatische elektronische defibrillator (AED) succesvol kan zijn. Directe schade door een reanimatie bestaat uit gebroken ribben en/of beschadigde organen. Bij de patiënte in de casus zou de comorbiditeit hersentumor (als maligniteit) en ADL-afhankelijkheid zorgen voor een slechtere prognose.[2]

De hierboven weergegeven cijfers komen uit de richtlijn 'Anticiperende besluitvorming over reanimatie bij kwetsbare ouderen' van Verenso, NHG en V&VN.[2]

De Nederlandse Reanimatie Raad is van mening dat de uitkomsten zoals die staan in de richtlijn geen realistisch beeld geven. Zo toonde het ARREST-onderzoek in 2011 aan dat de overleving voor mensen van 70 jaar en ouder ongeveer 14% is.[3] Ook de PROPAC II-studie, die onderzocht wat de uitkomsten waren van de opgelopen neurologische schade na behandeling op de IC, laten gunstigere resultaten zien.[4] Een kanttekening bij deze studies is dat er gegevens van bepaalde groepen zieke mensen zijn weggelaten. Dat kan mede de reden zijn van gunstiger resultaten. In de populatie kwetsbare ouderen kunnen deze groepen wel voorkomen waardoor de cijfers van de richtlijn Anticiperende besluitvorming over reanimatie bij kwetsbare ouderen realistischer zijn.[2]

Mogelijkheden om een reanimeerwens te bespreken

Voor een arts zijn er verschillende aanleidingen mogelijk om een gesprek met een oudere patiënt te voeren waarin de reanimeerwens besproken zou moeten worden.[2] Soms initiëren patiënten of hun vertegenwoordiger het gesprek: bijvoorbeeld als zij vragen hebben over de zorg rond het levenseinde of melding maken van het hebben van een wilsverklaring of een NR-penning. Maar als de patiënt er niet zelf over begint, moet de arts het initiatief nemen.[2] Een anticiperend gesprek over reanimatie is onderdeel van een advance care planning (ACP) of levenseindegesprek. Hiervoor moet je als arts wel de tijd nemen en in de drukte van ons dagelijks werk vereist dat discipline (zie ook hoofdstuk 2). Wanneer je eenmaal met deze gesprekken begint, er ervaring mee opdoet en ervaart dat veel ouderen het erg waarderen als je met ze over het levenseinde praat, gaat zo'n gesprek je steeds gemakkelijker af. Het zijn vaak bijzondere gesprekken en de relatie met de patiënt wordt er sterker door.[5] Veel ouderen hebben zelf al nagedacht over reanimatie, maar ervaren schroom om dat met hun huisarts te bespreken.[6]

Huisartsen zijn in een goede positie om ACP te bespreken met kwetsbare oudere patiënten: zij hebben vaak een langdurige arts-patiëntrelatie, een gesprek voeren in de thuissituatie is gunstig en huisartsen kunnen met patiënten spreken zonder dat het al nodig is om acute beslissingen te nemen.[7]

In mijn huisartsenpraktijk hebben de meeste kwetsbare oudere patiënten behoefte om te anticiperen op hun levenseinde. In 2012 hield de Nederlandse Patiënten Consumenten Federatie (NPCF) een meldactie onder hun leden waaraan 11.000 mensen deelnamen. Van de respondenten had 67% een chronische aandoening. Het bleek dat 84% van de deelnemers aangaf juist via de huisarts een handreiking te willen krijgen voor het opstellen van wilsverklaringen en met name voor de NR-wilsverklaring was veel belangstelling.[8] Uit onderzoek naar de medische besluitvorming en behandeling rondom het levenseinde onder een representatief deel van de Nederlandse burgers bleek dat 71% van hen hierover had nagedacht en 41% had dit ook besproken met familie.[6] Opvallend was wel dat maar 4% van de mensen die de wensen met hun naasten hadden besproken, dit ook met de (huis)arts had gedaan. In hetzelfde onderzoek werd aan artsen gevraagd of zij vonden dat zij initiatief zouden moeten nemen om de patiënt te wijzen op de mogelijkheid van een schriftelijke behandelweigering. Deze mening werd gedeeld door 38% van de huisartsen, 48% van de medisch specialisten en door 68% van de specialisten ouderengeneeskunde.

Huisartsen zouden vaker het initiatief moeten nemen om reanimatie en ACP bij hun kwetsbare oudere patiënten ter sprake te brengen. De KNMG, Verenso, NHG en V&VN benadrukken dat de behandelend arts hierover tijdig met de patiënt in gesprek dient te gaan.[2,9] Ook is er voor de patiënt en/of zijn naasten de NHG-website thuisarts.nl/dossier levenseinde,[10] en de KNMG-handreiking: 'Spreek op tijd over uw levenseinde' met tips en informatie voor patiënten die zelf het initiatief willen nemen.[11]

Vastleggen en overdragen van de reanimeerwens

De huisarts van deze patiënte had in een eerder stadium de reanimeerwens met haar kunnen bespreken na bijvoorbeeld identificatie als kwetsbare oudere of in verband met haar comorbiditeit en sterk afgenomen somatopsychologische vitaliteit.[2] Wanneer zij had gekozen voor niet-reanimeren, had haar wens vastgelegd kunnen worden in een NR-wilsverklaring, eventueel aangevuld met een NR-penning. Het is praktisch om als huisarts blanco exemplaren van NR-wilsverklaringen in de visitetas te hebben. Ook kan men patiënten en/of hun naasten verwijzen naar www.thuisarts.nl. De zoekterm reanimatie leidt naar informatie die helpt om een reanimatiebesluit te nemen. Vanuit de tekst kan men de blanco NR-wilsverklaring downloaden. Deze verklaring kan ook gebruikt worden als overdracht naar de huisartsenpost of andere zorgverleners en kan worden meegenomen bij opname in het ziekenhuis, verzorgings- of verpleeghuis. De huisarts legt de wilsverklaring onder de episode A20 vast met als omschrijving NR-wilsverklaring en scant de verklaring in het elektronisch patiëntendossier (EPD) en maakt er een probleemepisode of ruiter van, zodat de NR-wens gemakkelijk zichtbaar wordt. Bij een (elektronische) verwijzing naar het ziekenhuis dient de episode NR-wilsverklaring meegenomen te worden in de verwijsbrief.[2] Soms geeft een patiënt of zijn vertegenwoordiger aan wél te willen worden gereanimeerd. Maar als de behandelend arts vindt dat reanimatie bij de patiënt gezien de comorbiditeit in combinatie met leeftijd een zinloze medische handeling is, zou de arts een NR-beleid moeten adviseren.[2] Reanimatie zou door een arts moeten worden afgeraden bij bijvoorbeeld een oudere patiënt met een gevorderde dementie, een ongeneeslijke maligniteit of bij leverfalen. De kans op een mislukte reanimatie en het risico op neurologische schade neemt dan nog meer toe.[12] Bij wilsonbekwame patiënten worden de besluiten genomen met de vertegenwoordiger van de patiënt.[2] Het is daarom belangrijk om anticiperend zoals bij een beginnende dementie al met de patiënt te praten over diens reanimeerwens zodat een besluit zo veel mogelijk in samenspraak met de patiënt wordt genomen.

Ook is het zinvol dat patiënten met een NR-wilsverklaring en/of NR-penning hun naasten hiervan op de hoogte brengen. Bij patiënte zou dat haar partner zijn en haar zoon. Oudere patiënten laten ook wel hun NR-wens aan directe buren weten. Deze mensen hebben vaak buren als directe contactpersonen die in een noodsituatie alarmeren en dan ook melding kunnen maken van de NR-wilsverklaring.

NR-penning: momenteel biedt alleen de Nederlandse Vereniging voor Vrijwillig Levenseinde (NVVE) de mogelijkheid om aan een landelijk erkende NR-penning te komen. Het nadeel is echter dat deze penning vastzit aan een lidmaatschap van deze vereniging en dat is voor veel mensen bezwaarlijk. Diverse patiëntenorganisaties, de NVVE en de vereniging van specialisten ouderengeneeskunde (Verenso) zijn sinds mei 2014 in onderhandeling met het ministerie van VWS over de ontwikkeling van een onafhankelijke NR-penning. Patiëntveiligheid, inclusief een zorgvuldige administratie en het bewaken van de privacy van de patiënt bij de totstandkoming en uitgifte van de penning, is hiervoor erg belangrijk.

Hoe had deze casus anders kunnen verlopen?

1. Patiënte droeg een NR-penning en/of bezat een NR-wilsverklaring. Als een patiënt met een circulatiestilstand een NR-penning draagt of als een NR-besluit bekend is, mag er niet worden gereanimeerd. De wens tot niet-reanimeren is een voorbeeld van een negatieve wilsverklaring. Een dergelijke verklaring van niet behandelen is bindend voor artsen. Dit in tegenstelling tot een positieve wilsverklaring – welke diagnostiek of therapie een patiënt in bepaalde situaties nog wel wil hebben – zo'n wilsverklaring is een richtlijn voor de arts, maar niet bindend. Recentelijk ontstond ophef over de waarde van de NR-penning: twee vooraanstaand internisten berichtten dat de waarde van de penning beperkt zou zijn.[13] De KNMG kwam hierop met het bericht dat de status van de NR-verklaring identiek is aan die van een papieren wilsverklaring.[14] Wel gaf de KNMG aan dat zij het wenselijk vindt 'dat de drager van een NR-penning altijd een gesprek heeft met de (huis)arts over de voor- en nadelen van reanimatie in de eigen specifieke gezondheidssituatie, en zijn wilsverklaring aan het medische dossier laat toevoegen. In dat gesprek behoren de reikwijdte van de NR-penning en de gevolgen en risico's van het dragen ervan aan de orde te komen'.[14]
De patiënte voerde eerder met haar behandelend arts een anticiperend gesprek over reanimatie en had een NR-wilsverklaring opgesteld. De huisarts van patiënte had de wilsverklaring overgedragen aan de huisartsenpost, zodat de waarnemend arts op de hoogte was van de NR-wens. De ambulanceverpleegkundige zou van de arts of triagist op de huisartsenpost gehoord hebben dat patiënte een NR-wilsverklaring had of een NR-besluit voor patiënte was genomen. Ook de partner kon melding maken van de NR-wilsverklaring van zijn vrouw en had deze kunnen tonen als er thuis een exemplaar aanwezig was (bij-

voorbeeld bewaard bij het verzekeringspasje).[2] De ambulanceverpleegkundige van de eerste ambulance zou niet met de reanimatie begonnen zijn en had de dienstdoende huisarts verzocht om de familie op te vangen.

2. Patiënte met NR-wens kreeg een circulatiestilstand bij een ritmestoornis. De ambulanceverpleegkundige constateerde een schokbaar ritme: ventrikeltachycardie of ventrikelfibrilleren. Na gebruik van de AED door de ambulancemedewerkers kreeg patiënte snel haar eigen ritme en kwam de circulatie weer op gang. Omdat de ambulance al aanwezig was toen de circulatiestilstand begon, kon de reanimatie direct worden gestart. De kans op dit scenario bij patiënte is wel klein maar niet uitgesloten. Als patiënte een NR-penning gedragen had, had de ambulanceverpleegkundige juridisch gezien niet mogen starten met de reanimatie. In een reanimatiesituatie waarin elke seconde telt en de patiënt geen NR-penning draagt, gaat de ambulanceverpleegkundige reanimeren. De prognose van de reanimatie kan dan goed zijn en de patiënt kan daarna dankbaar zijn. Maar ook kan de patiënt teleurgesteld zijn dat is gereanimeerd en zijn/haar kans voorbij is om 'te kunnen gaan'. Na een gelukte reanimatie zou de huisarts altijd met zijn kwetsbare oudere patiënt moeten evalueren hoe de patiënt het heeft ervaren en (opnieuw) een ACP-gesprek moeten voeren.

3. Medische besluitvorming door de huisarts in de acute situatie. De huisarts kan ook in een acute situatie een NR-besluit nemen en de reanimatie laten beëindigen. Op grond van de comorbiditeit in combinatie met leeftijd van patiënte en de te verwachten uitkomst, concludeert de huisarts dat de reanimatie een zeer geringe kans op succes en grote kans op schade heeft. Als de partner of de zoon, zoals bijvoorbeeld in deze casus, aangeeft dat patiënte bij herhaling heeft verklaard niet verder te willen leven, 'het vechten voor het leven moe te zijn', dan kan dat de huisarts helpen in de besluitvorming.

Aanbevelingen voor de praktijk

- Bespreek als arts met kwetsbare ouderen actief de reanimeerwens en geef uitleg over uitkomsten en verwijs eventueel naar de tekst op www.thuisarts.nl.[10]
- In de LESA (Landelijke Eerstelijns Samenwerkings Afspraak) 'Anticiperende besluitvorming over reanimatie bij kwetsbare ouderen'[2] staan aanleidingen om een gesprek over reanimatie te initiëren. Voorbeelden van zo'n aanleiding zijn als de patiënt vragen heeft over de zorg rond het levenseinde, bij een verwacht overlijden binnen een jaar, of als een sterke verandering optreedt in de gezondheidstoestand van de patiënt.
- Een gesprek over reanimatie is onderdeel van een ACP-gesprek. De aan-

leidingen die de LESA aangeeft kunnen ook gebruikt worden om een uitgebreider gesprek over de zorg rondom het levenseinde (ACP) te voeren. Zie hiervoor ook de KNMG-handreiking.[9]

- Voorbeeld voor het voeren van een gesprek over reanimatie: http://knmg.artsennet.nl/Dossiers-9/Dossiers-thematrefwoord/Levenseinde/Spreken-over-levenseinde.htm.
- Draag een NR-wilsverklaring of NR-wens over aan andere betrokken zorgverleners: de huisartsenpost, meldkamer ambulance en/of de ambulanceverpleegkundige, de arts in het ziekenhuis bij een opname of een verwijzing en als onderdeel van de overdracht bij opname in het verzorgings- of verpleeghuis.
- Zorg als huisarts voor een goede overdracht naar de huisartsenpost als een patiënt specifieke behandelwensen heeft.
- Een patiënt met een NR-penning (met pasfoto en handtekening) of een (vastgelegd) niet-reanimatiebesluit van de arts eventueel gebaseerd op een NR-wilsverklaring van de patiënt moet niet worden gereanimeerd.
- Een uitdraai van het medisch dossier waaruit blijkt dat de patiënt bij de behandelend arts heeft aangegeven niet te willen worden gereanimeerd, voldoet juridisch.
- Bij een kwetsbare oudere bij wie de reanimeerwens niet bekend is, is het bij een opname in het ziekenhuis aan te bevelen dat de behandelend arts hierover een gesprek aangaat met de patiënt of diens naaste (bij wilsonbekwaamheid) en de wens doorgeeft aan de ambulanceverpleegkundige en aan de dienstdoende arts in het ziekenhuis.
- In het Landelijk Ambulance Protocol (augustus 2014) is in de achtergrondinformatie bij het hoofdstuk over Reanimatie (5.1) een alinea over mededelingen van omstanders over de NR-wens toegevoegd: 'Als bijvoorbeeld directe familieleden van de betrokkene (ouders, levenspartner, kinderen) unaniem en duidelijk verklaren dat de betrokkene eerder te kennen heeft gegeven niet gereanimeerd te willen worden in geval van een circulatiestilstand, en deze familieleden verzoeken niet te reanimeren, mag de ambulanceverpleegkundige die wens respecteren indien hij geen twijfel heeft over de oprechtheid van die mededeling. Maak een afweging naar eer en geweten'.[15] 'Een afweging naar eer en geweten' blijft een subjectief proces en wordt beïnvloed door de ervaring, normen en waarden van de verpleegkundige die ernaar handelt.

Literatuur

1. Engelen E van. Gun patiënt zijn einde Medisch Contact 2011 (66);23:1470-1471
2. Delden JMM van, Ruiter C de, Endt R van der, et al. Multidisciplinaire richtlijn en LESA Anticiperende besluitvorming over reanimatie bij kwetsbare ouderen. Verenso, NHG, V&VN, april 2013.
3. Beesems SG, Zijlstra JA, Stieglis R, et al. Reanimatie buiten het ziekenhuis in Noord-Holland en Twente: resultaten ARREST onderzoek over 2006-2011. In: Hart- en vaatziekten in Nederland 2012, Cijfers over risicofactoren, ziekte en sterfte. Den Haag: Hartstichting, 2012.
4. Bouwes A, Binnekade JM, Kuiper MA, et al. Prognosis and prognostication after cardiac arrest and hypothermia; results of PROPAC II, a Dutch multicentre prospective cohort study. Ann Neurol. 2012;71:206-212.
5. Lambregtse C. Praat met patiënten over het levenseinde. De Dokter, juli 2013, 25.
6. Delden JJM van, Heide A van der, Vathorst S van de, et al. (red.). Kennis en opvattingen van publiek en professionals over medische besluitvorming en behandeling rond het einde van het leven. Het KOPPEL-onderzoek. Den Haag: ZonMw, 2011.
7. Vleminck A, Houttekier D, Pardon K, et al. Barriers and facilitators for general practitioners to engage in advance care planning: a systematic review. Scand J Prim Health Care 2013;311:215-264.
8. Lekkerkerk T. NPCF Meldactie 'Wilsverklaring' april-mei 2012.
9. Handreiking Tijdig spreken over het levenseinde. Koninklijke Nederlandse Maatschappij ter bevordering van de Geneeskunst (KNMG), herzien juni 2012 (eerste versie juni 2011).
10. www.thuisarts.nl/levenseinde/ik-wil-nadenken-over-reanimatie.
11. Spreek op tijd over uw levenseinde. Utrecht; 2012, www.knmg.nl/spreken-over-levenseinde.
12. Blinderman CD, Krakauer EL, Solomon MZ. Time to revise the approach to determining cardiopulmonary resuscitation status. JAMA. 2012;307:917-918.
13. Bosch F, Smulders Y. Reanimeer-mij-niet-penning slecht idee. Trouw; zaterdag 30 augustus 2014.
14. http://knmg.artsennet.nl/Nieuws/Overzichtnieuws/Nieuwsbericht/146374/KNMG-nietreanimeerpenning-geldt-tenzij-gegronde-reden-om-af-te-wijken.htm.
15. Landelijk Protocol Ambulancezorg, versie augustus 2014, https://www.everyoffice.nl/cmspanel/userfiles/235/files/20140804%20LPA8%20boek%20definitief%20druk%20met%20wm%20Nitro%20bev.pdf.

WILSONBEKWAAMHEID   MEDISCH ZINLOZE BEHANDELING
COMMUNICATIE MET DE FAMILIE

10 'VORIGE WEEK AT HIJ GEWOON NOG ZELF!'
Dissensus: soms zijn artsen en betrokkenen het oneens over de behandelstrategie

Rozemarijn van Bruchem

Casus

Op vrijdagavond laat wordt de heer Van Bentum, 73 jaar oud, binnengebracht op de spoedeisende hulp. Hij is ingestuurd door de huisarts, omdat er tekenen zijn van uitdroging. Bij aankomst in het ziekenhuis is hij niet aanspreekbaar door een sterk verlaagd bewustzijn. Er is inderdaad sprake van uitdroging en er wordt direct gestart met een infuus. Er is geen verwijsbrief van de huisarts, maar de verpleegkundige van de ambulance heeft wel met de huisarts gesproken. Gebaseerd op dat gesprek heeft de verpleegkundige op het ambulanceformulier genoteerd dat er sprake is van een vasculaire dementie, dat de heer Van Bentum al jaren niet meer spreekt en dat hij volledig bedlegerig is. Omdat een anamnese met de patiënt niet mogelijk is, spreekt de dienstdoende arts uitgebreid met de echtgenote. Mevrouw vertelt: 'Thuis functioneerde mijn man nog prima, de gegevens op het ambulanceformulier kloppen niet!' Verder wil de echtgenote niet op de thuissituatie ingaan; er moet nu eerst voor haar man gezorgd worden. Wel vertelt zij dat hij de afgelopen dagen plotseling fors achteruit is gegaan. Zij wil dat haar man volledige behandeling krijgt. Het is niet mogelijk op dat moment de huisarts te bereiken. Vanwege de tegenstrijdige verhalen wordt besloten het infuus te blijven geven tot er meer duidelijkheid is over de algemene toestand van meneer Van Bentum.

In de daarop volgende dagen normaliseren de bloedwaarden dankzij het intraveneus toegediende vocht. Meneer Van Bentum is echter niet in staat om zelf te eten of te drinken. Contact met hem is niet mogelijk, er is geen enkele reactie op aanspreken. Hij geeft geen pijn of discomfort aan, maar de medische en verpleegkundige staf ziet ook geen tekenen dat hij ergens van geniet of plezier aan beleeft. Het contact tussen de echtgenote en de verpleegkundigen en artsen verloopt harmonieus. Mevrouw is zeer betrokken en vrijwel de gehele dag aanwezig.

Op maandag wordt de huisarts gebeld voor overleg. Deze bevestigt de overdracht van het ambulancepersoneel. Er is een al lang bestaande vasculaire dementie die nu in het eindstadium is aanbeland. Patiënt is mutistisch (spreekt niet), heeft last van slikstoornissen en is volledig bedlegerig. Hij is volledig afhankelijk van zijn echtgenote die hem al vele jaren intensief verzorgt en voedsel toedient. De huisarts heeft gezien dat de echtgenote het voedsel in de mond van meneer dwingt, waarbij hij zich zeer regelmatig verslikt. Hij geeft duidelijk aan geen kwaliteit van leven te zien voor patiënt. Hij heeft meerdere keren geprobeerd dit met mevrouw Van Bentum te bespreken, maar dit eindigde er steeds mee dat zij boos wegliep.

Vanwege de zeer grote kans op verslikken wordt in het multidisciplinaire team besloten geen oraal voedsel of vocht toe te dienen. Het starten van sondevoeding wordt als niet zinvol gezien. De uiteindelijke conclusie van het team is dat aan de echtgenote verteld gaat worden dat er gestopt wordt met de medische behandeling, vanwege het ontbreken van uitzicht op verbetering van de kwaliteit van leven. Er zal beleid gericht op zo goed mogelijk comfort gestart worden, waarbij eventuele ongemakken zullen worden bestreden. Er zullen geen handelingen verricht worden die als doel hebben het leven te verlengen. Ook het infuus zal om die reden worden gestopt, wat betekent dat patiënt binnen afzienbare tijd zal komen te overlijden.

Nadat deze beslissing genomen is, spreekt de zaalarts, in het bijzijn van een verpleegkundige, met de echtgenote en de enige dochter van het echtpaar. Beiden zijn zeer verontwaardigd over de beslissing en zeggen dat de diagnoses niet kloppen. Er is nooit eerder met hen besproken dat bij meneer Van Bentum sprake is van dementie. Zij gaan dan ook niet akkoord met het stoppen van de behandeling. De opstelling van de echtgenote en dochter wordt door de arts als zeer aanvallend en onplezierig ervaren. Het gesprek wordt stopgezet. Er wordt afgesproken om later die dag verder te spreken, waarbij ook een stafarts aanwezig zal zijn.

In dit vervolggesprek wordt opnieuw duidelijk hoe betrokken de echtgenote en dochter zijn bij hun echtgenoot en vader. Zij hebben echter zeer veel moeite met het accepteren van de diagnose 'dementie'. Thuis zou patiënt nog van alles kunnen, de dochter vertelt stellig dat hij een week eerder nog gewoon zelf at. De observaties van de huisarts worden als volstrekt onjuist bestempeld: deze zou niet betrokken zijn en het helemaal verkeerd zien. Zij zijn ervan overtuigd dat er een andere oorzaak is voor de in hun ogen plotselinge achteruitgang. Opname in een verpleeghuis is volgens hen niet aan de orde, mevrouw Van Bentum wil wel nadenken over extra zorg thuis. Stoppen van behandeling is niet bespreekbaar en uiteindelijk is de uitkomst van het gesprek dat het infuus op de dag van ontslag zal worden gestopt. De arts geeft aan wel de medicatie te gaan stoppen.

Het comfortbeleid wordt gecontinueerd. Bij verandering van de situatie zal geen nieuwe behandeling worden gestart. Ook hiertegen maakt echtgenote bezwaar: op haar expliciete verzoek worden de injecties ter voorkoming van trombose niet gestopt, ook al zijn deze belastend voor patiënt. Het aanbod om maatschappelijk werk of geestelijke verzorging in te schakelen om de echtgenote en dochter te ondersteunen wordt door de familie afgeslagen. Het beleid wordt met de huisarts besproken. Hij is het er volledig mee eens en geeft aan dat patiënt naar huis kan komen zodra de thuiszorg geregeld is. Hij zal dan verder de zorg overnemen.

Omdat de thuiszorg niet per direct kan worden geregeld, blijft meneer Van Bentum nog enkele dagen in het ziekenhuis. Zijn echtgenote en dochter blijven hem, tegen medisch advies in, eten en drinken toedienen. Met grote regelmaat doet patiënt de mond niet open, verslikt hij zich of laat hij het eten weer uit de mond lopen. Uitgebreide uitleg van het zorgteam over het grote risico op een verslikpneumonie of zelfs verstikkingsdood worden als onzin weggewuifd.

Na zes dagen opname is op vrijdag alles geregeld voor ontslag. Het infuus wordt gestopt in afwachting van de ambulance. Enkele uren voor ontslag belt de dochter: zij is boos, verdrietig en bezorgd. Ontslag naar huis kan echt niet, omdat haar vader nog niet genoeg hersteld is en nog niet zelf eet en drinkt. Als het infuus nu gestopt wordt, gaat hij dood! Dus moet het infuus inblijven en kan hij niet naar huis. Daarnaast wil zij een second opinion ten aanzien van de diagnose vasculaire dementie. Telefonisch wordt nogmaals uitgebreid uitgelegd dat zelf eten en drinken niet meer aan de orde is, omdat de slikstoornissen een uiting zijn van de vergevorderde en onomkeerbare dementie.

Om de familie tegemoet te komen wordt het ontslag uitgesteld naar maandag. In het weekeinde blijven de echtgenote en dochter patiënt niet alleen water, maar ook appelmoes toedienen. Op zaterdag vragen zij een gesprek aan met de dienstdoende geriater. Zij eisen herstart van het infuus, aangezien patiënt onvoldoende drinkt. Onder druk van de familie wordt het infuus daarop herstart.

Uiteindelijk wordt patiënt op maandag naar huis ontslagen, zonder infuus en met het dringende advies geen voedsel of drinken toe te dienen.

In het daaropvolgende weekeinde wordt meneer Van Bentum opnieuw ingestuurd naar het ziekenhuis, door de waarnemend huisarts, vanwege een longontsteking die is ontstaan door verslikking. De waarnemend huisarts heeft geen toegang tot het dossier van de vaste huisarts, en er is ook geen overdracht geweest naar de huisartsenpost. De familie heeft alleen verteld dat patiënt acuut ziek is geworden, waarop de waarnemende huisarts een ambulance heeft gebeld. Meneer blijkt flink ziek te zijn en vanuit het principe van het 'golden hour', dat zegt dat antibiotica zo snel mogelijk moeten worden gestart, is de verpleegkundige van de spoedeisende hulp reeds gestart met antibiotica via het infuus, nog voor er een arts bij hem is geweest. Omdat zijn komst door de waarnemend huisarts niet was aangekondigd, heeft de dienstdoende arts zich nog niet kunnen verdiepen in zijn situatie. Bij navraag blijkt dat de echtgenote en dochter in de voorafgaande dagen toch steeds voedsel hebben toegediend, waarin patiënt zich diverse malen heeft verslikt. Hij is nu erg benauwd en bij lichamelijk onderzoek zijn er duidelijke aanwijzingen voor een longontsteking, en blijken er inmiddels ook forse doorligwonden te zijn.

Patiënt wordt opnieuw opgenomen op de afdeling geriatrie. Daar vindt een gesprek plaats met echtgenote en dochter. Na langdurig spreken wordt gezamenlijk besloten de antibiotica te staken en comfortbeleid te starten. Verzoek van echtgenote is of patiënt in het ziekenhuis mag blijven tot het overlijden, in het ziekenhuis is immers alle expertise voorhanden. Comfortbeleid elders, in bijvoorbeeld een hospice of met 24-uurs thuiszorg thuis, is niet bespreekbaar. Afgesproken wordt om eerst een paar dagen te kijken hoe de situatie zich ontwikkelt, omdat niet te voorspellen is hoe lang het zal duren voor patiënt overlijdt.

In de daarop volgende dagen gaat de heer Van Bentum langzaam achteruit. De urineproductie neemt af en er lijkt soms sprake van pijn of onrust. In overleg met de familie wordt zo nodig morfine toegediend. Regelmatig wordt met familie gesproken over de stand van zaken. Allen zijn het erover eens dat het een langdurig sterfbed is. Aangezien ziekenhuiszorg niet langer nodig is, wordt voorgesteld een plek te regelen op een palliatieve unit in een verpleeghuis, met veel aandacht voor stervensbegeleiding. De familie weigert dit. Zij vragen zich af of zij het recht hebben continuatie van de ziekenhuisopname te eisen. Na overleg met de juridische afdeling blijkt dat overplaatsing ook zonder toestemming van de familie mogelijk is. Familie berust hierna in het besluit tot overplaatsing, maar heeft wel twijfels of patiënt het vervoer per ambulance aankan.

Een specialist ouderengeneeskunde uit het ontvangende verpleeghuis komt voor een second opinion kijken bij patiënt. Zij spreekt uitgebreid met de familie en is met het behandelteam in het ziekenhuis van oordeel dat patiënt vervoerbaar is. Hierna gaat familie definitief akkoord met overplaatsing. De tweede opname heeft 17 dagen geduurd. De heer Van Bentum overlijdt vijf dagen na overplaatsing naar het verpleeghuis.

Beschouwing

Communicatie vormt een belangrijke pijler van de moderne geneeskunde. Allereerst is de anamnese een onmisbaar en zeer waardevol diagnostisch instrument.[1] Daarna worden voorstellen voor diagnostische tests, behandelingen en vervolgtrajecten besproken in een dialoog tussen patiënt en arts. Dat wil zeggen, als de patiënt wilsbekwaam is ten aanzien van het besprokene. Een arts moet zich er steeds van vergewissen dat de patiënt wilsbekwaam is. Hierbij wordt de definitie gehanteerd zoals verwoord in het Burgerlijk Wetboek, artikel 453: er is sprake van wilsonbekwaamheid wanneer de patiënt niet in staat kan worden geacht tot een redelijke waardering van zijn belangen ter zake. Wanneer een patiënt niet meer wilsbekwaam is, dient de arts medische beslissingen te nemen in samenspraak met een wettelijke vertegenwoordiger van de patiënt. Dit kan een formele, door de patiënt aangewezen vertegenwoordiger zijn, maar ook een informele vertegenwoordiger die deze rol op zich neemt.[2] De arts dient zich er daarbij van te vergewissen dat deze vertegenwoordiger het belang van de patiënt voor ogen heeft en niet te zeer door emoties wordt geleid. Bij verschil van inzicht moet de arts zijn verantwoordelijkheid nemen wat betreft het oplossen daarvan en steeds het belang van de patiënt voor ogen houden.[3]

In deze casus waren alle partijen het erover eens dat de heer Van Bentum wilsonbekwaam was. De echtgenote is dan automatisch de wettelijke vertegenwoordiger, en in tweede instantie de dochter. Maar hadden echtgenote en dochter ook daadwerkelijk het belang van patiënt voor ogen? Hun wens was het zo lang mogelijk doorbehandelen van patiënt om hem zo lang mogelijk in leven te houden. Het multidisciplinaire team in het ziekenhuis was het daar niet mee eens, vanwege het ontbreken van kwaliteit van leven. Uiteindelijk is daarom toch besloten de wens van de wettelijke vertegenwoordigers niet op te volgen: het team heeft gemeend te moeten handelen als goed hulpverlener door geen medisch zinloze behandelingen te starten of te continueren.

Maar wanneer spreken we van medisch zinloos handelen? De volgende definitie wordt vaak gebruikt: een behandeling is zinvol, als (a) deze een redelijk doel dient, en (b) voor de betrokkene de baten van de behandeling opwegen tegen de lasten.[4] Dit houdt in dat een arts dus moet kunnen onderbouwen waarom een behandeling geen redelijk doel dient, dan wel waarom de verwachte winst voor de patiënt minder is dan de belasting van de behandeling. In het geval van meneer Van Bentum is er sprake van een vergevorderde, progressieve dementie. Meerdere medische professionals gaven aan geen enkele kwaliteit van leven waar te nemen. Het verlengen van het leven door een medische behandeling werd in dit geval als niet zinvol beschouwd.

Een beslissing om geen verdere levensverlengende behandeling te geven kan pas worden genomen na uitvoerig, multidisciplinair overleg, waarbij ook de huisarts dient te worden betrokken, net als bijvoorbeeld thuiszorg of verzorging in een verzorgings- of verpleeghuis. In de overgrote meerderheid van gevallen is de directe familie de meest betrouwbare en waardevolle bron van informatie. In deze casus bleek de informatie van de familie echter totaal verschillend van die van alle andere betrokkenen. Op basis van observaties van patiënt in het ziekenhuis en na uitgebreid overleg met de huisarts werd geconcludeerd dat de visie van de huisarts overeenkwam met die van het ziekenhuisteam.

Wettelijk gezien kan familie niet eisen dat een arts een medisch zinloos geachte behandeling start. Sterker nog, het is een arts niet toegestaan een medisch zinloze handeling te verrichten.[3] Een arts moet de wens van familie om te starten met een medisch zinloze behandeling dus naast zich neer leggen. Juridisch gezien liggen de kaders daarmee vast. In de praktijk is het echter niet zo simpel.

Op de IC komen conflicten met familie van patiënt over het te voeren beleid regelmatig voor. Heldere, consistente en eerlijke informatie en communicatie worden veelal gezien als belangrijke voorwaarden om conflicten te voorkomen.[5] Ook laat een recente review van de literatuur zien dat familie vaak tijd nodig heeft om te accepteren dat een patiënt in de palliatieve fase van een ziekte is beland.[6] Daarbij speelt een rol dat 100% zekerheid over de prognose van de patiënt vaak niet mogelijk is. Familie accepteert enige onzekerheid meestal wel als daarover duidelijk wordt gecommuniceerd en ze het gevoel heeft dat de arts datgene voorstelt wat op basis van alle beschikbare informatie het beste is voor de patiënt. Als de familie de tijd krijgt en door meer dan één deskundige zorgverlener geïnformeerd wordt, kunnen conflicten meestal voorkomen worden.

Een behandelteam moet er dus naar streven in goede harmonie behandelafspraken te maken met patiënten of hun vertegenwoordigers. Met goede, onderbouwde uitleg en voldoende aandacht en tijd lukt het vrijwel altijd een gezamenlijk gedragen beslissing te bereiken. Bij meneer Van Bentum waren er voldoende argumenten voor het voorgestelde comfortbeleid. De partijen kwamen echter lijnrecht tegenover elkaar te staan, omdat de echtgenote en dochter een geheel andere visie op het leven van meneer Van Bentum hadden. In een dergelijk geval zijn er slechts twee opties: toegeven aan de wens van de familie, of het eigen standpunt volhouden.

In het geval van toegeven aan de familie zou in de beschreven casus een op levensverlenging gerichte behandeling met bijvoorbeeld antibiotica zijn gestart. Deze behandeling is technisch relatief simpel, er zouden geen moeilijke, langdurige gesprekken hoeven te volgen en er zou niet hoeven te worden gevreesd voor een klacht. Het eigen standpunt volhouden gaf daarentegen wel problemen: de familie ging niet akkoord, met als gevolg een verstoorde relatie, intensieve en langdurige gesprekken, en de kans dat er een klacht zou worden ingediend. Toch werd niet gekozen voor de eerste optie. Het starten van een in opzet levensverlengende behandeling werd medisch zinloos geacht, en door toe te geven aan de familie zou het belang van meneer Van Bentum geschaad worden. Door het gedwongen toedienen van voedsel was een nieuwe verslikpneumonie onvermijdelijk, met de daarbij komende klachten van koorts, pijn en benauwdheid. Ook zou het leven van meneer Van Bentum verlengd worden, zonder dat er daarbij voor hem kwaliteit van leven leek te zijn. Hoe moeilijk ook voor de familie: een arts kan en mag daar niet aan meewerken.

Natuurlijk is het van belang om oog te houden voor het perspectief en het verdriet van de familie. Naast de gesprekken met de artsen en verpleegkundigen kunnen de maatschappelijk werkende, psycholoog of geestelijke verzorging ook hulp bieden, hetzij vanuit het ziekenhuis, hetzij vanuit een eigen kerkgenootschap. In dit geval wilde de familie hiervan geen gebruikmaken. Een maatschappelijk werkende, geestelijk verzorger of psycholoog kan een belangrijke rol spelen bij het doorgronden van de beweegredenen van familie en hen helpen tijdens het acceptatie- en rouwproces.

Aanbevelingen voor de praktijk
- Het belang van de patiënt moet altijd voorop staan.
- Bij een wilsonbekwame patiënt, dat wil zeggen een patiënt die niet in staat wordt geacht tot een redelijke waardering van zijn belangen ter zake, dient de arts in gesprek te gaan met diens wettelijke vertegenwoordiger.
- Een (hetero)anamnese is niet altijd betrouwbaar, raadpleeg in geval van twijfel ook andere bronnen (huisarts, thuiszorg).
- Een arts kan noch door de patiënt noch door diens vertegenwoordiger worden gedwongen een medisch zinloze handeling te starten of te continueren.
- Ook ervaren artsen kunnen hun communicatievaardigheden door een training verbeteren.[7]
- Onderbouwde argumenten zijn niet altijd voldoende om familie en het medische team op één lijn te krijgen. Een *second opinion* kan dan behulpzaam zijn.
- Blijf oog houden voor de familie, bied indien nodig hulp van maatschappelijk werk, psycholoog of geestelijke verzorging aan.
- Een goede overdracht van de situatie van patiënten in de laatste levensfase en van eventuele behandelafspraken is cruciaal.

Literatuur

1. Rich EC, Crowson TW, Harris IB. The diagnostic value of the medical history, perceptions of internal medicine physicians. Arch Intern Med. 1987;147:1957-1960.
2. Gevers S, Dute J, Nys H. Surrogate decision-making for incompetent elderly patients: the role of informal representatives. Eur J Health Law. 2012;19:61-68.
3. Wet op de Geneeskundige Behandelovereenkomst. Burgerlijk Wetboek Boek 7, artikel 465.
4. Verweij MF, Kortmann FAM. Abstineren: argumentatie voor staken of afzien van levensverlengend handelen. Ned Tijdschr Geneeskd. 1999;143:145-148.
5. Edwards M, Throndson K, Girardin J. Survey of Canadian critical care nurses' experiences of conflict in intensive care units. Dynamics. 2012;23:15-19.
6. Ridley S, Fisher M. Uncertainty in end-of-life care. Curr Opin Crit Care. 2013;19:642-647.
7. Fallowfield L, Jenkins V, Farewell V, et al. Efficacy of a Cancer Research UK communication skills training model for oncologists: a randomized controlled trial. Lancet. 2002;359:650-656.

11 TOT HET UITERSTE
Stervensbegeleiding bij migranten in Nederland

Maria van den Muijsenbergh

Casus
Anna is 60 jaar. Tien jaar geleden is zij samen met haar man gevlucht uit Armenië; haar enige zoon is vermoord. Ook na haar komst in Nederland heeft ze veel narigheid meegemaakt: zij en haar man kregen geen verblijfsvergunning, en haar man werd al snel chronisch ziek en rolstoelgebonden. Zij was altijd de sterke vrouw die voor haar man zorgde, samen met een indrukwekkend netwerk van landgenoten die zich over hen ontfermden bij gebrek aan echte familie. Hoewel ze beperkt Nederlands spreekt, kan ze zich aardig duidelijk maken. Ze maakt een slimme indruk.

Bij toeval wordt bij haar een longtumor ontdekt. Ondanks sterk en herhaald aandringen van de huisarts en van landgenoten, weigert ze beslist een bronchoscopie of operatie. Als het kanker is, valt er toch niets tegen te doen en snijden maakt kanker alleen maar erger – zo is haar overtuiging. De huisarts denkt dat ze geen nadere diagnostiek wil omdat ze bang is voor de uitkomst en niet wil stilstaan bij de mogelijkheid dat haar man zonder haar verder moet. Anna reageert echter niet op voorzichtige vragen van de huisarts in die richting – het blijft onduidelijk of de vragen goed worden vertaald (Anna wil geen andere tolk dan een jong Armeens meisje dat zij vertrouwt) of dat Anna hier echt niet over wil spreken.

Ruim twee jaar blijft de tumor stabiel, maar dan groeit hij ineens snel en zaait uit naar de andere long. Anna wordt benauwd en moet vreselijk hoesten. Nu wil ze wel naar het ziekenhuis, maar de longarts ziet geen curatieve mogelijkheden meer. Hij stelt palliatieve chemotherapie voor. Anna wil graag een second opinion van artsen uit haar eigen land. De huisarts vraagt een dvd met de beelden van de CT-scan op en een landgenoot neemt deze mee naar een befaamde longarts in Yerevan. Bij terugkomst meldt deze landgenoot aan Anna dat de Armeense arts ervan overtuigd is dat zij goed wordt behandeld in Nederland en dat hij denkt dat het met de behandeling helemaal goed zal komen. In zijn brief aan de huisarts meldt hij echter dat ook hij van mening is dat er geen curatieve opties zijn.

Anna ondergaat de chemotherapie kranig. Wel belt ze de tweede dag na de eerste chemo zeer gealarmeerd de huisarts voor een visite omdat ze zo misselijk is – ze had niet begrepen dat dit erbij hoort en dat ze daarvoor de medicatie kon innemen die het ziekenhuis had voorgeschreven. Helaas slaat de chemotherapie niet aan en verslechtert haar toestand: ze vermagert, krijgt pijn door botmetastasen en is toenemend benauwd. Toch wil Anna niet stoppen met de behandeling, al meent de huisarts enige opluchting te zien als hij haar na overleg met de specialist meedeelt dat deze geen medicijnen meer voor haar heeft en dat ze niet meer terug naar het ziekenhuis hoeft te komen. De (dure) poeders die een landgenoot uit Amerika laat overkomen neemt zij wel trouw in. Haar enige zus is inmiddels uit Armenië overgekomen om haar te verzorgen; dagelijks zijn er ook vele landgenoten over de vloer om te helpen, en om haar man gezelschap te houden. Beiden lijken dit erg fijn te vinden, al wordt Anna wel erg moe van alle bezoek.

Ze slaapt slecht en is toenemend angstig, maar wil hier pas na lang aandringen van huisarts en omgeving iets voor innemen. Morfine wijst ze resoluut af – daar maken ze in Nederland oude mensen mee dood. Praten over angsten of over het naderende sterven lukt niet. Wel lijkt ze meer rust te krijgen als de huisarts haar verzekert dat haar man goed verzorgd zal blijven worden als zij het ooit zelf niet meer zou kunnen. De man van Anna vraagt nooit ergens naar, maar bevriende landgenoten lopen regelmatig de huisarts achterna om vragen te stellen: hoe lang het nog zal duren, en hoe het zal gaan? Zij drukken de huisarts op het hart niet rechtstreeks met Anna of haar man over het naderende sterven te spreken, om hen niet alle hoop te ontnemen. Ook vragen zij de huisarts om de man van Anna te zeggen dat zijn gezondheid het niet toelaat om te reizen. Eigenlijk zou Anna namelijk in Armenië moeten worden begraven – maar daar is geen geld voor. De huisarts voldoet aan dit verzoek. En al is hij zich bewust van zijn beroepsgeheim, hij meent in lijn met de wens van Anna te handelen wanneer hij de landgenoten regelmatig informeert over haar toestand.

Op een zondagochtend is Anna te zwak om uit bed te komen. Ze eet al een paar dagen erg weinig. De huisarts had de dag tevoren geprobeerd uit te leggen dat dit normaal is, dat haar lichaam weinig voedsel aankan, nu het zo zwak is. De omgeving echter is ervan overtuigd dat ze zo zwak is doordat ze niet meer eet. De huisarts wordt gebeld omdat ze vinden dat Anna een infuus moet krijgen; ze zijn bang dat Anna dood zal gaan door te weinig eten. Er volgt een lang gesprek, want de huisarts vindt een infuus persoonlijk een medisch niet zinvolle en wel belastende ingreep. Maar als Anna bij herhaling aangeeft dat ook zij zelf echt een infuus wil, stemt de huisarts erin toe. Hij belooft maandagochtend meteen de thuiszorg te bellen om een infuus te regelen. Anna en haar omgeving zijn tevre-

den. Maandagochtend vroeg wordt de huisarts echter opnieuw gebeld: het gaat helemaal niet goed met Anna. Bij aankomst is zij overleden. Wanneer de huisarts dit vertelt aan haar echtgenoot, stort deze zich huilend op zijn vrouw, alsof hij helemaal niet had zien aankomen dat zij dood zou gaan. Ook het Armeense meisje dat altijd tolkte – en heel goed wist dat Anna stervende was – werpt zich luid schreiend op het bed en kan met moeite gekalmeerd worden. De klok wordt stilgezet, de spiegels in huis omgedraaid en de landgenoten druppelen binnen om de begrafenis te regelen. De Armeense gemeenschap heeft geld ingezameld voor een begrafenis die geleid wordt door een orthodoxe priester uit Amsterdam.

Vanaf dat moment tot 40 dagen na de dood van Anna is er continu iemand bij haar man in huis, de tafel staat steeds gedekt voor de vele bezoekers die hem komen bemoedigen.

Sterven in den vreemde: achtergrond

Wat leert deze casus ons over migranten die in Nederland sterven? Zoals het ziekbed en sterven verliepen bij Anna, verloopt het in grote lijnen ook meestal bij andere migranten, of ze nu moslim zijn, orthodox-katholiek of hindoeïstisch. Ongeveer 20% van de Nederlandse bevolking is migrant, van wie iets meer dan de helft geboren is buiten Europa, Noord-Amerika, Australië of Japan – de zogenoemde niet-westerse migranten.[1] Veel migranten kwamen in de tweede helft van de vorige eeuw naar Nederland als gevolg van de dekolonisatie, als gastarbeiders of als vluchteling. De grootste groepen zijn Turken, Marokkanen, Antillianen en Surinamers. Onder de vluchtelingen zijn veel Afghanen, Somaliërs, Irakezen en Oost-Europeanen. Bijna 250.000 niet-westerse migranten zijn ouder dan 55 jaar, en in 2050 zullen dat er zo'n 520.000 zijn. Oudere migranten hebben vaak geen of weinig onderwijs gevolgd en zij hebben vaak problemen met de Nederlandse taal.

In de casus valt een aantal zaken op die bij veel migranten anders verlopen dan bij de meeste patiënten van Nederlandse komaf:
- moeizame communicatie door de taalbarrière en de wens niet te spreken of geïnformeerd te worden over het aanstaande sterven;
- de grote rol van familie, waarbij familie niet beperkt is tot bloedverwanten;
- de wens om zo lang mogelijk door te gaan met behandeling; en
- rituelen rond het sterven, begrafenis en rouw.

Communicatie
Taalbarrière

Basis van een goed arts-patiëntcontact is goede communicatie. Een taalbarrière belemmert het wederzijdse begrip ernstig en leidt dan ook tot slechtere zorg.[2] De inzet van een professionele tolk lijkt voor de hand te liggen en heeft een bewezen positieve invloed op de uitkomsten van zorg.[3] Toch gebeurt dit zelden in Nederland, zeker sinds de vergoeding voor tolkendiensten in 2012 is afgeschaft (mededeling Tolk- en Vertaalcentrum Nederland). Niet alleen financiële redenen spelen een rol: artsen zijn daarnaast bang voor het tijdbeslag en twijfelen er vaak aan of de vertaling wel correct is,[4] terwijl veel patiënten liever een vertrouwd persoon laten tolken. Het nadeel van familieleden als tolk is dat zij te veel persoonlijk betrokken kunnen zijn en daarom bepaalde vragen niet willen stellen, of zelf het antwoord geven. Ook de patiënt zelf zal in de aanwezigheid van een bekende terughoudender zijn met antwoorden waarvoor hij zich schaamt, of waarmee hij zijn familie verdriet denkt te doen. In situaties waarin een belangrijke diagnose wordt besproken of psychosociale vraagstukken die bijvoorbeeld rond het naderend sterven kunnen spelen, kan de arts aangeven dat een professionele tolk noodzakelijk is. Dit wordt meestal geaccepteerd door de patiënt en de familie, zeker als de arts duidelijk maakt dat hij de wensen van de familie in acht zal nemen en de prognose niet onverhoeds zal bespreken. De recente kwaliteitsnorm van beroepsorganisaties van artsen en psychologen geeft nadere adviezen over de inzet van tolken.[5]

Laaggeletterdheid

Veel oudere niet-westerse migranten zijn laagopgeleid. Dit betekent dat de communicatie daarop aangepast moet zijn.[6,7] Bovendien hebben zij vaak weinig kennis van het menselijk lichaam en van ziekten, hetgeen soms leidt tot opvattingen die strijdig zijn met hedendaagse medische inzichten. Enkele voorbeelden hiervan zijn dat kanker besmettelijk is, dat snijden in kanker uit den boze is, en dat morfine wordt gebruikt om het sterven te versnellen.

Altijd hoop geven

De in Nederland gebruikelijke wijze van communiceren stuit veel migranten tegen de borst. Zij prefereren een zachte, omfloerste wijze van spreken boven een directe benadering – zeker in het geval van een dodelijke ziekte. Het onverholen vertellen van een slechte prognose zal, naar zij vrezen, de patiënt alle hoop ontnemen en leiden tot een sneller sterven.[8] Vaak wil de familie daarom dat de arts de diagnose en prognose aan hen vertelt en niet aan de patiënt. Zij willen de patiënt beschermen tegen dit slechte nieuws, zodat deze de hoop niet zal opgeven.[9] Artsen in Nederland vinden dit meestal lastig, omdat ze in de knoop komen met hun beroepsgeheim en vrezen de patiënt tekort te doen door te beperkte informatie te geven. Wanneer artsen geen rekening houden met de wensen van patiënt en familie beschadigt dit evenwel onherroepelijk de arts-patiëntrelatie en dus de zorg. (Huis)artsen met veel ervaring met niet-westerse patiënten hebben vaak wel een manier gevonden om hiermee om te gaan, die zowel recht doet aan de wensen van patiënt en familie als aan hun eigen professionele opvattingen.[8] Het helpt als de arts de tijd neemt voor de zorgen van de familie, met hen overlegt hoe de noodzakelijke boodschappen (bijvoorbeeld over een behandeling) het beste aan de patiënt kunnen worden overgebracht en daarbij erkent dat de patiënt het recht heeft om 'niet te weten' en hoop op beterschap te houden.[10,11] Het kan ook helpen om andere woorden te kiezen dan gebruikelijk. Zo stuit het velen tegen de borst als de arts zegt: 'Er is geen hoop op genezing meer' of 'We kunnen niets meer doen'. Daarentegen zullen de meeste mensen het goed begrijpen en accepteren als de arts zegt 'Ik heb geen medicijnen meer om u te genezen'.

De rol van de familie

De meeste migranten komen uit een collectivistische cultuur, waarin – in tegenstelling tot de westerse individualistische cultuur – de familie en gemeenschap een belangrijke rol spelen in het dagelijks leven en bij alle belangrijke beslissingen, ook in de besluitvorming over een medische behandeling. Zeker als de patiënt zelf weinig Nederlands spreekt is vaak één (meestal mannelijk) familielid de woordvoerder die zelf weer 'aangestuurd' wordt door andere belangrijke familieleden of mensen uit de gemeenschap. Om problemen met het beroepsgeheim te voorkomen kan een arts aan de patiënt vragen of hij een woordvoerder van de familie bij gesprekken wil hebben, en zo ja wie, en of de arts buiten de patiënt om met deze woordvoerder mag praten.

Familie en gemeenschap vinden het hun vanzelfsprekende plicht om voor de zieke te zorgen en vaak op bezoek te komen. Voor veel migranten is het bovendien belangrijk om voor hun overlijden ruzies of meningsverschillen bij te leggen. Daarom willen patiënt en naasten meestal bezoek niet afwijzen, zelfs niet als dit de patiënt erg vermoeit. Wanneer patiënt en familie overbelast dreigen te worden door het vele bezoek kan het helpen als de (huis)arts hieraan een grens stelt door heel concreet aan te geven wanneer en hoeveel bezoek de patiënt mag hebben.

Bij vluchtelingen is er juist vaak een heel klein netwerk, zodat er eerder sprake is van eenzaamheid dan van te veel bezoek. De wel aanwezige mantelzorgers zijn dan overigens wel extra snel overbelast, doordat de zorg met weinigen gedeeld kan worden.[12]

De aanwezigheid van veel bezoek na het overlijden is in de meeste gevallen een belangrijke bron van troost voor de nabestaanden.

Zo lang mogelijk leven en helder sterven: wensen van migranten ten aanzien van de laatste levensfase

Religie is voor de meeste migranten belangrijk. Zij zijn ervan overtuigd dat alleen God (Allah) beschikt over ziekte en het tijdstip van sterven en dat het hun taak is zo goed mogelijk voor hun gezondheid te zorgen. Voor de meesten betekent dit dat zij in hun laatste levensfase, anders dan veel Nederlandse patiënten en artsen, niet zozeer gericht zijn op de best mogelijke kwaliteit van leven en een zo goed mogelijke dood, maar op zo lang mogelijk leven.[13] Daarom willen ze vaak *second opinions* en levensverlengende ingrepen zoals infusen en sondevoeding.

Wanneer het moment van sterven daar is, is het voor de meeste migranten – en zeker voor moslims – belangrijk om helder van geest te zijn, om de laatste gebeden te kunnen opzeggen en helder voor God te verschijnen. Morfine wordt daarom gevreesd en verdient goede uitleg – zeker omdat sommige migranten bang zijn dat artsen in Nederland (te) makkelijk euthanasie toepassen. Palliatieve sedatie en euthanasie worden door de meeste migranten afgewezen.

Rituelen rond sterven, begrafenis en rouw

Rond en na het overlijden spelen de religieuze en culturele achtergrond van een patiënt en diens naasten een heel belangrijke rol. Elke religie en elke bevolkingsgroep kent zijn eigen rituelen die steun geven bij ingrijpende levensgebeurtenissen. Voor migranten in Nederland is het niet altijd eenvoudig om deze rituelen naar hun wens uit te voeren: niet overal zijn priesters van alle religies beschikbaar en vaak zijn er financiële of juridische belemmeringen. Veel migranten willen het liefst begraven worden in hun eigen land, maar het vervoer van een dood lichaam is erg kostbaar. Kinderen van migranten willen overigens nogal eens niet dat hun ouder in het verre land van herkomst wordt begraven, omdat zij dan niet in staat zijn het graf te bezoeken.

Elke groepering heeft eigen regels en rituelen en binnen elke migrantengroep is bovendien natuurlijk sprake van individuele verschillen – niet elke Turkse patiënt is belijdend moslim. En tussen moslims bestaan grote verschillen. Daarom kunnen hulpverleners het beste vragen aan de betreffende patiënt en diens familie wat hun wensen en gebruiken zijn en wat zij van de arts verwachten, bijvoorbeeld ten aanzien van de houding of het afdekken van het lichaam.[14]

Voor de grote migrantengroeperingen in Nederland bestaan aparte begrafenisondernemingen; veel Turkse en Marokkaanse migranten hebben een speciale verzekering die ook het vervoer naar hun thuisland verzorgt.[15,16]

Aanbevelingen voor de praktijk
- Veel oudere migranten spreken weinig Nederlands en zijn laagopgeleid. Pas uw communicatie aan hen aan en schakel een professionele tolk in wanneer u dat nodig vindt.
- Erken de belangrijke rol van de familie.
- Vraag de patiënt of hij wil dat een familielid bij gesprekken aanwezig is, en zo ja, of de arts ook met dit familielid alleen mag spreken.
- Veel migranten willen liever niet dat het aanstaande sterven rechtstreeks benoemd wordt – zeker niet tegenover de patiënt. Zij zijn bang dat dit de patiënt hoop zal ontnemen.
- Als de patiënt of familie u iets vraagt dat u tegen de borst stuit, neem dan de tijd om naar hun argumenten te luisteren en om uw opvattingen uit te leggen. Meestal lukt het een werkbaar compromis te vinden.
- Veel migranten streven naar zo lang mogelijk leven, veeleer dan naar de hoogst mogelijke kwaliteit van leven. Begrijp eventuele verzoeken om levensverlengende maatregelen vanuit deze optiek.
- Veel migranten zijn ervan overtuigd dat artsen niet kunnen bepalen wanneer iemand sterft. Dit is in handen van God. Laat in uw woordkeuze tot uitdrukking komen dat u dat beseft.
- De meeste migranten willen helder van geest sterven en wijzen daarom morfine af. Neem de tijd om hen voor te lichten over de gevolgen, de voor- en nadelen van morfine en andere medicatie.
- De meeste migranten willen geen palliatieve sedatie of euthanasie. Breng deze onderwerpen, indien daar aanleiding toe is, behoedzaam ter sprake, zodat de patiënt niet de indruk krijgt dat u hem iets wilt opdringen.
- Vraag naar gebruiken en rituelen. Besef dat binnen religies en groeperingen grote individuele verschillen kunnen bestaan.
- Verwijs familie, indien nodig, naar organisaties die behulpzaam kunnen zijn bij het regelen van de begrafenis en dergelijke.
- Tot slot, zoals bij alle mensen draait het ook bij migranten uiteindelijk vooral om patiëntgerichtheid: uw oprechte belangstelling, uw beschikbaarheid en het vermogen aan te sluiten bij hun context.

Literatuur
1. Centraal Bureau voor de Statistiek; http://statline.cbs.nl/statweb.
2. Flores G. The impact of medical interpreter services on the quality of health care: A systematic review. Med Care Res Rev. 2005;62:255-299.
3. Karliner LS, Jacobs EA, Chen AH, et al. Do professional interpreters improve clinical care for patients with limited English proficiency? A systematic review of the literature. Health Serv Res. 2007;42:727-754.

4   Maesschalck S De. Linguistic and cultural diversity in the consultation room: A tango between physicians and their ethnic minority patients. Proefschrift. Universiteit van Gent, Gent: 2012.
5   KNMG, KNOV, LHV, et al. Kwaliteitsnorm tolkgebruik bij anderstaligen in de zorg. KNMG, 2014.
6   Fransen MP, Harris VC, Essink-Bot ML. Beperkte gezondheidsvaardigheden bij patiënten van allochtone herkomst: alleen een tolk inzetten is meestal niet genoeg. Ned Tijdschr Geneeskd. 2013;157:A5581.
7   Landelijke Huisartsen Vereniging. Toolkit laaggeletterdheid: toolkit voor omgang met laaggeletterden in de huisartsenpraktijk. LHV, 2011.
8   Nadi E. Incurable cancer: communication about diagnosis and prognosis between physicians and Turkish patients in general practice. Verslag wetenschappelijke stage, afdeling eerstelijnsgeneeskunde, Radboudumc. Nijmegen, 2014.
9   Graaff FM de, Francke AL, Muijsenbergh METC van den, Geest S van der. Understanding and improving communication and decision making in palliative care for Turkish and Moroccan immigrants: a multiperspective study. Ethnicity Health. 2012;17:363-383.
10 Minichiello T, Ling D, Ucci DK. Breaking bad news: A practical approach for the hospitalist. J Hosp Med. 2007;2:415-421.
11 Searight HR, Gafford J. Cultural diversity at the end of life: Issues and guidelines for family physicians. Am Fam Physician. 2005;71:515-522.
12 Muijsenbergh METC van den, Grondelle N van, Dieleman K. Vluchtelingen en palliatieve zorg. Ned-Vlaams Tijdschr Palliat Zorg. 2010;3.
13 Khalil RB. Attitudes, beliefs and perceptions regarding truth disclosure of cancer-related information in the Middle-East: A review. Palliat Support Care. 2013;11:69-78.
14 Graaff FM de, Francke AL, Muijsenbergh METC van den, Geest S van der. 'Palliative care'; a contradiction in terms? A qualitative study among cancer patients with a Turkish or Moroccan background, their relatives and care providers. BMC Palliat Care. 2010;9:1-14.
15 www.huisarts-migrant.nl/index.php/rituelen-rond-sterven-en-rouw.
16 www.huisarts-migrant.nl/index.php/praktische-informatie-rond-overlijden-en-uitvaart.

LAATSTE STROHALM   BEZWAREN VAN BEHANDELING ELDERS   NEGATIEVE INTERACTIES

12 NA MEDISCHE EMIGRATIE TERUG IN HET LAND

Koos van der Hoeven

Casus

De 50-jarige meneer Bloemen wordt verwezen naar het ziekenhuis wegens pijn boven in de buik en een gewichtsverlies van vier kilogram. Hij was voorheen altijd een gezonde man geweest, heeft een fulltimebaan als architect, is gehuwd en hij heeft twee kinderen. Bij lichamelijk onderzoek worden – behoudens een enkele centimeter onder de ribbenboog palpabele lever – geen afwijkingen gevonden. Beeldvorming toont uitgebreide levermetastasen, verspreid over beide leverkwabben. Een primaire tumor wordt niet gevonden, ook niet met behulp van een PET-CT-scan. Een biopt uit een van de levernoduli laat het beeld zien van een slecht gedifferentieerd adenocarcinoom. Uitgebreid immunohistochemisch onderzoek heeft niet kunnen bijdragen aan het vinden van de primaire origine. Het histologisch beeld past niet bij een primair levercelcarcinoom.

Bij het multidisciplinair overleg wordt de diagnose adenocarcinoom van onbekende primaire origine gesteld. Het behandeladvies is chemotherapie met een cisplatinebevattende combinatie. De behandeling heeft een palliatieve intentie, curatie mag er niet van verwacht worden. De diagnose en prognose worden met de patiënt en zijn familie besproken. Er is verdriet en woede: 'Hoe kan iemand die altijd gezond geleefd heeft dit nu krijgen?' Meneer Bloemen wil echter niet bij de pakken neerzitten en wenst zo snel mogelijk met de behandeling te starten. Voor de driewekelijkse kuur moet hij telkens twee dagen worden opgenomen, tussendoor krijgt hij nog een infuus op de dagbehandeling. De bijwerkingen vallen erg mee. De pijn boven in de buik verdwijnt al na drie weken en het gewichtsverlies komt tot stilstand. Na twee kuren blijkt er een duidelijke afname in de grootte van de levermetastasen zichtbaar op de CT. Er volgen zoals gepland nog vier kuren. Op de CT-scan die daarna gemaakt wordt, zijn de afwijkingen in de lever nauwelijks meer zichtbaar. Theoretisch zou van een bijna complete remissie gesproken kunnen worden. Meer kuren geven zou niet tot een betere reactie en daarmee betere prognose kunnen leiden, maar wel duidelijk meer bijwerkingen kunnen geven. Daarom wordt er besloten tot een therapievrij interval. Gedurende een half jaar is patiënt geheel vrij van klachten. Daarna krijgt hij echter weer een zeurend gevoel rechts boven in de buik. Een nieuwe CT laat duidelijk toename van de levermetastasering zien, overigens zonder dat er ook nu een primaire tumor gevonden kan worden. Zijn behandelend oncoloog laat zich somber uit over de prognose, maar zegt dat er nog wel een vorm van chemotherapie te geven is, met bijvoorbeeld paclitaxel. Echter, de kans dat dit zal aanslaan, wordt niet hoog ingeschat. Voor patiënt en zijn familie is dit moeilijk te accepteren. Zij vragen zich af of er toch elders geen behandelopties met een beter perspectief zijn. De afspraak wordt gemaakt om daar een aantal dagen later opnieuw over te spreken. Echter, meneer Bloemen verschijnt niet op de gemaakte afspraak. Een aantal dagen later wordt er aan de oncoloog door een onbekend persoon om inlichtingen over patiënt gevraagd. Het is in eerste instantie niet duidelijk waar dit voor is. Later blijkt dat patiënt zich in Duitsland gemeld heeft in een kliniek waar een interventieradioloog via de leverarterie chemotherapie toedient. Deze behandeling wordt transarteriële chemo-embolisatie (TACE) genoemd en wordt in Nederland in een aantal ziekenhuizen voor een beperkt aantal indicaties toegepast. De TACE-behandeling in Duitsland wordt zonder overleg met de behandelende oncoloog in Nederland gestart. Er wordt een cocktail van cytostatica via een katheter ingebracht via de lies aan patiënt toegediend. Na deze behandeling gaat patiënt naar huis, zonder een brief voor de artsen in Nederland en met de afspraak om iedere drie weken voor de TACE-behandeling terug te komen. Patiënt moet in het ziekenhuis in Duitsland telkens contant afrekenen, omdat de verzekering de kosten niet wil vergoeden. Er worden van patiënt geen CT's gemaakt om het effect van de behandeling te evalueren.

Na drie kuren wordt patiënt in Nederland in het oorspronkelijke ziekenhuis in het weekend met spoed opgenomen omdat hij bloed braakt. Het aantal bloedplaatjes is tien. Patiënt krijgt een bloedtransfusie en een transfusie met bloedplaatjes, daarnaast als medicatie een protonpompremmer. De bloeding stopt. Het plan is om een gastroscopie te doen, maar dat kan niet doorgaan, omdat patiënt zich weer in Duistland moet melden voor de volgende TACE-behandeling. Alleen al op grond van het lichamelijk onderzoek is het echter duidelijk dat er progressie van de levermetastasering was. Desondanks gaat meneer Bloemen opnieuw naar Duitsland.

Bijna drie weken later komt patiënt opnieuw in Nederland in het ziekenhuis met een bloedbraken. Hij is sterk afgevallen en icterisch. Het aantal bloedplaatjes is wederom laag. Na stabilisatie wordt er nu wel een gastroscopie gedaan, waarbij oesofagusvarices gezien worden. Deze zijn vrijwel zeker de oorzaak van de bloeding. Ze worden geligeerd waarna de bloeding stopt. Geconcludeerd wordt dat de oesofagusvarices het gevolg zijn van portale hypertensie bij massale *levermetastasering. In het ziekenhuis wordt palliatieve zorg verleend en patiënt gaat voor terminale zorg naar huis, waar hij twee weken later overlijdt.*

Beschouwing

De hierboven beschreven patiënt had bij het stellen van de diagnose helaas al een ongeneeslijke ziekte. Na aanvankelijk een goede reactie op chemotherapie was de ziekte na een half jaar weer progressief en had de patiënt ook klachten. Hij besloot daarna, mede op aandringen van familie en vrienden, en gesteund door optimistische verhalen van een – buitenlandse – arts, een behandeling te ondergaan die volgens de huidige stand van de wetenschap en praktijk niet zinvol is en daarom in Nederland ook niet gegeven wordt. Meneer Bloemen en zijn familie hebben veel kosten gemaakt. Hij heeft van de behandeling levensbedreigende bijwerkingen gehad, waarvoor de artsen die hem in Duitsland behandelden, niet hoefden in te grijpen. Dat werd aan de artsen in Nederland overgelaten. Misschien is er wel een kortdurende gunstige reactie op de toegediende medicijnen geweest, maar het is zeker niet uitgesloten dat dit ook was gebeurd als hij in Nederland de aan hem voorgestelde behandeling met paclitaxel had ondergaan.

Hoe kwam deze patiënt tot zijn besluit?

Voor bijna alle patiënten is het heel moeilijk te accepteren dat ze een ongeneeslijke ziekte hebben. De neiging is groot om verder dan het behandelend ziekenhuis te zoeken om te kijken of er toch elders niet een behandeling is die hoop geeft, op zoek naar de laatste strohalm. Vaak worden deze behandelingen ook door familieleden en vrienden aangekaart. De zoektocht wordt gevoed doordat er in de afgelopen jaren een aantal keer verhalen zijn belicht in de media over patiënten die door hun behandelend arts in Nederland als 'uitbehandeld' werden beschouwd, maar vervolgens wel met – ogenschijnlijk – succes werden behandeld in het buitenland.[1,2] En als een patiënt dan terechtkomt bij een dokter die nog goede hoop geeft, is het meestal moeilijk om daarvan af te zien. In bovenstaand geval heeft de dokter in Duitsland hoop geboden. Deze was echter niet op gedegen wetenschappelijk bewijs gebaseerd. Patiënt kreeg een willekeurige cocktail chemotherapie driewekelijks rechtstreeks in de leverslagader ingespoten. Bij veel tumorsoorten heeft deze therapie geen meerwaarde boven een chemotherapie die via een gewoon infuus wordt gegeven. De behandeling in Duitsland werd technisch goed uitgevoerd, patiënt werd prima begeleid. Echter, zonder een goede correspondentie naar de artsen in de directe woonomgeving van patiënt was het een gevaarlijke behandeling. Deze arts heeft bij de patiënt verwachtingen gewekt die niet op wetenschappelijk bewijs gebaseerd waren, veel kosten veroorzaakt en patiënt blootgesteld aan ernstige complicaties van de behandeling, zonder te controleren of de behandeling effectief was.

Zijn er goede redenen om voor een behandeling van kanker naar het buitenland te gaan?

Jaarlijks gaat een onbekend aantal Nederlandse patiënten naar het buitenland voor een behandeling tegen kanker. Deze gang naar het buitenland betreft twee verschillende patiëntgroepen.

De eerste groep betreft mensen die om praktische redenen naar het buitenland gaan. Bijvoorbeeld patiënten die in de grensstreek met Duitsland en België wonen en soms voor behandeling naar het buitenland gaan omdat dit voor hen, gezien de afstand, praktischer is. In de meeste gevallen worden deze behandelingen door de zorgverzekeraar vergoed. Een aantal jaren geleden gingen er nogal wat patiënten naar België, omdat de wachtlijsten daar voor een aantal ingrepen beduidend korter waren dan in Nederland. In dit soort gevallen werd de behandeling meestal ook vergoed. Omdat de wachtlijsten in Nederland de laatste tijd sterk zijn afgenomen, is dit zelden meer een reden om naar het buitenland te gaan.

De tweede groep betreft patiënten die in arren moede hun heil in het buitenland zoeken. Met uitzondering van protonentherapie zijn alle behandelingen waarvan bewezen is dat ze effectief kunnen zijn tegen kanker, in Nederland beschikbaar. Bestraling met protonen is geïndiceerd voor tumoren die in een erg kwetsbaar gebied liggen, in de hersenen, in het ruggenmergkanaal en soms ook op andere plaatsen in het lichaam waar kwetsbare organen in de directe omgeving van een tumor liggen.[3] Protonenbestraling kan meer dan conventionele bestraling omgevende weefsels sparen tegen de negatieve gevolgen van deze behandeling. Als er bij patiënten een harde indicatie bestaat voor bestraling met protonen, worden ze op dit moment naar het buitenland verwezen, met name naar Duitsland, Zwitserland en de Verenigde Staten. De zorgverzekeraars vergoeden de medische behandeling, maar er is nogal vaak discussie over wie de reis- en verblijfkosten van de patiënten en hun begeleiders moeten betalen. In Nederland heeft de minister van vws vergunningen afgegeven aan vier centra om een protonencentrum op te zetten. De zorgverzekeraars vinden dit aantal te hoog.[4] Het zal nog zeker tot 2017 duren, voordat patiënten in Nederland ook met protonen behandeld kunnen worden.

Rapportages over de kwaliteit van de gezondheidszorg laten zien dat Nederland in vergelijking met de omliggende landen heel hoog scoort. Dit geldt met name ook voor de behandeling tegen kanker.[5] De zorg is voor alle mensen op dezelfde manier beschikbaar en kan vaak dicht bij huis gekregen worden. Een recent rapport van Eurocare liet zien dat Nederland qua vijfjaarsoverleving voor de meeste kankersoorten heel hoog scoort.[6]

Alternatieve behandelingen in het buitenland

In Nederland gebruikt een groot deel van de patiënten met kanker naast hun reguliere therapie een of andere vorm van alternatieve therapie. Niet zelden betreft dit therapie waarbij er een aanpassing moet worden gedaan in het eetpatroon; van het innemen van vitamines en sporenelementen tot een wijziging naar een geheel ander voedingspatroon. Als zorgverlener moet hier actief naar gevraagd worden. Veel voedingsmiddelen kunnen namelijk schadelijke interacties hebben met reguliere antitumormedicatie.[7] Deze alternatieve voedingsbehandelingen zijn aan een zekere vorm van mode onderhevig. In de zeventiger jaren van de vorige eeuw werd vaak gebruikgemaakt van het Moermandieet, later kwam het Houtsmullerdieet, maar ook vele andere alternatieve diëten zijn gepropageerd en gebruikt. Enige jaren geleden schreef dr. C. Renckens een proefschrift over alternatieve geneeswijzen.[8] Hierin is veel na te lezen over het gehele scala aan alternatieve behandelingen en de motivatie van patiënten om hiervan gebruik te maken (zie hoofdstuk 8). Soms spelen alternatieve genezers slim in op nieuwe ontdekkingen uit de reguliere geneeskunde. Zo is er de laatste jaren veel onderzoek gedaan naar het effect van dendritische cellen en hyperthermie bij de bestrijding van kanker. Voor het effect van dendritische cellen zijn er tot nu toe alleen experimentele behandelingen beschikbaar. Hyperthermie wordt toegepast bij de behandeling van een recidief van borstkanker in een al eerder bestraalde borst, en soms ook bij de behandeling van cervixcarcinoom, in combinatie met bestraling. Echter, een arts in Duitsland – Dr. Gorter uit Keulen – past dit toe bij bijna alle vormen van kanker op een geheel andere manier dan waarop het getest is. De afgelopen tien jaar hebben veel patiënten met kanker bij hem een – zeer dure – behandeling gehad.

Spirituele benadering is ook een benadering bij patiënten met kanker. Het grote aantal aanhangers dat Yomanda in haar hoogtijdagen had is hiervan een voorbeeld.

Wat verwijten buitenlandse artsen Nederlandse oncologen?

Er zijn, met name, Duitse en Belgische oncologen die Nederlandse kankerspecialisten verwijten dat ze te conservatief zijn en te vaak vasthouden aan door de beroepsgroepen opgestelde behandelprotocollen. Zo worden in Nederland patiënten met een slokdarmcarcinoom niet geopereerd als er al uitzaaiingen van deze kanker naar andere organen zijn aangetoond. In sommige centra in België kunnen patiënten dan toch geopereerd worden, soms met ogenschijnlijk groot succes.[1] Het is echter bekend dat patiënten met uitzaaiingen van slokdarmkanker altijd binnen afzienbare tijd doodgaan. Onder deze omstandigheden wordt in Nederland van een zware operatie – met ook mogelijk ernstige complicaties – afgezien, omdat de klachten van patiënten ook tijdelijk op een andere manier, met bestraling of een stent, kunnen worden opgelost. Het is belangrijk om aan patiënten helderheid te geven over dit standpunt. Door de hierboven vermelde mediaberichten kan het lijken alsof de therapie niet in Nederland wordt aangereikt uit kostenoverwegingen. Daarom dient ook helder met de patiënt en diens naasten gecommuniceerd te worden dat bij de uiteindelijke keuze van behandeling het patiëntperspectief en niet het kostenperspectief vooropstaat.

Bij de boven beschreven patiënt was de Duitse oncoloog veel optimistischer naar de patiënt toe over de kansen op succes van de genoemde behandeling. Van Duitse zijde kwam dan ook het verwijt dat de artsen in Nederland zeer behoudend zouden zijn. De keerzijde van de medaille is dat door dit –valse? – optimisme veel moeilijker duidelijk kan worden gemaakt dat patiënten in een eindfase van hun ziekte zijn gekomen en dat er alleen nog symptoomgerichte behandeling mogelijk is. Het is een hele kunst om ervoor te zorgen dat patiënten in het eindstation van hun ziekte tot een vorm van acceptatie kunnen komen, hoe moeilijk dat ook is. In dat geval kan van de zijde van de artsen ook over geneeskunst gesproken worden.

Aanbevelingen voor de praktijk
- In Nederland zijn – op protonentherapie na – alle behandelingen waarvan bewezen is dat ze effectief kunnen zijn tegen kanker, beschikbaar.
- De kwaliteit van de gezondheidszorg in Nederland is in vergelijking met de omliggende landen heel hoog. Dit geldt met name ook voor de behandeling tegen kanker.
- Om de laatste strohalm te grijpen zoeken patiënten met gevorderde kanker desondanks hun heil in het buitenland, veelal gevoed door (te?) positieve berichtgeving in de media.
- Deze gang naar het buitenland kan leiden tot ernstige complicaties en zeer hoge kosten die veelal door de patiënt en diens naasten moeten worden betaald.
- Ook alternatieve – al dan niet buitenlandse – behandelwijzen kunnen leiden tot ernstige gevolgen, onder andere doordat zij negatieve interactie kunnen hebben met reguliere behandelingen.
- Het is belangrijk dat zorgverleners duidelijk aan de patiënt uitleggen wat de mitsen en maren zijn van behandeling elders.
- In een dergelijk gesprek dient ook aangegeven te worden dat bij de keuze

van behandeling het patiëntenperspectief – en niet het kostenperspectief – vooropstaat.

Literatuur

1. www.ad.nl/ad/nl/4560/Gezond/article/detail/3638307/2014/04/19/In-Nederland-opgegeven-in-Belgie-wel-behandeld.dhtml.
2. www.npo.nl/eenvandaag/14-06-2011/AVRO_1408943.
3. http://medischcontact.artsennet.nl/Actueel/Nieuws/Nieuwsartikel/60298/Protonentherapie-voor-kankerpatienten.htm.
4. http://medischcontact.artsennet.nl/Actueel/Nieuws/Nieuwsbericht/136283/Vier-centra-protonentherapie-te-veel.htm.
5. Signaleringsrapport 'Kwaliteit van kankerzorg in Nederland: voortgang en blik op de toekomst'. KWF Kankerbestrijding in samenwerking met Integraal Kankercentrum Nederland, januari 2014.
6. Angelis R de, Sant M, Coleman MP, et al. Cancer survival in Europe 1999-2007 by country and age: results of EUROCARE-5 - a population study. Lancet Oncol. 2014;15:23-34.
7. Mathijssen RH, Verweij J, Bruijn P de, et al. Effects of St. John's wort on irinotecan metabolism . J Natl Cancer Inst. 2002;94:1247-1249.
8. Renckens C. Dwaalwegen in de geneeskunst. Amsterdam: Uitgeverij Bert Bakker; 2005.

INTERNETINFORMATIE   COMMUNICATIE MET PATIËNT EN FAMILIE   SECOND OPINION

13 VOLGENS DE KRANT IS ER NOG KANS OP GENEZING
Behandelwensenlijstjes

Hans Gelderblom en Yvette van der Linden

Casus

Meneer Peters, 64 jaar, wordt in een academisch ziekenhuis door de oncologisch chirurg verwezen naar de internist-oncoloog vanwege een gemetastaseerd rectumcarcinoom. Twee jaar geleden is hij behandeld met neoadjuvante chemoradiotherapie gedurende vijf weken, waarna een adequate laag anterieure resectie verricht werd. Tijdens controlebloedonderzoek op de poli was er nu een verhoogde tumormarker, waarop beeldvorming diffuse lever- en longmetastasen laat zien. Gezien de uitgebreidheid van de metastasen worden curatieve behandelopties niet zinvol geacht door de aanwezige consulenten in het multidisciplinaire overleg. Omdat zijn algehele conditie goed is, stelt de internist-oncoloog in de bespreking voor om palliatieve chemotherapie te starten en ook in te zetten op ondersteunende zorg. De eerstelijns standaardbehandeling bestaat uit combinatiechemotherapie met een angiogeneseremmer. Indien er progressie optreedt, is nog een tweedelijns chemotherapeutische behandeling mogelijk. Omdat de tumor geen zogenoemde RAS-mutatie vertoont, is als laatste behandeling bij wederom progressie een monoklonaal antilichaam tegen de epidermale groeifactorreceptor nog mogelijk. Met deze behandelingen is de mediane overleving in de laatste twee decennia van minder dan zes maanden naar ruim twee jaar gestegen.

Meneer Peters komt met zijn twee betrokken en hoogopgeleide dochters op het spreekuur van de internist-oncoloog. Hij is een alleenstaande gepensioneerd docent wiskunde en leefde al jaren gescheiden van zijn inmiddels overleden ex-echtgenote. De dochters vallen met de deur in huis, hijzelf zit erbij en luistert naar hun relaas. Hun moeder is een aantal jaren geleden na een kort ziekbed overleden aan een gemetastaseerd mammacarcinoom. Ze hebben al veel speurwerk op internet gedaan naar allerlei mogelijke behandelingen voor hun vader en dit onderling ook al met hem besproken. Van de chirurg hadden ze begrepen dat genezing niet mogelijk was, maar tijdens het systematisch afzoeken van internet is de hoop op toch een curatief traject flink gevoed. Ze dragen diverse gerichte lokale therapieën aan ter behandeling van de metastasen in de lever en longen, zoals protonentherapie, hyperthermie in combinatie met uitwendige radiotherapie, radiofrequente ablatie (RFA) en chemo-embolisatie. Bovendien vonden ze op internet nog een aantal alternatieve medicamenteuze behandelingen die genezing kunnen geven als de tumoren toch niet 'weggehaald' kunnen worden. Als voorbeeld noemen ze inname van Chinese kruiden om zo oscillatie, ofwel chaos als energetische voedingsbodem voor kanker, te helpen stabiliseren. Ook hebben de dochters een recente televisie-uitzending gezien waarin door een Nederlandse onderzoeker verteld werd dat je vooral een behandeling moet vinden gericht op je tumor-DNA-profiel. Vlak hierna lazen ze in de krant dat immuuntherapie voor kanker dé grote doorbraak van het jaar 2013 was. De internist-oncoloog hoort hun opsomming aan en vertelt dat de behandeling helaas toch echt palliatief van opzet is. Hij kan het niet mooier maken. Deze mededeling slaat bij alle drie opnieuw in als een bom. Krijgt de chirurg dan toch gelijk?

U kunt zich voorstellen dat dit eerste consult geen kort gesprek was. Zo goed en zo kwaad als het ging werd door de internist-oncoloog uitgelegd dat lokale therapieën geen zin hebben, dat eventuele experimentele behandelingen op basis van tumorprofiel pas aan de orde komen als de standaardbehandelingen niet meer werken en dat de doorbraak van immuuntherapie tot dusver alleen bij een andere soort kanker, het melanoom, behaald is. Alle voorstellen die de dochters tijdens het eerste gesprek deden, waren in de praktijk helemaal niet beschikbaar of zinvol voor hun vader. Er volgde een lange discussie over en weer, en het was een onbevredigend gesprek voor beide partijen. De internist-oncoloog moest voortdurend 'nee' verkopen en de dochters van patiënt merkten dat elke suggestie die zij aandroegen, afgewezen werd. Meneer Peters zelf leek gedurende het gesprek vooral afwezig en liet het gesprek grotendeels aan zijn dochters over. Dit alles was niet bevorderlijk voor het starten van een goede arts-patiëntrelatie. De volgende dag belde een van de dochters dat zij alle drie onvoldoende vertrouwen hadden in de arts en een 'second opinion' wensten. Na telefonisch overleg van de internist-oncoloog met de betrokken huisarts, die zelf aangaf ook niet tot hen door te kunnen dringen om de confronterende boodschap te kunnen bespreken, werd meneer Peters verwezen naar een ander academisch centrum waar op dat moment enkele fase 1-studies beschikbaar waren op basis van tumor-DNA-profiel. De informatie die zij daar in het gesprek kregen, kwam overeen met de boodschap van de eerste internist-oncoloog. De behandeling op basis van tumor-DNA was pas een optie als de standaardbehandelingen achter de rug waren. Daarnaast voldeed hij sowieso niet aan de strenge inclusiecriteria van de fase 1-studies vanwege een milde nierfunctiestoornis. En, net als de andere behandelingen had ook deze behandeling in studieverband een palliatieve opzet. Ook in het tweede ziekenhuis leidde het gesprek helaas niet tot acceptatie van de verdrietige situatie bij zowel patiënt als de dochters. Daarna verdween meneer Peters een tijd uit beeld. Navraag bij zijn huisarts leerde dat hij na een televisie-uitzending over een kliniek in Duitsland via zelfverwijzing daar terecht was gekomen voor transarteriële chemo-embolisatie van de lever. Dit bleek een kostbare behandeling waarvan het medisch nut nog onbewezen is, en die ze bovendien zelf moesten betalen. Of er daar ook gestart was met een systemische conventionele behandeling bleef onduidelijk. Driekwart jaar later werd patiënt op een zaterdagavond via de dienstdoende huisarts naar de eerste hulp van het oorspronkelijke academisch ziekenhuis verwezen vanwege een onhoudbare thuissituatie met angst, uitputting, progressieve dyspneu, icterus en forse neusbloedingen. Bij binnenkomst was hij in een zeer matige conditie en nauwelijks nog aanspreekbaar. Zijn dochters, die meekwamen, waren zeer ontdaan. Er bleek sprake van uitgebreide metastasering in de longen, botten en lever met massale leverfunctiestoornissen en beenmergverdringing met trombopenie. De arts op de eerste hulp had met hen een slechtnieuwsgesprek over het naderend overlijden. De dochters gingen hierop akkoord met een snelle overplaatsing vanuit de spoedeisende hulp naar een hospice vlakbij. Hier overleed hun vader een week later, zonder nog bij kennis te zijn geweest.

Beschouwing

Tegenwoordig is het geen uitzondering meer dat patiënten en naasten met een behandelwensenlijstje de spreekkamer van de medisch specialist in het ziekenhuis binnenkomen. De patiënt is beter geïnformeerd en mondiger dan vroeger. Ook bij huisartsen zit regelmatig een dag na een uitzending op televisie het inloopspreekuur vol. Kanker is een veelbesproken onderwerp in de dagelijkse media. Landelijke en lokale acties rondom het inzamelen van geld voor onderzoek trekken veel publiciteit, en internet als bron van informatie is voor iedereen toegankelijk. Het aanbod kent geen grenzen. Aan de ene kant is dit een wenselijke ontwikkeling; iedereen, ziek of niet ziek, patiënt of naasten, kan zich informeren, bijtijds voorbereiden en zelf bijdragen aan de besluitvorming. Het is logisch dat in een periode van verdriet en onzekerheid alle informatie wordt aangegrepen om houvast te kunnen krijgen. Het internet is hierbij een almaar groeiende informatiebron. Het geven van informatie-op-maat past ook binnen het moderne omgangsmodel waarin de arts als inhoudsdeskundige de patiënt bijstaat op niveau van gelijkwaardigheid, zodat de patiënt zelf de regie neemt en die gedurende het ziekteproces zo veel mogelijk behoudt. Thema's als *patient empowerment* en *shared decision making* zijn onderwerpen die binnen veel huidig wetenschappelijk onderzoek terugkomen. Ook worden de begrippen omarmd door ziekenhuisdirecties, niet in de laatste plaats omdat het in de huidige strijd om de gunst van de patiënt meerwaarde lijkt te bieden. De schaduwzijde van het thuis beschikbaar zijn van zoveel informatie is dat het voor veel patiënten en naasten lastig is onderscheid te maken tussen goede en minder goede informatie, laat staan echt onjuiste informatie. De aankleding van veel internetsites oogt modern en professioneel. Hierdoor kan veel verwarring ontstaan. Idealiter zijn dan de behandelend artsen raadgever voor de patiënt en naasten en bespreken zij wat de mogelijkheden zijn. Begeleiding en verwijzing naar betrouwbare nieuwsbronnen door behandelend artsen en gespecialiseerde verpleegkundigen is heel wenselijk.

In de hierboven besproken casus is dat helaas niet gelukt, met voor meneer Peters en zijn dochters verstrekkende en verdrietige gevolgen. Zij vonden in Nederland geen gehoor voor de behandelingen die zij via de televisie, krant en internet zelf gevonden hadden, en weken daarop uit naar Duitsland. Daar onderging hij vervolgens driekwart jaar lang een intensieve dure behandeling, voor eigen kosten, waaraan ze veel hoop op genezing ontleenden. Ten slotte kwam de ziekte in een stroomversnelling in de terminale fase terecht en was er nauwelijks tijd om zich op het naderend overlijden voor te bereiden. Uiteraard was dit ook een onbevredigend beloop voor de betrokken artsen in Nederland die met hun uitleg waarom ze de aangedragen behandelopties niet zinvol achtten, niet konden doordringen tot de patiënt en zijn dochters. Achteraf is het natuurlijk lastig te zeggen of de voorgestelde behandelingen in Nederland wel tot kwalitatief zinvolle levensverlenging geleid zouden hebben. Wel zou er bij progressie van de ziekte telkens de transitie naar een nieuwe fase besproken zijn, waarin achteruitgang in conditie en zinvolheid van doorgaan met behandelen benoemd zouden zijn. Dat de patiënt en zijn dochters een forse behandelwens hadden moge duidelijk zijn.

Hoe kunnen we nu met elkaar zorgen voor aan de ene kant vrije beschikking over informatie, en aan de andere kant kanalisering van juiste informatie? Natuurlijk hebben hiertoe organisaties zoals het KWF Kankerbestrijding, de patiëntenplatforms en landelijke sites zoals www.kanker.nl en de wetenschappelijke verenigingen van onze beroepsgroepen een taak. Een actieve houding met uitbrengen van kwalitatief juiste informatie via websites en folders, en het adequaat reageren op onjuiste beeldvorming in de media is daarbij op zijn plaats. Er wordt, zoals eerder gezegd, in de media steeds meer aandacht besteed aan kanker. De indruk bestaat dat vooral successen in onderzoek en behandeling breed worden uitgemeten terwijl toch nog altijd minstens 50% van de patiënten met kanker aan hun ziekte komt te overlijden. Hierdoor kan er bij patiënten een misplaatst verwachtingspatroon ontstaan. Onderzoekers in de Verenigde Staten namen twee jaargangen van de dertig belangrijkste tijdschriften en acht grootste kranten door.[1] In totaal vonden ze 124 tijdschriftartikelen en 312 krantenartikelen. Eén op de vijf artikelen ging over kanker in het algemeen. In 32% van de artikelen ging het over genezen of overleven, terwijl het maar in 8% ging over het overlijden aan kanker. Slechts in 13% van de artikelen over behandeling van kanker werd vermeld dat de behandeling kan mislukken en 30% noemde eventuele bijwerkingen. Het contrast tussen het percentage artikelen over agressieve behandelmethoden (57%) en dat over 'end-of-life'-zorg (0,5%) was opvallend. Helaas doen de persberichten van academisch medische centra het al niet veel beter. In een Amerikaanse studie bleek dat 44% van de persberichten over preklinisch onderzoek ging en in 74% van die berichten werd klinische relevantie geclaimd.[2] Ook hier valt dus veel te verbeteren. Volgens de onderzoekers kunnen door alle positieve berichtgeving onrealistische verwachtingen gewekt worden bij patiënten en hun familie. In een Europese studie werd aan 67 'wetenschapsjournalisten' die voor de ECCO (European CanCer Organisation) contactpersoon waren, gevraagd hoe zij de ideale informatievoorziening zouden zien.[3] Zij stellen over het algemeen dat er bij kankergerelateerde onderwerpen en berichtgeving van wetenschappelijke doorbraken een belangrijke rol ligt voor samenwerking tussen de beroepsgroep en de pers. De beroepsgroep kan de bevindingen in context en perspectief voor zowel de individuele patiënt als voor de maatschappij plaatsen. Dat blijft lastig, zelfs voor een ingewijde journalist, laat staan voor een gemiddelde patiënt. Een arts weet de weg naar peer reviewed bronnen zoals PubMed relatief snel te vinden en kan de patiënt zo helpen de informatie in context te plaatsen. Aan het uiteinde van dit spectrum staan stichtingen als Skepsis en de Vereniging tegen de Kwakzalverij die van grote waarde zijn bij het bestrijden van alternatieve 'behandelingen' die onterechte hoop geven en de patiënt schade berokkenen en/of onnodig op kosten jagen.

  En dan is er tot slot ook nog het effect van informatie rondom individuele gevallen. Dat lijkt helemaal moeilijk te sturen. Een voorbeeld hiervan is het Angelina Jolie-effect. Deze Amerikaanse actrice onderging in 2013 beiderzijds een preventieborstamputatie in verband met dragerschap van een borstkankergen. Slechts 10% van in totaal 2572 Amerikaanse respondenten die via een survey van het Hopkins School of Public Health bevraagd werden, kon de berichtgeving juist interpreteren.[4] Dichter bij huis hadden we het Wubbo Ockelseffect van koude training als behandeling van kanker. Hier werd een alternatieve behandeling door de zogenoemde 'Iceman' bij een bekende Nederlander die bovendien nog eens wetenschapper en alom gerespecteerd was, vrijwel onbecommentarieerd uitgemeten op televisie. Later werden er wel kritische stukken over geschreven, zoals in HP/DeTijd, maar de wachtkamers zaten toen al vol.[5] Het verschil tussen serieuze kranten en tijdschriften en meer op sensatie beluste periodieken is voor de professional over het algemeen duidelijk, maar voor de patiënt en naaste heel moeilijk te beoordelen. Met name pseudowetenschappelijke antikankertherapieën vinden hun weg via de media, waarbij we vooral gevoed worden door media die de hype van het moment weergeven. Ook commerciële websites spelen hierbij een belangrijke rol.

Aan de andere kant kunnen de media ook invloed hebben op de vergoeding van dure geneesmiddelen, zoals in 2005 van trastuzumab als adjuvante behandeling van het mammacarcinoom.[6] De overleving van het hoogrisicomammacarcinoom verbeterde door de inzet van trastuzumab en het was dus zaak dit per direct in te zetten in de behandeling. Toentertijd was er veel aandacht in krant en op televisie over de ongelijkheid dat trastuzumab door onduidelijkheid over financiering in het ene Nederlandse ziekenhuis wel en in het andere niet gegeven werd. Dat de macht van de media beide kanten op kan werken moge duidelijk zijn. De behandelaars kunnen de media ook zelf actief benaderen om noodzakelijke behandelingen onder de aandacht te brengen bij publiek en financiers en zinloze behandelingen in kritisch perspectief te plaatsen.[7]

Patiënten en naasten, zoals meneer Peters en zijn dochters, die zich in een nare situatie bevinden zijn uiterst ontvankelijk voor succesverhalen. De hoopfactor wordt hiermee danig onderhouden, en het vertrouwen in de medische wetenschap op de proef gesteld. In de media worden behandelingen soms gepresenteerd als laatste strohalm, en kan de suggestie gewekt worden dat behandelingen voor iedereen toegankelijk zijn, zoals bij immuuntherapie of therapie op basis van DNA-profiel. Bij navraag is het vaak zo dat de behandeling dan alleen voor een ander tumortype is dan de patiënt heeft of zijn de inclusiecriteria zo veelomvattend, dat lang niet alle patiënten er voor in aanmerking komen.

De hand in eigen boezem steken is natuurlijk nodig, want artsen kunnen veel beter en gerichter reageren op berichten vanuit de media, en zullen op een manier moeten communiceren die begrip en vertrouwen uitstraalt. Hiertoe is het nodig dat er voldoende tijd wordt vrijgemaakt voor gesprekken en dat elke patiënt en naaste met elke vraag serieus genomen wordt.

Aanbevelingen voor de praktijk
- Patiënten en naasten informeren zichzelf vaak aanvullend via media en internet, artsen dienen zich hiervan bewust te zijn en ernaar te vragen in het consult.
- Het is de taak van de behandelaar (bijvoorbeeld de oncoloog of huisarts) om de informatie te duiden en in de juiste context te plaatsen.
- Goede communicatie vaardigheden van arts, patiënt en naaste(!), en

voldoende tijd voor het gesprek zijn essentiële voorwaarden om te komen tot weloverwogen en wederzijds gedragen behandelbeslissingen. Hiertoe is het noodzakelijk tot reële vergoeding via DOT-systematiek te komen, ook indien er wordt afgezien van een behandeling.
- Wetenschappers moeten zich bewust zijn van hun maatschappelijke verantwoordelijkheid en dienen onderzoeksresultaten genuanceerd uit te dragen.

Literatuur

1. Fishman J, Have T ten, Casarett D. Cancer and the media: How does the news report on treatment and outcomes. Arch Int Med. 2010;170:515-518.
2. Woloshin S, Schwartz LM, Casella SL, et al. Press releases by academic medical centers: not so academic? Ann Intern Med. 2009;150:613-618.
3. Aggarwal A, Batura R, Sullivan R. The media and cancer: education or entertainment? An ethnographic study of European cancer journalists. Ecancermedicalscience 2014;8:423.
4. Borzekowski DL, Guan Y, Smith KC, et al. The Angelina effect: immediate reach, grasp, and impact of going public. Genet Med. 2014;16:516-521.
5. www.hpdetijd.nl/2014-02-05/waarom-legden-pauw-en-witteman-iceman-niet-het-vuur-aan-de-schenen.
6. Abelson J, Collins PA. Media hyping and the 'herceptin access story': an analysis of Canadian and UK newspaper coverage. Health Policy. 2009;4:e113-128.
7. www.nrc.nl/handelsblad/van/2014/augustus/16/experimentele-medicijnen-als-laatste-hoop-1409584.

ALS THUISBEADEMING ANTICIPERENDE ZORGPLANNING

14 ZETTEN WE DE BEHANDELING VOORT?
Thuisbeademing bij ALS

Mike Kampelmacher en Piet van Leeuwen

Casus

Bij de 63-jarige mevrouw Jacobs is enkele maanden eerder amyotrofische laterale sclerose (ALS) geconstateerd als zij wordt verwezen naar het Centrum voor Thuisbeademing (CTB). Ofschoon haar longfunctie normaal is en zij geen klachten heeft op het gebied van haar ademhaling, wil zij geïnformeerd worden over de voor- en nadelen van thuisbeademing.

De CTB-arts geeft haar uitleg over de oorzaak van de disfunctie van de ademhalingsspieren en de klachten en gevolgen die dit met zich kan meebrengen. De drie behandelopties – niet beademen, niet-invasieve beademing via een kap (NPPV) of invasieve beademing via een tracheacanule (TPPV) – worden uitgebreid toegelicht. Er wordt stilgestaan bij de voor- en nadelen, de mogelijke bijwerkingen, het beloop en de praktische aspecten van de beademing. Ook komen de lichamelijke en psychische belasting voor de patiënt, diens naasten en de overige verzorgenden aan bod. Benadrukt wordt dat zij zelf een keuze dient te maken.

Twee weken later laat zij de CTB-arts weten dat zij, wanneer beademing nodig zou zijn, kiest voor NPPV. TPPV wijst zij af omdat dit vroeg of laat gepaard gaat met opname in een verpleeghuis, iets dat zij beslist niet wil. Zij heeft haar keus vastgelegd in een wilsverklaring en in het verlengde hiervan aangegeven dat zij niet gereanimeerd of geïntubeerd wil worden.

Zes maanden later klaagt mevrouw Jacobs over kortademigheid als zij plat in bed ligt, staat zij regelmatig op met hoofdpijn en heeft zij moeite met concentreren. Door het CTB wordt er bij haar thuis een nachtelijke registratie verricht. Deze toont een verhoogde koolzuurspanning in het bloed, waarmee het bestaan van nachtelijke hypoventilatie wordt bevestigd. De CTB-arts laat haar opnemen in het ziekenhuis om haar in te stellen op nachtelijke NPPV. Hiermee normaliseren de nachtelijke bloedgaswaarden en verdwijnen haar klachten.

Vier maanden later merkt zij dat zij, ondanks haar nachtelijke beademing, ook overdag last heeft van kortademigheid. Zij besluit zelf om de NPPV ook overdag af en toe te gebruiken. In de maanden daarop doet zij dit steeds vaker en uiteindelijk kan zij vrijwel niet meer zonder beademing. Intussen heeft zij last gekregen van luchtlekkage langs de kap, een opgeblazen gevoel door luchtophoping in haar maag en dreigt er decubitus van haar neusrug door druk van de kap. Vanwege deze problemen vraagt patiënte om een gesprek met de CTB-arts. Deze neemt contact op met haar huisarts en samen met de CTB-verpleegkundige die haar begeleidt, bezoeken zij mevrouw Jacobs om te praten over de ontstane situatie.

Tijdens dit gesprek geeft zij aan dat zij bang is om te stikken. De CTB-arts probeert haar angst om te stikken weg te nemen door aan te geven dat het overlijden van een ALS-patiënt zelden of nooit gepaard gaat met stikken. Hij legt ook uit hoe dat komt en ook hoe de laatste levensfase met NPPV kan verlopen. Hij maakt duidelijk dat er een verschil is tussen stikken en een gevoel van kortademigheid. Dat hij benadrukt dat eventuele kortademigheid goed bestreden kan worden, stelt mevrouw Jacobs duidelijk gerust.

Nu de NPPV niet meer voldoet, benoemt de CTB-arts de twee overgebleven opties: stoppen met beademing of overstappen van NPPV op TPPV. De CTB-arts legt uit waarom TPPV in het algemeen sterk wordt ontraden. De nadelen van TPPV worden nogmaals toegelicht. Er wordt uitvoerig stilgestaan bij het gegeven dat een langer leven voor een patiënt met ALS veelal ook een langere lijdensweg met zich mee zal brengen, zeker met TPPV. Hierbij is er 24 uur per etmaal intensieve zorg vereist, met als extra opgave voor de zorgverleners dat zij altijd binnen één minuut moeten kunnen handelen. Mevrouw Jacobs is door deze informatie opnieuw gesterkt in haar besluit om af te zien van TPPV.

Ook al is haar angst om te stikken weggenomen, zij wil zó niet lang meer doorgaan. Ze informeert daarom naar de mogelijkheid om de beademing te zijner tijd te beëindigen. De CTB-arts legt uit dat dit inderdaad een optie is en vertelt haar en de huisarts wat de eventuele procedure hierbij is. In aansluiting op deze informatie biedt de huisarts aan om het staken van de NPPV thuis te begeleiden. De CTB-arts geeft aan dat de huisarts zich daarbij op afstand kan laten ondersteunen door het CTB en door consulenten op het gebied van palliatieve zorg. De toezegging van de huisarts sterkt mevrouw Jansen in haar wens om haar beademing ten slotte thuis te beëindigen.

Enkele dagen na dit gesprek laat haar man het CTB weten dat zijn vrouw, wegens haar uitzichtloze situatie met toenemende klachten, op korte termijn wil stoppen met de NPPV. Haar huisarts krijgt instructies van de betrokken CTB-verpleegkundige over de wijze waarop de beademing beëindigd kan worden. Dit kan namelijk ineens of geleidelijk. Er wordt voor gekozen om de beademing per tien minuten te verminderen en eventueel ongemak tijdens deze procedure te bestrijden met morfine en/of midazolam. Bij mevrouw Jacobs treden tijdens deze *fase geen zichtbare dyspneu, bewegingsonrust of andere tekenen van discomfort op. Drie uur na de start van de procedure (en negen maanden nadat zij met haar beademing was gestart) overlijdt zij. Al deze tijd is de huisarts aanwezig gebleven om de familie bij te staan. Zoals van te voren onderling was afgesproken schakelt de huisarts de apparatuur uit en verwijdert hij de beademingskap.*

Beschouwing: beademen bij ALS

Chronische beademing is bij patiënten met ALS lange tijd omstreden geweest. Na de verschijning van de studie van Bourke et al. in 2006 nam het aantal verwijzingen voor chronische beademing echter snel toe.[1] In dit onderzoek werd aangetoond dat niet-invasieve beademing bij patiënten zonder ernstige bulbaire spierzwakte het leven met gemiddeld zes tot negen maanden kan verlengen en de kwaliteit van leven kan verbeteren.[2] In 2013 werden er in ons land 89 ALS-patiënten op chronische beademing ingesteld. Op 1 januari 2014 werden er 159 van de ongeveer 1250 ALS-patiënten in Nederland chronisch beademd en veruit de meesten niet-invasief.[3] Chronische *invasieve* beademing wordt in veel landen, waaronder Nederland, sterk afgeraden. Deze reserve komt voort uit de zeer grote nadelen die deze beademingsvorm met zich mee kan brengen voor de ALS-patiënt, diens familie en voor de zorgverleners.[4] Bij de meeste ALS-patiënten is invasieve beademing niet zozeer een weloverwogen keuze als wel een fait accompli na een endotracheale intubatie bij een reanimatie, operatie of acute beademing (bijvoorbeeld wegens een pneumonie).[5] Dit soort interventies kan dus leiden tot een zeer ongewenst resultaat voor de patiënt. Vandaar het grote belang om met iedere patiënt bij wie chronische beademing wordt ingezet, zo vroeg mogelijk in gesprek te gaan over zaken die met het (gewenste verloop van het) levenseinde te maken hebben. De CTB-arts kan duidelijk maken wat de diverse scenario's kunnen zijn en daardoor onzekerheden of misverstanden wegnemen bij de patiënt. Mevrouw Jacobs bracht zelf naar voren bang te zijn om te zullen stikken. Dit is een angst die veel leeft onder patiënten met ALS en hun behandelaars, maar die niet gerechtvaardigd is. Hoewel laryngospasmen bij ALS kunnen vóórkomen, treedt verstikking zelden op als doodsoorzaak. Van alle onderzoeken naar de wijze waarop ALS-patiënten overlijden, kwam er slechts één tot de conclusie dat een dergelijk overlijden meer dan zeer sporadisch aan verstikking zou kunnen worden toegeschreven.[6] Bij die conclusie zijn bovendien vraagtekens te plaatsen vanwege de toegepaste methodiek in dit retrospectieve onderzoek en het feit dat de observatie door omstanders van 'acute benauwdheid' geregistreerd werd als verstikking (een acute afsluiting van de luchtwegen) zonder enige onderbouwing. Met de wetenschap dat de kans op verstikking zeer klein is, kon mevrouw Jacobs op rationele gronden kiezen voor de optie om te zijner tijd thuis de niet-invasieve beademing af te bouwen of te stoppen, de zogenoemde terminale ontwenning.

Een tweede reden om tijdig over het levenseinde te spreken is dat chronische beademing, naast (tijdelijke) baten, ook (toenemende) lasten kent en de balans tussen beide op enig moment in negatieve zin kan doorslaan. Verlenging van het leven kan dan overgaan in verlenging van het lijden. Met de kennis over de afnemende effectiviteit van haar niet-invasieve beademing, haar toenemende klachten en het steeds grotere verlies aan kwaliteit van leven heeft mevrouw Jacobs tijdig een grens kunnen aangeven met betrekking tot het voortzetten van haar beademing.

Een laatste belangrijke reden om deze zaken vroegtijdig te bespreken is dat er daarmee duidelijkheid ontstaat over het beleid voor de patiënt, zijn naasten en de betrokken zorgverleners. Bij mevrouw Jacobs konden zodoende beleidsafspraken tijdig worden vastgelegd in een wilsverklaring. Dit is echter niet altijd mogelijk, bijvoorbeeld bij een gebrek aan ziekte-inzicht van de patiënt. Er kan sprake zijn van de zogeheten 'welbevinden paradox', een wanverhouding tussen de objectieve situatie enerzijds en de door de patiënt ervaren kwaliteit van leven anderzijds.[7] Ongeveer 5% van de ALS-patiënten krijgt te maken met een frontotemporale dementie, die zich kan uiten in gedrags- en karakterveranderingen.[8] In deze situaties kan neuropsychologisch of psychiatrisch onderzoek nodig zijn om de wilsbekwaamheid te toetsen. Met *shared decision making* en *advance care planning* wordt niet alleen voorkómen dat er tegen de wensen van een patiënt in wordt gehandeld, maar wordt ook bevorderd dat de neuzen van alle zorgverleners één kant op staan, ook buiten 'kantooruren' en ongeacht of de patiënt thuis of elders verblijft.

Bij patiënten met chronische beademing kan het levenseinde er heel verschillend uitzien. Aan de ene zijde van het spectrum betreft het patiënten met alleen nachtelijke niet-invasieve beademing die overlijden aan de gevolgen van een pneumonie of een andere ziekte; aan de andere zijde gaat het om patiënten, zoals mevrouw Jacobs, die (vrijwel) permanent beademd worden en veelal overlijden aan progressieve ademspierzwakte c.q. ineffectiviteit van hun beademing, aan een pneumonie, of aan een andere oorzaak. In Nederland overlijdt een relatief groot percentage van de ALS-patiënten na een euthanasieprocedure: 17% versus een landelijk percentage van 2,4%.[9-11] Mevrouw Jacobs koos voor terminale ontwenning van haar beademing. Het aantal patiënten dat een dergelijke keuze maakt, is onbekend. In de literatuur zijn er overigens geen aanwijzingen te vinden dat het stervensproces van ALS-patiënten na beëindiging van chronische beademing anders is dan van ALS-patiënten die niet beademd zijn geweest. De meest genoemde redenen die ALS-patiënten aangeven om hun leven te laten beëindigen zijn: angst om te stikken (45%); toenemende afhankelijkheid van familie, zorgverleners en apparatuur (29%); verlies van waardigheid (20%); heftige kortademigheid (16%); en de angst afhankelijk te worden (14%).[10]

In ons land overlijdt 62% van de ALS-patiënten thuis en 38% in een ziekenhuis, verpleeghuis of hospice.[9] Uit retrospectief onderzoek bleek dat 90% van hen rustig is overleden. Bij geen enkele patiënt trad verstikking op; bij een kleine groep patiënten zag men in het laatste stadium onrust, angst en soms psychotische kenmerken.[9,11] Soortgelijk onderzoek in Duitsland en Engeland toonde vergelijkbare resultaten: 90% overleed vredig, 8% met enig ongemak en 2% met veel ongemak. Kort voor het overlijden was 27% van de patiënten helder, 62% in slaap en 11% in coma. Bij 82% werd het overlijden ingeluid door een overgang van slaap naar coma; 18% overleed plotseling en onverwachts.[12,13] Als de ademhaling of beademing tekortschiet, ontstaat er hypoventilatie. Dit veroorzaakt hypercapnie, die leidt tot een verminderd bewustzijn. Vlak voor het overlijden treedt er bijna altijd een peracute en onverwachte bewustzijnsdaling op, die meestal niet wordt voorafgegaan door toenemende dyspneu. In het algemeen kan gesteld worden dat de laatste fase van ALS niet per definitie medicamenteus ingrijpen vereist. Eventueel optredende dyspneu of angst kunnen worden gecoupeerd met opioïden en/of benzodiazepines.[14] Bij een angstige patiënt kunnen deze eventueel uit voorzorg in lage dosering gegeven worden.

Wanneer beëindiging van chronische beademing wordt overwogen, dient dit overlegd te worden met een CTB-arts. De voorbereiding betreft zowel praktische aspecten (onder andere het regelen van de aanwezigheid en/of continue bereikbaarheid van de behandelend (huis)arts) als ethische en emotionele aspecten (met als vragen: wie bedient de apparatuur op het laatst? wie neemt het beademingsmasker weg?). Onderzoek wijst uit dat dit hele proces als een zware opgave wordt ervaren door de behandelend arts. Als het een te complexe opgave is voor de thuissituatie kan opname in een hospice uitkomst bieden.

Afhankelijk van de wensen van de patiënt en zijn naasten kan de beademing acuut worden gestaakt (door het wegnemen van het beademingsmasker en/of het afkoppelen van het beademingsapparaat) of geleidelijk (elke 10-30 minuten) worden verminderd. In beide situaties kan aan de patiënt tevoren morfine worden toegediend via een subcutaan infuus. Wanneer de patiënt zich niet comfortabel zou voelen, kan er tevens een slaapmiddel, zoals midazolam, worden toegediend. Zeker bij patiënten die niet permanent beademd worden, kan het overlijden nog geruime tijd op zich laten wachten. In een review van acht studies werd geconcludeerd dat het overlijden na het beëindigen van continue en niet-continue niet-invasieve beademing binnen respectievelijk 15-80 minuten en 28 uur verwacht kan worden.[15] In een ander onderzoek bij

ALS-patiënten met (vrijwel) continue invasieve beademing bedroeg de mediane tijdsduur tussen afkoppelen van de beademing en overlijden 28 minuten met een spreiding van 5 minuten tot 18 uur.[16] Dit tijdsverloop is echter niet exact te voorspellen. Er is geen bewijs over de wijze waarop de beademing het beste kan worden gestopt (acuut of geleidelijk).[15-17] De behandelend arts, meestal de huisarts of specialist ouderengeneeskunde, kan zich laten bijstaan door een regionaal consultatieteam palliatieve zorg, een hospicearts en een CTB-arts. Richtlijnen over het beëindigen van beademing zijn in ontwikkeling.

Aanbevelingen voor de praktijk

- Indien een behandeling wordt ingezet om het leven kunstmatig te verlengen, dient er ook nagedacht en gesproken te worden over hoe het levenseinde hiermee zal verlopen en hoe het leven hiermee kan eindigen.
- *Shared decision making, advance care planning* en *informed consent* zijn essentiële acties die centraal dienen te staan bij de besluitvorming over het beginnen en eindigen van een levensverlengende behandeling, zoals chronische beademing. Afspraken dienen bij voorkeur vastgelegd te worden in een wilsverklaring om te voorkomen dat er tegen de wensen van een patiënt in wordt gehandeld.
- De meeste patiënten met chronische beademing overlijden aan de gevolgen van een pneumonie of een progressieve respiratoire insufficiëntie als de beademing tekortschiet. Eventueel optredende dyspneu of angst kunnen worden gecoupeerd met opioïden en/of benzodiazepines.
- Vooral bij patiënten met amyotrofische laterale sclerose (ALS) worden er vaak grenzen gesteld aan het voorzetten van beademing in de thuissituatie. Een dergelijke grens ontstaat met name op het moment dat beademing nog maar heel weinig voordelen kan bieden maar wel nadelen in de vorm van lijdensverlenging. Dan ontbreekt ook elke basis om een overgang naar invasieve beademing (tracheostomie) te bewerkstelligen.
- Patiënten met ALS kiezen relatief vaak voor euthanasie of hulp bij zelfdoding uit angst om te stikken (zij overlijden echter zelden door verstikking); wegens de (angst voor) toenemende afhankelijkheid van zorgverleners en apparatuur; verlies van waardigheid; en wegens heftige kortademigheid.
- Wanneer beëindiging van chronische beademing wordt overwogen dient dit overlegd te worden met een CTB-arts. De behandelend arts, meestal de huisarts of specialist ouderengeneeskunde, kan zich laten bijstaan door specialisten en consulenten met expertise ten aanzien van palliatieve zorg en chronische beademing. De voorbereiding behelst zowel praktische als ethische en emotionele aspecten. Indien beëindiging

thuis te complex is, kan dit eventueel in een hospice geschieden. Nadat de beademing is gestopt, kan het overlijden nog geruime tijd op zich laten wachten. Richtlijnen over het beëindigen van chronische beademing zijn in ontwikkeling.

Literatuur

1. Raaphorst J, Tuijp J, Verweij L, et al. Treatment of respiratory impairment in patients with motor neuron disease in the Netherlands: patient preferences and timing of referral. Eur J Neurol. 2013;20:1524-1530.
2. Bourke SC, Tomlinson M, Bullok RE, et al. Effects of non-invasive ventilation on survival and quality of life in patients with amyotrophic lateral sclerosis: a randomised controlled trial. Lancet Neurol. 2006;5:140-147.
3. Registratiegegevens van de vier CTB's in Nederland, gepresenteerd op 28 maart 2014. Via: www.vsca.nl.
4. Héritier Barras AC, Adler D, Ferfoglia RI, et al. Is tracheostomy still an option in amyotrophic lateral sclerosis? Reflections of a multidisciplinary workgroup. Swiss Med Wkly. 2013;143:w13830.
5. Sancho J, Servera E, Díaz JL, et al. Home tracheotomy mechanical ventilation in patients with amyotrophic lateral sclerosis: causes, complications and 1-year survival. Thorax. 2011;66:948-952.
6. Kühnlein P, Kübler A, Raubold S, et al. Palliative care and circumstances of dying in German ALS patients using non-invasive ventilation. Amyotroph Lateral Scler. 2008;9:91-98.
7. Neudert C, Oliver D, Wasner M, et al. Individual quality of life is not correlated with health-related QOL or physical function in patients with ALS. J Palliative Med. 2004;7:551-557.
8. Miller RG, Jackson CE, Kasarskis EJ, et al. Practice parameter update; the care of the patient with amyotrophic lateral sclerosis: multidisciplinary care, symptom management, and cognitive/behavioral impairment (an evidence-based review). Neurology. 2009;73:1227-1233.
9. Maessen M, Veldink, JH, Onwuteaka-Philipsen DB, et al. Trends and determinants of end-of-life practices in ALS in the Netherlands. Neurology. 2009;73: 954-961.
10. Maessen M, Veldink JH, Berg LH van den, et al. Requests for euthanasia: origin of suffering in ALS, heart failure, and cancer patients. J Neurol. 2010;257:1192-1198.
11. Veldink JH, Wokke JHJ, Wal G van der, et al. Euthanasia and physician-assisted suicide among patients with amyotrophic lateral sclerosis in the Netherlands. N Engl J Med. 2002;346:1638-1644.
12. Borasio GD, Voltz R, Miller RG. Palliative care in amyotrophic lateral sclerosis. Neurol Clin. 2001;19: 829-847.
13. Neudert C, Oliver D, Wasner M, et al. The course of the terminal phase in patients with amyotrophic lateral sclerosis. J Neurol. 2001;248:612-616.
14. Graeff A de, Bommel JMP van, Deijck RHPD van, et al. Palliatieve zorg: Richtlijnen voor de praktijk. Utrecht: Vereniging van Integrale Kankercentra; 2010, p. 589-623.

15 Campbell ML. How to withdraw mechanical ventilation. A systematic review of the literature. Adv Clin Care. 2007;4:397-403.
16 Dreyer PS, Felding M, Sønderskov Klitnaes C, et al. Withdrawal of invasive home mechanical ventilation in patients with advanced amyotrophic lateral sclerosis: ten years of Danish experience. J Palliative Med. 2012;5:205-209.
17 Clinch A, Le B. Withdrawal of mechanical ventilation in the home: A case report and review of the literature. Palliative Med. 2011;25:378-381.

BEGELEIDING DOOR ARTS   PERSOONLIJK GEWETEN ARTS
DE ZAAK HERINGA

15 STERVEN IN EIGEN REGIE
'Zelfeuthanasie' in gesprek met naasten

Boudewijn Chabot

Casus
Jan-Ru (78 jaar) kreeg vijf jaar voor zijn zelfgekozen dood last van een langzaam progressieve vasculaire dementie met parkinsonisme. Al vroeg besprak hij met zijn vrouw, een oud-verpleegkundige, zijn wens om niet zoals zijn vader in een verpleeghuis te eindigen. Hij las het boek Uitweg en kwam te weten dat hij op meerdere manieren zijn dood in eigen hand kon houden.[1] Dat idee sprak hem aan. Bewust stoppen met eten en drinken wees hij af: 'Dat is niks voor mij.' Medicijnen verzamelen leek hem wel wat, maar concrete stappen in die richting nam hij nog niet.

Hij had een goed contact met zijn huisarts van wie hij wist dat zij open stond voor euthanasie. Maar op zijn euthanasieverzoek reageerde zij: 'Bij dementie? Nee, u bent nog zo goed.' In gesprekken was zijn façade voor de arts moeilijk te doorzien, want zijn uiterlijk verzorgde hij tot in de puntjes. Maar zijn vrouw merkte dat hij de tv steeds minder kon volgen en vastliep in de eenvoudigste huiselijke klusjes. Ook zelf besefte hij dat hij allerlei dingen niet meer begreep en niet meer kon doen.

Hij overtuigde zijn zoon dat hij niet wilde wachten met zijn dood 'tot ik verpleeghuisrijp ben'. Tegen de huisarts was hij duidelijk dat hij zelf wilde bepalen wanneer het genoeg zou zijn. Daarop adviseerde zij de stichting De Einder te raadplegen. Een van hun consulenten had twee gesprekken met het echtpaar en overtuigde zich ervan dat Jan-Ru wilsbekwaam was en de doodswens duurzaam. Daarop gaf de consulent het internetadres van een firma in Mexico die vloeibaar pentobarbital (Nembutal) op bestelling levert.[2]

Zijn vrouw bestelde dat voor haar man want zelf kon hij niet meer met de computer omgaan. Eerst moest zij 250 euro overmaken. Drie weken later bracht de post de twee bestelde flesjes met elk 6 gram vloeibaar pentobarbital (Nembutal). Dat gaf Jan-Ru veel rust.

Nog twee zomermaanden wilde hij met zijn vrouw genieten, daarna wilde hij de achteruitgang niet langer meemaken en het risico van een hersenbloeding lopen zoals zijn vader die had gekregen. Een tijdje later vertelde hij zijn huisarts de geplande datum waarop zij beloofde na het overlijden langs te komen. Op de dag zelf waren zijn kinderen in huis maar hij wilde niet dat die naast het bed zaten als hij het middel innam. Na het eten stond hij van tafel op zonder afscheid te nemen: 'Alles is al gezegd.' Zijn vrouw zat op de rand van het bed toen hij de inhoud van de flesjes, twaalf gram pentobarbital, achter elkaar opdronk en daarna ging liggen: 'Dat moment was zo onwerkelijk, zo onwerkelijk.' Ze voelde zijn pols en zag op de klok dat deze zeven minuten later weg viel. Het was haar wens nog één nacht met hem alleen te zijn.

De kinderen namen afscheid en belden de huisarts die, zoals afgesproken was, de volgende ochtend langskwam en de lijkschouwer waarschuwde omdat het hier een zelfdoding betrof. Deze bestudeerde het medisch dossier met aantekeningen over het ziekteverloop en de duurzame doodswens van Jan-Ru die de uitvoering in eigen hand had willen houden. De rechercheur die langskwam, vroeg de echtgenote hoe zij aan het middel was gekomen. Op deze vraag was ze voorbereid: 'Via internet. Ik ben niet verplicht u het adres te geven.' De lijkschouwer belde de officier van justitie. Die besloot het lijk vrij te geven omdat hij op grond van het medisch dossier overtuigd was dat er geen sprake was van een misdrijf.

Terugkijkend zegt zijn vrouw: 'De steun van de huisarts heeft mij enorm geholpen. Het is goed gegaan, ik besef dat het afschuwelijk klinkt om dit te zeggen, maar het is goed gegaan. Deze dood zou je iedereen gunnen: in je eigen bed, op je eigen tijd en met je eigen mensen om je heen.'

Kenmerken van zelfeuthanasie

Zelfeuthanasie vindt plaats in gesprek met naasten en in eigen regie van de persoon die wil sterven. Dat is de kern van dit begrip. Er zijn ten minste twee verschillende manieren om dat te realiseren: bewust ten dode stoppen met eten en drinken (sted) en het innemen van een dodelijke combinatie van medicijnen (med). De eerste manier wordt besproken in hoofdstuk 21. In dit hoofdstuk staat de medicijnmethode centraal. Wat is het verschil met doktershulp bij zelfdoding als iemand overlijdt door het innemen van via internet verkregen pentobarbital zoals Jan-Ru deed?

Een kort antwoord luidt: voor doktershulp bij zelfdoding is er een wettelijke regeling die dit onder voorwaarden aan een arts toestaat. Maar voor zelfeuthanasie met medicijnen geldt een wettelijk verbod op bepaalde vormen van hulp. De casus van Jan-Ru laat zien dat de hulp die hij van zijn vrouw kreeg, voor justitie geen probleem was. Op grond van het medisch dossier kon de officier tot de conclusie komen dat de doodswens duurzaam en weloverwogen was, dat de echtgenote haar hulp openlijk had vermeld en dat er geen aanwijzing was voor een misdrijf.

Dit antwoord is echter te kort door de bocht, zoals blijkt uit het proces tegen Albert Heringa die zijn 99-jarige moeder Moek een dodelijke dosis chloroquine met een slaapmiddel had gegeven, omdat zij haar leven als voltooid beschouwde en de huisarts nog niet mee wilde werken aan euthanasie. De rechtbank oordeelde dat hij wel schuldig was maar legde geen straf op.[3] Deze principiële zaak over de reikwijdte van de strafwet die hulp bij zelfdoding verbiedt, heeft nog een vervolg bij de Hoge Raad. Een uitspraak van dit hoogste rechtsorgaan zal uiteindelijk duidelijkheid moeten geven wanneer hulp bij zelfdoding door familie strafbaar is.

Kenmerken van zelfeuthanasie

Ten minste één vertrouwenspersoon (familie, vriend of hulpverlener) is nauw betrokken bij het besluit om te overlijden en is aanwezig bij de uitvoering
Niet een arts maar de overledene heeft de regie over de besluitvorming én de uitvoering van de levensbeëindiging

Empirische gegevens

Hoe vaak komt zelfeuthanasie met medicijnen voor? In 2007 werd voor het eerst een frequentieschatting gepubliceerd van het jaarlijkse aantal sterfgevallen in Nederland door het innemen van een dodelijke dosis medicijnen over de periode 1999-2003.[4] Vanuit een landelijke steekproef werden vertrouwenspersonen van de overledene ($n = 47$) opgespoord die betrokken waren geweest bij een bewust gekozen overlijden met medicijnen. De frequentie hiervan werd geschat op 1600 keer per jaar (1,1% van alle sterfgevallen). Tabel 1 geeft enkele patiëntkenmerken.

Het landelijke sterfgevallenonderzoek over 2010 kwam tot een lagere frequentieschatting van het aantal personen dat overleed door het innemen van dodelijke medicijnen, namelijk 300 per jaar (0,4% van alle sterfgevallen).[5] In vier voorafgaande onderzoeken naar medische beslissingen rond het levenseinde, was hier niet naar gevraagd, zodat geen vergelijking mogelijk is met eerdere periodes.

De beide onderzoeken zijn echter niet goed vergelijkbaar omdat de informatie afkomstig was van verschillende respondenten: bij Chabot van personen die door de overledene in vertrouwen waren genomen en bij Van der Heide van artsen. Het onderzoek door Van der Heide kan leiden tot een onderschatting van de frequentie waarmee de medicijnmethode voorkomt, omdat hierbij alleen de gevallen werden betrokken waarbij een arts op de hoogte was geweest van het overlijden door medicijnen.[6] Maar nabestaanden houden het voornemen van sterven in eigen regie met een dodelijk middel niet zelden verborgen als de vertrouwensrelatie met de arts verstoord is. Bij de lijkschouw verzwijgt de familie wat er precies is gebeurd om te voorkomen dat het lichaam in beslag wordt genomen voor nader onderzoek. De doodsoorzaak blijft niet zelden geheim. In de zaak Heringa had de dienstdoende arts, die Moek in het verzorgingshuis dood in bed had aangetroffen, een verklaring van natuurlijke dood opgesteld. In feite overleed zij door het innemen van een dodelijke combinatie van medicijnen die haar zoon de avond tevoren had gegeven. Nadat ze deze had ingenomen, sliep zij snel in en vertrok haar zoon naar huis om geen verdenking te wekken. Jaren later maakte Heringa op de televisie bekend wat hij had gedaan. Justitie heeft toen besloten hem te vervolgen bij wijze van proefproces om helderheid te krijgen over de reikwijdte van de strafwet in deze.

De tabel is afkomstig uit Chabot (2007).[4] Ter vergelijking geef ik naast de aantallen voor de medicijnmethode ook de aantallen in geval van bewust stoppen met eten en drinken.

Tabel 1 Kenmerken van overledenen door medicijnen (MED)* of door bewust stoppen met eten en drinken (STED) (absolute aantallen)

	MED (n = 47)	STED (n = 97)
Leeftijd		
20-39 jaar (2,1%)	13	2
40-59 jaar (10,6%)	16	17
60-79 jaar (39,6%)	12	31
80-99 jaar (40,5%)	6	47
Geslacht		
man (48,9%)	19	37
vrouw (51,1%)	28	60
Wel/geen euthanasieverzoek aan arts		
wel	23	47
niet	19	42
onbekend	5	8

Ernst van de ziekte		
dodelijke ziekte	22	39
ernstige somatische of psychiatrische ziekte**	15	31
gebreken maar geen ernstige ziekte	10	27
Levensbeëindiging volgens de naaste waardig		
ja	39	72
nee	5	17
onbekend	3	8

* Een vergelijking van de kenmerken van overledenen door MED en STED tussen Chabot 2007 en Van der Heide 2012 is verwarrend doordat andere vragen zijn gesteld aan andere respondenten.
** Classificatie volgens Rurup.[7]

Jan-Ru had zijn arts verzocht om 'euthanasie'. Uit de tabel komt naar voren dat ongeveer in de helft van de gevallen geen euthanasieverzoek wordt gedaan. Waarom niet? Respondenten gaven onder meer als reden dat de overledene bang was dat de arts zou proberen het overlijden te voorkomen of dat er geen dodelijke ziekte was en een euthanasieverzoek daarom kansloos was (in de jaren 1999-2003).

Ook valt op dat een op de vijf door MED overleden personen geen dodelijke of ernstige ziekte had. Nu zouden we mogelijk spreken van 'voltooid leven' maar tien jaar geleden was die term nog niet in zwang.

De KNMG over zelfeuthanasie

In 2011 publiceerde de KNMG een standpunt over *De rol van de arts bij het zelfgekozen levenseinde*.[6] Daarin werden bewust stoppen met eten en drinken en de medicijnmethode genoemd als een mogelijkheid in het geval de arts oordeelt dat er geen medische grondslag is voor euthanasie of als hij het lijden nog niet als ondraaglijk beschouwt.

Een KNMG-commissie heeft inmiddels voor artsen, verpleegkundigen en verzorgenden een handreiking voor bewust afzien van eten en drinken opgesteld (zie hoofdstuk 21). Over de medicijnmethode zegt de KNMG: 'Het behoort tot de professionele plichten van de arts om met de patiënt te praten als deze er blijk van geeft voornemens te zijn medicijnen te verzamelen om daarmee het leven te beëindigen. De arts kan, maar hoeft niet te verwijzen naar beschikbare bronnen en deskundigen.'

De KNMG erkent hiermee dat de levensbeëindiging in eigen regie kan worden genomen door het innemen van een dodelijke dosis medicijnen die niet door een arts is verstrekt. Jan-Ru kreeg daarbij hulp van zijn vrouw en Moek van haar zoon. De KNMG heeft daarmee zelfeuthanasie, inclusief een mogelijke rol van de arts, op de publieke agenda gezet.

Wel ontraadt de KNMG de arts om hierbij aanwezig te zijn. Als de arts wel aanwezig is, moet hij zich goed bewust zijn welke handelingen wel of niet zijn toegestaan. Handelingen die de toediening van de medicatie ondersteunen, zijn strafbaar, handelingen die gericht zijn op het comfort en de veiligheid van de patiënt niet. De huisarts Pieter Wibaut wilde een oude patiënte die haar leven als voltooid beschouwde, morele steun bieden bij haar zelfgekozen levenseinde en was daarom aanwezig. Toen hij zag dat zijn patiënte begon te kokhalzen na het innemen van de zeer bittere medicatie legde hij haar in stabiele zijligging. Dat werd door de officier niet als strafbare hulp beschouwd.[8]

Juridische haken en ogen aan zelfeuthanasie met hulp

Artikel 294 van het Wetboek van Strafrecht (294 WvS) stelt hulp bij zelfdoding strafbaar. Twintig jaar geleden zijn door de Hoge Raad hierop uitzonderingen gemaakt: niet strafbaar zijn het geven van informatie over zelfdoding, het voeren van gesprekken erover en aanwezigheid bij de uitvoering om morele steun te bieden.[9] Zolang een arts geen dodelijk middel verstrekt, is zijn aanwezigheid om morele steun te bieden, evenmin strafbaar als wanneer een kind of partner deze steun verleent. Wel strafbaar is het overnemen van de regie, het geven van een instructie en het verstrekken van medicijnen. Enkele hulpverleners kregen na overtreding hiervan gevangenisstraf.

Sinds de Euthanasiewet van 2002 heeft justitie geen familielid vervolgd dat hulp had gegeven bij het verkrijgen van dodelijke medicijnen, totdat Heringa vertelde dat hij dit had gedaan. Hij had een dodelijke dosis chloroquine gekocht in een land waar het zonder recept verkrijgbaar is. De echtgenote van Jan-Ru bestelde de pentobarbital via internet. Het adres kreeg zij van een consulent van Stichting De Einder. Justitie weet dit maar vervolgt niet, hoewel behalve hulp bij de aanschaf ook het in bezit hebben van dit middel strikt genomen verboden is. Dat verbod blijkt een dode letter te zijn wanneer het middel met het oog op een zelfdoding wordt verkregen. Oók wanneer een vertrouwenspersoon daarbij heeft geholpen. Justitie grijpt pas in als er in dergelijke middelen wordt gehandeld.

Het Europese Hof voor de Rechten van de Mens (EHRM) heeft in 2011 gesteld ' ... dat het [grond-]recht op een privéleven ... *ook het recht omvat om te beslissen over de wijze en het tijdstip waarop men wil sterven*' (cursivering toegevoegd).[10] Wat deze uitspraak betekent voor de hulp die Heringa aan zijn moeder gaf, kan pas in hoger beroep duidelijk worden. In geval van zelfeuthanasie met hulp van familie dient de besluitvorming en uitvoering zo transparant te verlopen dat het boven redelijke twijfel staat dat er geen sprake is geweest van misbruik, aldus de ethicus Den Hartogh.[11] De video-opnamen die Moek's zoon maakte en de getuigen die zijn gehoord, hebben de rechtbank overtuigd dat zij vrijwillig en weloverwogen wilde sterven. De rechtbank legde Heringa geen straf op ook al had hij haar het dodelijke middel gegeven.

Veronderstelde gevaren van zelfeuthanasie

Welke problemen zouden er kunnen zijn als de medicijnmethode door een arts als mogelijkheid mag worden genoemd in gesprek met een patiënt met een duurzame doodswens. Ik beluister onder artsen zorgen, waarvan ik hier enkele noem (zie kader).

> **Veronderstelde gevaren van zelfeuthanasie**
>
> 1. Zelfeuthanasie met medicijnen mislukt als niet een arts het middel voorschrijft, maar dit door patiënt en naasten wordt aangeschaft.
> 2. Het besluit om te sterven is in geval van zelfeuthanasie niet weloverwogen.
> 3. Het gevaar bestaat dat ouderen voor zelfeuthanasie kiezen, omdat zij niet een last willen zijn voor hun kinderen die door mantelzorg overbelast raken.
> 4. Een ander gevaar is dat kinderen druk uitoefenen op het bestellen van een dodelijk middel.
> 5. Een arts die na afwijzing van het euthanasieverzoek informatie geeft over zelfeuthanasie, laat zijn patiënt in de kou staan.

ad 1. Jan-Ru dronk 12 gram pentobarbital. Het lijdt geen twijfel dat dit een dodelijke dosis is.[12] Heringa gaf zijn moeder een hoeveelheid chloroquine die het handboek *Uitweg* als dodelijk aangeeft. Dat zijn ruim honderd tabletten die niet moeilijk zijn in te nemen als ze worden fijngemalen in een elektrische koffiemolen.[13]

ad 2. Een goede afweging en goede informatie over de aanwezige ziekte(n) wordt pas mogelijk als zelfeuthanasie uit de illegale sfeer komt die er nu nog omheen hangt. Justitie seponeert elk jaar meer dan honderd gevallen van zelfeuthanasie door de medicijnmethode. Het proefproces tegen Albert Heringa is door velen dan ook met opluchting begroet: eindelijk werd een zaak aan de rechter voorgelegd. Een uitspraak van de Hoge Raad over sterven in eigen regie in de privésfeer kan duidelijkheid geven hoe familie kan zorgen dat besluitvorming en uitvoering zorgvuldig en transparant verlopen. Door het open contact met de huisarts had de officier na het overlijden van Jan-Ru hierover geen twijfel.

ad 3. Het motief van ouderen om kinderen niet tot last te zijn kan ook een rol spelen bij een verzoek om dokterseuthanasie.[14] Zolang zelfeuthanasie zich in het verborgene afspeelt blijft dit motief verborgen.

ad 4. Overbelaste mantelzorgers kunnen inderdaad druk uitoefenen, gewild of ongewild. De huidige uitholling van zorgstructuren zal hun belasting vergroten. Dit vormt een risico voor de vrijwilligheid van de keuze om te sterven. Ook bij euthanasie door een arts kan dit een rol spelen.

ad 5. Een patiënt die op zoek is naar de mogelijkheid om zijn leven op humane wijze te beëindigen, heeft recht op informatie daarover, óók als de arts dat onverstandig vindt. Wie verzwijgt dat deze mogelijkheid bestaat, gaat voorbij aan de eigen verantwoordelijkheid van de patiënt. Een dergelijke bevoogding is niet meer van deze tijd.

De wet en het persoonlijk geweten van de arts

De wet is ruimer dan veel artsen denken, dat wordt artsen in elk jaarverslag van de regionale toetsingscommissies euthanasie (RTE) voorgehouden. Het persoonlijk geweten van een arts kan echter levensbeëindigend handelen dat door de wet wordt toegelaten, toch afwijzen. Dat gebeurt niet alleen om principiële religieuze redenen. Ook het taboe op doden speelt op de achtergrond van het euthanasiedebat een rol bij seculiere artsen die zich door het aantal euthanasieverzoeken dat op hen afkomt, overvraagd voelen.[2,15]

Met name in geval van verzoeken bij voltooid leven, bij psychiatrische patiënten en bij dementie voelen veel artsen zich ongemakkelijk. Niet alles wat mag van de wet, hoeft een arts ook te doen. Zijn persoonlijk geweten blijft een belangrijk kompas, zoals bij de arts van Jan-Ru. De casus van Heringa laat zien dat er binnen de 'voltooid leven'-groep ouderen zijn die met hulp van hun naaste de verantwoordelijkheid kunnen nemen voor zelfeuthanasie.

Euthanasie door een arts is voor de patiënt bij de uitvoering natuurlijk veel eenvoudiger omdat hij dan geen dodelijk middel hoeft te verzamelen. Maar bij dementie, psychiatrie en voltooid leven is deze dodelijke handeling voor de arts niet zelden een moreel te zware weg. Dan kan zelfeuthanasie in gesprek met familie een begaanbare weg zijn, waarbij de arts met patiënt én familie in gesprek kan blijven over hun twijfels en verschil van mening.

Juist bij moreel moeilijke gevallen kan zelfeuthanasie naar mijn mening de gesprekken tussen arts en patiënt op gang houden. Sinds de KNMG heeft erkend dat de arts het gesprek hierover aan kan gaan, heeft hij een alternatief te bieden wanneer een euthanasieverzoek over zijn morele grenzen heen gaat. Gesprekken over dit alternatief kunnen verhelderen of de doodswens weloverwogen is en kunnen ertoe bijdragen dat het besluit daartoe over te gaan zonder druk van de naasten tot stand komt.

Aanbevelingen voor de praktijk

- Zelfeuthanasie met medicijnen komt tenminste 300 keer per jaar voor en wordt bij de lijkschouw soms niet opgemerkt. Justitie stelt vrijwel nooit vervolging in.
- Voor een patiënt die informatie heeft over een betrouwbaar internetadres, is het eenvoudig aan een dodelijke dosis medicijnen komen. Daarbij wordt regelmatig hulp door familie gegeven.
- Het idee dat deze hulp automatisch ook strafbaar zou zijn, belemmert het open contact met de huisarts over het voornemen tot zelfeuthanasie over te gaan.
- Wanneer een arts een euthanasieverzoek afwijst en vervolgens de mogelijkheid van zelfeuthanasie benoemt, helpt dat om met patiënt in gesprek te blijven over het levenseinde.
- Overbelasting van mantelzorgers en de wens van ouderen hun kinderen niet tot last te zijn, staan een zorgvuldige besluitvorming in de weg. Het is van belang te letten op deze verborgen motieven bij patiënt en familie.

Literatuur

1. Chabot B, Braam S. Uitweg. Handboek. Een waardig levenseinde in eigen hand. Amsterdam: Nijgh en van Ditmar; 2010 (8e druk 2013).
2. Chabot B. Euthanasieverzoek. Wie is hier nog bang voor? Tijdschr Ouderengeneeskd. 2013;3:126-128.
3. Rechtbank Gelderland. De zaak Albert Heringa. nr 06/950537-10 dd 22-10-2013.
4. Chabot B. Auto-euthanasie. Verborgen stervenswegen in gesprek met naasten. Dissertatie Universiteit van Amsterdam. Amsterdam: Uitgeverij Bert Bakker; 2007.
5. Heide A van der, Legemaate J, Onwuteaka-Philipsen B, et al. Tweede evaluatie Wet toetsing levensbeëindiging op verzoek en hulp bij zelfdoding. Den Haag: ZonMw; 2012.
6. KNMG en V&VN handreiking 2014. Zorg voor mensen die bewust afzien van eten en drinken om het levenseinde te bespoedigen. Utrecht. www.knmg.nl.
7. Rurup M. Setting the stage for death. New themes in the euthanasia debate. Dissertation Free University of Amsterdam, 2005.
8. Wibaut FP. Zelfgewild levenseinde: hulp aan oude mensen bij een waardige dood. Med Contact. 2002;57:1108-1110.
9. Hoge Raad. Arrest Mulder-Meiss 5 december 1995. NJ 1996/332.
10. EHRM, Haas v. Switzerland, 20/1/2011, nr 31322/07, European Human Rights Cases (EHRC) 2011/645.
11. Hartogh G den. Hulp bij zelfdoding door intimi: Een grondrechtsconforme uitleg van art. 294 WvS. Nederlands Juristen Blad. 2014

12 KNMG & KNMP 2012. Richtlijn uitvoering euthanasie en hulp bij zelfdoding. Utrecht. www.knmg.nl.
13 Chabot B. Sterven in eigen regie. Ooggetuigen film op dvd. 2013; www.eenwaardiglevenseinde.nl.
14 Heide A van der, Brinkman-Stoppelenburg A, Delden JJM van, et al. Sterfgevallenonderzoek 2010. Euthanasie en andere medische beslissingen rond het levenseinde. Den Haag: ZonMw; 2012.
15 Hartogh G den. 'Gij zult niet doodslaan'. Alg Ned Tijdschr Wijsbeg. 2009;101:164-195.

III INTERVENTIES IN DE LAATSTE LEVENSFASE

ACHTERUITGANG   MARKERING VAN DE STERVENSFASE   ZORG IN DE STERVENSFASE

16 HERKENNEN EN BEGELEIDEN VAN HET STERVEN

Alexander de Graeff

Casus
Meneer De Boer is 72 jaar. Hij woont alleen. Zijn vrouw is twee jaar geleden plotseling overleden aan een CVA. Hij heeft een zoon en een dochter. Een half jaar geleden is een gemetastaseerd niet-kleincellig bronchuscarcinoom vastgesteld met metastasen in lever en botten. Hij is gedurende een paar maanden behandeld met palliatieve chemotherapie. De behandeling is vier weken geleden gestaakt wegens gebrek aan effect.

Zijn algehele toestand gaat achteruit. De pijn neemt toe. Er is sprake van een geleidelijk toenemende geelzucht, hij eet minder en valt af. Hij ligt een deel van de dag op bed. Thuis gaat het eigenlijk niet meer. Omdat zijn kinderen een gezin hebben en ver weg wonen, wordt besloten tot opname in een hospice dicht bij zijn kinderen.

De opname is voor hem een opluchting. Bij het opnamegesprek geeft hij aan bang te zijn voor wat er komen gaat en (vooral) voor veel pijn. Hij vertelt dat hij heeft nagedacht over euthanasie en daar ook over gesproken heeft met zijn kinderen. Als hij veel pijn krijgt of als een kasplantje komt te liggen, dan wil hij dat er een einde aan zijn leven wordt gemaakt. Hij heeft dit niet overlegd met zijn behandelend longarts of met zijn huisarts en niets op schrift gesteld. Er wordt afgesproken dat hij een euthanasieverklaring zal opstellen en dat er op korte termijn hierover verder gesproken zal worden. Zijn levensverwachting wordt bij opname ingeschat op enkele weken.

Na opname verslechtert de situatie onverwacht snel. De geelzucht neemt toe, hij wordt binnen korte tijd vrijwel volledig bedlegerig en komt alleen nog uit bed om naar het toilet te gaan. Hij eet vrijwel niets meer en drinkt mondjesmaat. Vanwege verergerende pijn wordt gestart met een morfinepomp. De dosering van de morfine wordt snel opgehoogd.

Twee dagen na de opname is hij nauwelijks meer aanspreekbaar. 's Nachts ontstaat in korte tijd toenemende verwardheid en onrust. Er is geen sprake van

een volle blaas of een vol rectum. Er wordt gestart met haloperidoldruppels, die via de wangzak worden toegediend. De verpleegkundige belt de kinderen dat ze moeten komen omdat de conditie van hun vader snel achteruitgaat en de verwachting is dat hij spoedig zal overlijden. Na de toediening van de haloperidol en de komst van de kinderen neemt de onrust duidelijk af.

Desondanks hebben de kinderen er veel moeite mee hun vader zo te zien liggen. In het gesprek met de verpleegkundige geven ze aan dat hun vader deze situatie niet gewild zou hebben. Naar hun idee lijdt hun vader. De verpleegkundige ervaart dat anders. Op dat moment ligt meneer De Boer er rustig bij en ze heeft niet de indruk dat hij pijn heeft of delirant is.

Op hun verzoek hebben ze de volgende morgen een gesprek met de arts van het hospice. Daarin refereren ze naar het opnamegesprek en vragen ze of de euthanasieprocedure in gang gezet kan worden. De arts geeft aan dat dat niet meer mogelijk is, omdat er niet voldaan wordt aan de eisen voor euthanasie. Naar haar mening is er geen sprake van ondraaglijk lijden, meneer De Boer heeft geen actueel verzoek gedaan, kan dat nu ook niet meer doen en er is ook geen schriftelijke euthanasieverklaring. De kinderen vinden dat moeilijk, maar hebben er wel begrip voor. Ze vinden echter dat de situatie zo niet kan voortduren en vragen zich af of de morfine niet opgehoogd kan worden zodat hun vader sneller komt te overlijden. De arts legt uit dat ze niet de indruk heeft dat meneer De Boer veel pijn heeft (en dat er dus geen reden is meer morfine te geven), dat morfine niet gebruikt wordt om het overlijden te bespoedigen, en dat het ophogen van de morfine zou kunnen leiden tot toename van de onrust. De kinderen vinden het zichtbaar moeilijk dat er niet op hun verzoek wordt ingegaan, maar leggen zich neer bij de gang van zaken.

Beide kinderen zijn continu aanwezig, slapen in het hospice en wisselen elkaar 's nachts af. Onrust staat niet meer op de voorgrond. De ademhaling wordt onregelmatig met geleidelijk toenemende adempauzes en reutelend. Verandering van houding heeft geen effect. Omdat de kinderen het geluid moeilijk aan kunnen horen, wordt eenmalig scopolaminebutyl s.c. gegeven met goed effect.

Meneer De Boer overlijdt de volgende morgen in aanwezigheid van zijn kinderen.

In het nagesprek geven de kinderen aan dat ze het een zware periode hebben gevonden. Ze waren overvallen door het snelle overlijden. Ze hadden gehoopt (en ook wel een beetje verwacht) dat het met minder pijn, onrust en strijd gepaard zou gaan. Ondanks de uitleg van de arts vonden ze het moeilijk dat het verzoek van hun vader om euthanasie niet is gehonoreerd.

Beschouwing

In 2010 overleden in Nederland ruim 135.000 mensen. In 80% (108.500 mensen) was er sprake van een verwacht overlijden in het kader van een vastgestelde ziekte. Daarbij ging het vooral om patiënten met kanker (ruim 42.000 sterfgevallen), CVA (circa 9000, na correctie voor acute sterfte), dementie (9000), hartfalen (7000) en COPD (6000). 48% overleed thuis of in een verzorgingshuis, 22% in een ziekenhuis, 20% in een verpleeghuis en 10% in een hospice.[1,2]

Het ziektebeloop bij deze ziekten loopt sterk uiteen (zie figuur hieronder). Globaal kunnen drie soorten ziektetrajecten worden onderscheiden:[3]

1 Een min of meer stabiele fase, gevolgd door een relatief korte periode van plotselinge en snelle achteruitgang. Dit traject is vrij specifiek voor kanker.
2 Een geleidelijke, maar progressieve achteruitgang, met tussentijds

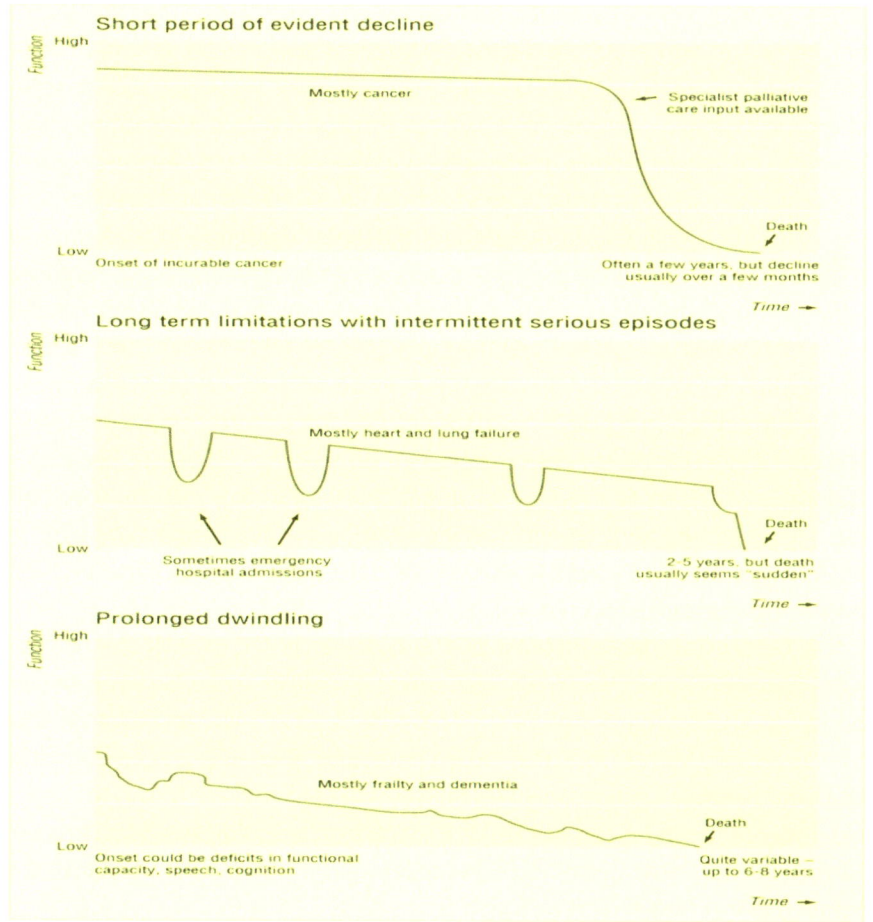

ernstige episodes van acuut ziek zijn (exacerbaties), zoals bij COPD of hartfalen.
3 Een in de tijd moeilijk te voorspellen en langdurige achteruitgang, zoals bij hoge ouderdom en/of dementie.

Het ziektebeloop bij patiënten met kanker is relatief goed voorspelbaar. Op het moment dat genezing niet (meer) mogelijk is (de start van de palliatieve fase), is het overlijden aan de ziekte onafwendbaar. De duur van de palliatieve fase bij patiënten met kanker loopt sterk uiteen, meestal variërend van enkele maanden tot een aantal jaren. Soms kunnen patiënten met ongeneeslijke vormen van kanker echter 5-10 jaar of zelfs langer leven. Plotseling overlijden (bijvoorbeeld door een infectie, longembolie of een bloeding) treedt zelden op.

Bij ziekten zoals COPD en hartfalen is het beloop veel moeilijker te voorspellen. COPD en hartfalen zijn vrijwel altijd ongeneeslijke ziekten, maar zeker bij COPD is het overlijden aan de ziekte niet onafwendbaar. Het ziektebeloop is veel grilliger dan bij patiënten met kanker en comorbiditeit speelt vaak een belangrijke rol. Plotseling overlijden (bijvoorbeeld door een pneumonie, ritmestoornis, myocardinfarct of CVA) komt regelmatig voor. Patiënten met een ernstige COPD kunnen ook overlijden aan een respiratoire insufficiëntie. Hierbij is er sprake van een geleidelijk toenemende hypoxie en later ook een progressieve hypercapnie, met uiteindelijk bewustzijnsdaling en overlijden als gevolg.

Bij het overlijden op oudere leeftijd speelt dementie in toenemende mate een rol. De mediane overlevingsduur vanaf het stellen van de diagnose varieert van drie tot negen jaar. Het overlijden is hierbij vaak het gevolg van niet meer eten of een pneumonie. Het beloop is grillig en zeer moeilijk voorspelbaar. Dat geldt ook voor mensen op hoge leeftijd waarbij geen ziekte is vastgesteld.

'Hoe lang heb ik nog te leven?' is een door patiënten veelgestelde vraag. Het voorspellen van de overleving blijkt in de praktijk moeilijk te zijn. Onderzoek laat zien dat artsen de overleving van patiënten met kanker vaker overschatten dan onderschatten.[4] De voorspelling wordt wel nauwkeuriger naarmate de overleving korter is. Bij ziekten als COPD en hartfalen is het inschatten van de overleving nog aanzienlijk moeilijker.

De constatering dat voorspellen van de overleving moeilijk is en de betrouwbaarheid van de voorspelling beperkt is, ontslaat artsen niet van de verplichting om er desgevraagd over in gesprek te gaan en, waar mogelijk, iets over te zeggen. Vanzelfsprekend kan en moet daarbij geen exacte ingeschatte levensduur worden genoemd (in de zin van 'u heeft nog twee weken te leven'), maar veeleer periodes (bijvoorbeeld: 'Ik denk in termen van enkele weken. De kans dat u binnen een week bent overleden, lijkt me klein, de kans dat u nog langer dan vier weken leeft ook.').

De stervensfase

De stervensfase of terminale fase heeft betrekking op de laatste dagen tot 1-2 weken van het leven waarbij de dood zich onafwendbaar aandient.[5] Er is dan sprake van een snel toenemende achteruitgang als gevolg van falen van meerdere vitale orgaansystemen. Het klinische beeld in de stervensfase is in hoge mate onafhankelijk van de onderliggende ziekte. Men spreekt ook wel van de *final common pathway*.

De stervensfase wordt vaak ingeleid doordat mensen steeds minder gaan eten, fors afvallen, toenemend verzwakken en uiteindelijk volledig bedlegerig worden.[5,6] Men spreekt daarbij van het 'anorexie-cachexiesyndroom': een progressief katabool proces als gevolg van metabole veranderingen, onder andere door verhoogde productie van cytokines. Dit syndroom wordt in het eindstadium van alle levensbedreigende ziekten gezien en is de belangrijkste doodsoorzaak. Voedingsinterventies zijn in dit stadium van de ziekte niet meer effectief. Het is belangrijk om hierover goede uitleg te geven aan patiënten en hun naasten. Soms helpt het daarbij om expliciet te benoemen dat mensen niet doodgaan omdat ze niet meer eten, maar dat ze niet meer eten omdat ze dood gaan.

In de laatste dagen gaan de mensen ook steeds minder drinken. De hartfunctie verslechtert en de circulatie neemt sterk af. Gevolgen hiervan zijn een verminderde doorbloeding van de extremiteiten, de nieren, de lever en het cerebrum. Dit leidt tot:
– een snelle, zwakke pols en lage bloeddruk;
– koud aanvoelende, soms cyanotische extremiteiten met soms zogenoemde 'lijkvlekken';
– ingevallen gezicht met spitse neus ('facies Hippocratica');
– afgenomen urineproductie;
– toenemende sufheid en vaak uiteindelijk volledig verlies van bewustzijn;
– toenemende desoriëntatie, soms gepaard gaande met hallucinaties en onrust (terminaal delier, ook wel *terminal restlessness* genoemd).

De verslechterende nier- en leverfunctie kan leiden tot stapeling van medicatie die door de nier respectievelijk de lever wordt uitgescheiden. Dit kan bijvoorbeeld leiden tot stapeling van morfine (een middel dat via de nier wordt uitgescheiden) met een delier als gevolg. Het is denkbaar dat dit bij meneer De Boer een rol heeft gespeeld. In dergelijke gevallen kan overwogen worden om de dosering van de morfine langzaam te verlagen op geleide van de klachten. Voorwaarde is dan natuurlijk wel dat de pijn of de kortademigheid (de indicatie voor het geven van de morfine) goed onder controle is. Bij een niet goed aanspreekbare en zeker bij een onrustige patiënt kan dit soms moeilijk vast te stellen zijn. De casus illustreert het dilemma dat dan kan ontstaan. Alternatief is een rotatie naar een opioïd (zoals fentanyl, oxycodon of hydromorfon) die niet of weinig door de nier wordt uitgescheiden. Indien er voor de stervensfase al sprake is van nierfunctiestoornissen, kan beter op voorhand gekozen worden voor bovengenoemde opioïden.

De verminderde cerebrale doorbloeding leidt ook tot de zogenoemde cheyne-stokesademhaling, waarbij periodes met apnoe en periodes met hyperventilatie elkaar afwisselen. Dit duidt bijna altijd op een overlijden binnen enkele uren tot een dag.

Door de toenemende verzwakking en sufheid zijn de patiënten niet meer in staat om het slijm in hun keel op te hoesten of door te slikken. Dit leidt tot reutelen: een luidruchtige ademhaling door ophoping van secreet in de keelholte dat op en neer gaat met de ademhaling, zoals ook bij meneer De Boer werd gezien. Het treedt op bij de helft tot driekwart van de patiënten in de laatste levensuren.[7] Reutelen moet worden onderscheiden van versterkte sputumproductie als gevolg van een pneumonie of van longoedeem.

Markering van de stervensfase

Sterven is een ingrijpende gebeurtenis voor alle betrokkenen: de patiënt, de naasten en de zorgverleners. Een aantal zaken kan al voor de stervensfase besproken worden, zoals de gewenste plaats van overlijden, de te verwachten scenario's, en wensen en ideeën ten aanzien van beslissingen rond het levenseinde: afzien van ongewenste en/of zinloze levensverlengende behandelingen, beleid ten aanzien van eventuele reanimatie, palliatieve sedatie en euthanasie. Tijdens deze gesprekken kan worden nagegaan welke vragen patiënt en naasten hebben over de dood en kan worden ingegaan op impliciete en expliciete angsten. Hierbij is het van belang inzicht te krijgen in eerdere verliesmomenten, de familierelaties (verbroken relaties, onafgewerkte zaken) en in praktische, financiële en/of wettelijke zaken die nog geregeld moeten worden. In deze gesprekken kan ook de draagkracht van de naasten worden ingeschat en de noodzaak voor praktische, psychologische en/of spirituele ondersteuning door professionals en vrijwilligers.

De vaststelling dat de stervensfase is aangebroken, gebeurt vooral op basis van goede observatie (aan de hand van de eerder genoemde symptomen en verschijnselen) en klinische ervaring. Door deze vaststelling verandert het focus van de zorg: niet meer gericht op kwaliteit van leven, maar op kwaliteit van sterven.

De markering van de stervensfase blijkt in de praktijk vaak problematisch.[8] Dat geldt bij uitstek in het ziekenhuis en kan soms leiden tot inadequate interventies zoals opnames op een intensive care of zelfs nog ingrijpende behandelingen, zoals operaties of chemotherapie. Gebrek aan inzicht in de mechanismen die het sterven inleiden, speelt hierbij een belangrijke rol. Tot op heden is de klinische blik het enige diagnosticum en die schiet nogal eens tekort, zeker in situaties waarin het vizier nog sterk op behandeling is gericht. Toch blijkt ook in situaties waarin het focus ligt op palliatieve zorg (zoals in een hospice of een verpleeghuis) hoe moeilijk het onderkennen van de stervensfase kan zijn, zoals ook bij meneer De Boer het geval was.

Alle betrokkenen willen graag het optimale scenario: de stervensfase wordt op tijd herkend, alle belangrijke naasten zijn aanwezig, er kan afscheid worden genomen en de patiënt glijdt langzaam weg zonder pijn, onrust of andere onaangename symptomen. Zo gaat het echter vaak niet. Het stervensproces gaat soms onverwacht snel en de naasten kunnen dan soms zelfs niet eens op tijd aanwezig zijn. Het komt regelmatig voor dat de naasten niet eerder een stervensproces hebben meegemaakt en onderschatten hoe zwaar het proces voor de stervende in de praktijk meestal is. Dat kan leiden tot uitspraken zoals 'Zo had hij het niet gewild' en soms tot verzoeken tot bespoediging van het overlijden of actieve levensbeëindiging in situaties waarin dat al lang niet meer aan de orde is. Wellicht heeft alle publiciteit over palliatieve zorg er onbedoeld ook toe bijgedragen dat er soms irreële verwachtingen zijn ten aanzien van het verlichten van het lijden in de laatste dagen van het leven. Ondanks alle vooruitgang op dit gebied komt het immers nog regelmatig voor dat symptomen zoals onrust, kortademigheid, pijn en zeker de uitputting (die vaak optreedt in de stervensfase) niet voldoende verlicht kunnen worden.

Zorg in de stervensfase[7]

De zorg in de stervensfase is gericht op een zo goed mogelijke kwaliteit van sterven. Patiënten benoemen de volgende voorwaarden voor een goed sterfbed:
- adequate behandeling van pijn en andere symptomen;
- vermijden van onnodig lang sterfproces;
- nemen van duidelijke beslissingen;
- voorbereiden op het sterven;
- afronden van het leven;
- behouden van gevoel van controle;
- versterken van de relatie met naasten.

Als het duidelijk is dat de stervensfase is aangebroken, wordt een aantal maatregelen genomen. De onderhoudsmedicatie wordt beperkt tot het hoogst noodzakelijke. De arts anticipeert op te verwachten symptomen (bijvoorbeeld pijn, kortademigheid, misselijkheid, slaapproblemen, onrust, delier) en schrijft zo nodig medicatie voor. Omdat orale inname van medicatie niet goed meer mogelijk is of op korte termijn niet mogelijk meer zal zijn, is er een voorkeur voor alternatieve toedieningswegen (transmucosaal, transdermaal, subcutaan of intraveneus). De rectale toedieningsweg heeft vaak niet de voorkeur, omdat het inbrengen van een zetpil belastend kan zijn voor een verzwakte patiënt.

Alle medische en verpleegkundige handelingen worden beperkt tot het hoogst noodzakelijke.

Vermoeidheid, zwakte, pijn, kortademigheid, gebrek aan eetlust en verwardheid zijn veel voorkomende symptomen in het sterfbed (zie tabel 1). Optimale symptoomcontrole is van groot belang.

Tabel 1   Symptomen in de laatste 1-2 weken van het leven

Symptoom	Kanker	Hartfalen	COPD
Vermoeidheid	88%	78%	80%
Pijn	45%	42%	49%
Kortademigheid	39%	62%	90%
Zwakte	74%		
Gebrek aan eetlust	56%		64%
Misselijkheid	17%	20%	
Obstipatie	29%		25%
Somberheid	19%		55%
Angst	30%		
Sufheid	38%		
Verwardheid	24%	17%	22%

Wanneer de patiënt zelf door toenemende sufheid zijn of haar klachten niet meer kan aangeven, ontstaan er soms discrepanties tussen de beleving van de naasten en de beleving van de betrokken verpleegkundigen en artsen. Verschijnselen zoals onrust, fronsen of kreunen kunnen door artsen, verpleegkundigen en naasten verschillend geïnterpreteerd worden en soms aanleiding geven tot discussies of er nu wel of niet sprake is van pijn of andere symptomen. Naasten percipiëren dan regelmatig een grotere mate van lijden dan de professionals en dringen aan op behandelingen, die in de ogen van de professionals niet noodzakelijk zijn en soms een risico in zich bergen van bijwerkingen. Een bekende valkuil is bijvoorbeeld het optreden van onrust in het sterfbed bij een patiënt die wegens pijn behandeld wordt met morfine (zoals bij meneer De Boer het geval was). Dit wordt vaak geïnterpreteerd als een uiting van toegenomen pijn met als gevolg dat de morfine wordt opgehoogd. In veel gevallen is er dan echter sprake van een terminaal delier,[9] hetgeen door het ophogen van de morfine alleen maar wordt verergerd. Onrust kan verder ook veroorzaakt worden door een volle blaas of vol rectum, bijwerkingen van andere medicatie (metoclopramide, corticosteroïden, benzodiazepines) of angst. Het is van groot belang de juiste oorzaak van de onrust te onderkennen en daarnaar te handelen.

Het stoppen met drinken is een onderdeel van het normale stervensproces. Er is in de meeste gevallen geen reden om te denken dat vochttoediening bijdraagt aan het comfort van een stervende patiënt. Toediening van vocht kan ook belangrijke bezwaren hebben. Er is een infuus nodig, met soms problemen bij het inbrengen en kans op flebitis. Toediening van vocht kan ook leiden tot een ongewenste toename van de urineproductie en toename van sputumproductie, braken, ascites, pijn en hersenoedeem. Uitleg hierover aan de naasten kan van groot belang zijn. Ten aanzien van het ophouden met drinken geldt dezelfde uitleg als over het ophouden met eten: de patiënt gaat niet dood omdat hij niet meer drinkt, maar hij drinkt niet meer omdat hij dood gaat.

Een goede mondzorg in het sterfbed is essentieel. Klachten over een droge mond treden op als gevolg van dehydratie, door het ademen met open mond en soms als bijwerking van medicatie, zoals opioïden en anticholinerge middelen. Regelmatige inspectie van de mond is van groot belang. Het is goed om de naasten te betrekken bij de mondzorg.

Zowel voor de cheyne-stokesademhaling als voor het reutelen geldt dat het zeer aannemelijk is dat mensen er niet onder lijden omdat ze te ver heen zijn om er iets van te merken. De omgeving heeft er vaak wel last van, mede omdat ze de perceptie heeft dat de patiënt kortademig is en dus lijdt. Bij een kreunende ademhaling (hetgeen in deze fase nogal eens gezien wordt) is dat vaak nog veel uitgesprokener het geval.

Met name het reutelen kan (ondanks uitleg) voor de naasten moeilijk zijn om aan te horen. Soms helpt een verandering van houding. Als dit niet helpt en de naasten veel last hebben van het reutelen, kan medicamenteuze behandeling met scopolaminebutyl s.c. worden overwogen.[7] Door de anticholinerge werking hiervan neemt de slijmproductie en daarmee het reutelen vaak af. Bij meneer De Boer had dit een goed effect.

Tijdens het sterven willen de naasten bijna altijd aanwezig zijn. Het helpt nabestaanden bij de rouwverwerking als zij aanwezig (kunnen) zijn bij het overlijden en de stervende kunnen 'vergezellen' tot de laatste adem. Het is belangrijk dat de zorgverleners zich bewust zijn van de waarde van waken en het waken begeleiden. Er wordt ruimte en gelegenheid gegeven voor persoonlijk afscheid en rituelen, zo nodig met ondersteuning door een geestelijk verzorger.

De zorg voor de naasten houdt niet op bij het overlijden. Het is goed om enkele weken later in een nagesprek de gang van zaken rond het sterven en de reacties van de naasten op het overlijden door te spreken.

De zorg voor een goed sterfbed is een belangrijk onderdeel van de palliatieve zorg. Het vraagt veel van het behandelend team, maar kan ook veel voldoening geven door zorgvuldige afronding van een periode van intensieve zorg.

Aanbevelingen voor de praktijk
- De stervensfase gaat gepaard met algehele zwakte, tekenen van verminderde perifere circulatie, afgenomen urineproductie, toenemende sufheid, cheyne-stokesademhaling en soms ook met reutelen of onrust c.q. terminaal delier.
- De fysiologie van het sterven is grotendeels onbekend. Mede daardoor is de klinische blik het enige diagnosticum om vast te stellen of de stervensfase is aangebroken.
- In de praktijk blijkt het herkennen van het begin van de stervensfase problematisch te zijn, mede afhankelijk van de onderliggende ziekte en de setting waarin de laatste levensfase zich afspeelt.
- Belangrijke aspecten van de zorg in de stervensfase zijn optimale symptoomcontrole, goede mondzorg, het achterwege laten van onnodige en/of inadequate medische en verpleegkundige handelingen en goede informatie en begeleiding van de patiënt en de naasten.
- Ook bij optimale zorg en begeleiding is sterven vaak een zwaar proces, zowel voor de patiënt als voor de naasten. Het komt nog regelmatig voor dat symptomen als onrust, kortademigheid of pijn in de stervensfase niet voldoende verlicht kunnen worden.

Literatuur
1. Integraal Kankercentrum Nederland. Palliatieve zorg in beeld. Integraal Kankercentrum Nederland, januari 2014.
2. Velden LF van der, Francke AL, Hingstman L, et al. Dying from cancer or other chronic diseases in the Netherlands: ten-year trends derived from death certificats data. BMC Palliat Care. 2009;8:4.
3. Murray SA, Kendall M, Boyd A, Sheik A. Illness trajectories. BMJ. 2005;330:1007-1011.
4. Glare P, Virik K, Jones M, et al. A systematic review of physicians' survival predictions in terminally ill cancer patients. BMJ. 2003;327:195-198.
5. Zuylen L van, Veluw H van, Esch J van. Richtlijn zorg in de stervensfase. In:

    Graeff A de, Bommel JMP van, Deijck RHPD van, et al (red.), Palliatieve zorg: richtlijnen voor de praktijk. Heerenveen, Jongbloed bv; december 2010, p. 663-680.
6   Plonk WM Jr, Arnold RM. Terminal care: the last weeks of life. J Palliat Med. 2005;8:1042-1054.
7   Wildiers H, Menten J. Death rattle: prevalence, prevention and treatment. J Pain Symptom Manage. 2009;23:310-317.
8   Veerbeek L, Zuylen L van, Swart SJ, et al. The last three days of life in three different care settings in the Netherlands. Supp Care Cancer. 2007;15:1117-1123.
9   Kehl KA. Treatment of terminal restlessness: a review of the literature. J Pain Palliative Care Pharmacother. 2004;18:5-30.

ANTICIPERENDE ZORGPLANNING   REËLE BEHANDELDOELEN   SHARED DECISION MAKING

17 DOORBEHANDELEN
Te kort, te lang of precies genoeg?

Pauline de Graeff en An Reyners

Casus
De heer Korst is 95 jaar en woont samen met zijn 94-jarige echtgenote in een verzorgingshuis. Zijn echtgenote is dementerend en slecht ter been. Hij zelf heeft milde geheugenstoornissen. De afgelopen jaren is hij verscheidene keren in een ziekenhuis elders opgenomen geweest vanwege een longontsteking en periodes met hartfalen. De laatste maanden is zijn gezondheid broos, maar stabiel. Het echtpaar heeft één dochter. Zij komt elke week op bezoek bij haar ouders.
 Op een ochtend komt hij ten val als hij uit bed wil stappen en breekt daarbij zijn linkerheup.
 In het ziekenhuis wordt hij in eerste instantie gezien door een orthopeed. Deze stelt vast dat er sprake is van een heupfractuur die eigenlijk dezelfde dag nog geopereerd moet worden. Mijnheer Korst is erg kortademig, waardoor hij alleen rechtop in bed kan zitten. De cardioloog en de longarts worden gevraagd mee te denken. Een eenduidige oorzaak voor de kortademigheid wordt niet gevonden. Bij bloedonderzoek en een longfoto zijn er geen aanwijzingen voor een behandelbare oorzaak zoals een longontsteking, exacerbatie COPD of hartfalen. Waarschijnlijk speelt er chronische gecombineerde hart- en longproblematiek waarbij op korte termijn geen verbetering te verwachten is. Wel blijkt er sprake van een hartritmestoornis waarbij er na een eventuele heupoperatie direct een pacemaker geplaatst zou moeten worden. Mogelijk is deze ritmestoornis de oorzaak geweest voor de val uit bed. Bij dit alles blijkt hij ook ernstig verward te zijn, waarbij hij erg onrustig is en het zuurstofslangetje continu uit zijn neus trekt. De in consult gevraagde geriater constateert dat er sprake is van een delier. Dit is moeilijk te behandelen, omdat de geriater vanwege het verhoogde risico op acute hartdood bij de eerder genoemde hartritmestoornissen een aantal medicijnen niet durft te geven. De heer Korst probeert in zijn verwarde toestand steeds te bewegen, hetgeen zeer pijnlijk is. Daarom wordt er gestart met morfine, maar de pijn blijkt moeilijk te behandelen. Bij hogere doseringen morfine wordt hij nog

meer verward en ook suf, waarbij zijn ademhaling wel rustiger wordt. Bij lagere doseringen morfine is de pijn bij zijn plotselinge bewegingen onvoldoende onder controle.

De orthopeed, geriater, longarts en cardioloog staan voor het dilemma of patiënt wel of niet geopereerd moet worden. Zij bespreken dit met de dochter van de heer Korst. De dochter geeft duidelijk aan dat zij vindt dat haar vader geopereerd moet worden, omdat zij bang is voor een lange lijdensweg indien zijn heupfractuur niet behandeld zou worden. De longarts en cardioloog geven echter aan dat er een zeer hoog operatierisico bestaat, en dat hij nadien dan ook nog een pacemakerimplantatie zou moeten ondergaan. De geriater geeft aan dat hij verwacht dat patiënt na de operatie toenemend verward zal raken, en dat deze verwardheid moeilijk te bestrijden zal zijn. Aan de andere kant heeft de heer Korst op dit moment moeilijk behandelbare pijn en zal niet opereren mogelijk een (lange) lijdensweg betekenen.

Is een operatie de beste palliatie, ook als dit betekent dat hij tijdens de operatie of vlak erna zal komen te overlijden?

Beschouwing
Levensverwachting

De patiënt in deze casus is al zeer op leeftijd en heeft daardoor een beperkte levensverwachting. Deze levensverwachting wordt nog verder beperkt door de recidiverende episodes met hartfalen en een longontsteking waarvoor hij recentelijk verscheidene malen opgenomen is geweest.

De mortaliteit van een gebroken heup zonder operatie is hoog. Het is niet bekend hoeveel patiënten per jaar in Nederland niet geopereerd worden, en hoe het beloop is wanneer men besluit af te zien van een operatie. Bij 90-jarigen die wel geopereerd worden, ligt de mortaliteit binnen een jaar rond de 12%, waarbij de kans op overlijden voor patiënten met een extracapsulaire heupfractuur significant hoger is (25%; $p = 0,003$).[1] In deze studie kon het overlijden niet aan de operatie zelf of het postoperatieve beloop toegeschreven worden. Bij ouderen met cognitieve stoornissen of een dementie, veel comorbiditeit en ouderen woonachtig in een verpleeg- of verzorgingshuis is de kans om te overlijden hoger. Het postoperatieve traject in deze populatie verloopt in ongeveer de helft van de geopereerde ouderen gecompliceerd. Daarnaast keren vele ouderen niet terug op het niveau van functioneren van voor de operatie, met name als er sprake is van cognitieve stoornissen of een dementie, zoals ook bij de heer Korst het geval is.[2]

Hoewel voor artsen bovenstaande overwegingen een rol spelen bij het komen tot een besluit ten aanzien van wel of niet behandelen, worden deze vaak niet expliciet met patiënten en/of familie gedeeld.

Daarnaast leeft bij patiënten en familie vaak de veronderstelling dat als de behandeling heeft plaatsgevonden de patiënt de draad weer kan oppakken op dat punt waar hij of zij was voorafgaand aan de behandeling. In de beschreven casus was dit echter niet van toepassing. In het geval van een oudere patiënt met multimorbiditeit lijkt het vanzelfsprekend om de levensverwachting te betrekken in de overwegingen om wel of niet te behandelen. De vraag of er een grens aan te geven is *'Als iemand nog x aantal dagen/weken/maanden/jaren te leven heeft, is het nog wel zinvol om te behandelen?',* kan dan oprijzen. Vanzelfsprekend is hier geen eenduidig antwoord op te geven dat voor alle patiënten opgaat. Wel is het aanbevelenswaardig om deze overwegingen te expliciteren en te bespreken met de patiënt en diens familie. Zij hebben meestal veel minder een idee over de levensverwachting. Deze informatie kan hen helpen om weloverwogen samen met de hulpverleners tot een besluit te komen.[3]

Kwaliteit van leven

Zowel de pijn, de kortademigheid als het delier hebben een zeer negatieve invloed op de kwaliteit van leven van de heer Korst. Ten aanzien van de pijn zou een operatie, ook bij een korte levensverwachting, de beste behandeling zijn. Hiermee wordt immers goede pijnstilling bereikt en is patiënt ook makkelijker verpleegbaar. Wat betreft het delier is de oplossing niet eenduidig. Er zijn in dit geval meerdere uitlokkende factoren voor het delier aan te wijzen: de pijn, de kortademigheid, de medicatie (morfine) en de opname in het ziekenhuis zelf. De beste behandeling voor een delier is het wegnemen van de onderliggende oorzaken. Wat dit betreft is ook hier een operatie de beste oplossing. Dit kan echter ook het delier doen toenemen. Als door een hartritmestoornis de heer Korst niet optimaal medicamenteus behandeld kan worden voor zijn delier, kan dit leiden tot verdere complicaties. Met het vorderen van de leeftijd duurt een delier vaak langer en is het beloop ernstiger. Dit kan voor zowel de heer Korst als voor zijn naasten een beangstigende ervaring zijn, zeker als vrijheidsbeperkende interventies zoals fixatie noodzakelijk zijn. Daarnaast bestaat bij een delier een verhoogd risico op blijvende cognitieve achteruitgang, hetgeen ook op de langere termijn een negatieve invloed op de kwaliteit van leven kan hebben.[4]

Wat de kwaliteit van leven van een individu bepaald, is persoonlijk. Om hier achter te komen, zal een gesprek met de desbetreffende persoon, of zo nodig met diens familie, nodig zijn. Om te kunnen bepalen wat voor iemand de best haalbare kwaliteit van leven is, kunnen zorgverleners het te verwachten beloop van een ziekte zonder en met behandeling bespreken. Ook kunnen zij alle behandelmogelijkheden die gericht zijn op comfort, indien er voor niet behandelen wordt gekozen, bespreken.

Besluitvorming

Bij de vraag of het voordeel van een operatie opweegt tegen de mogelijke complicaties van de behandeling en het risico op overlijden is dus zowel het oordeel van de patiënt als van de behandelend arts van belang. Complicerende factor in deze casus is dat de patiënt op het moment van de besluitvorming geen wilsbekwame gesprekspartner is. Wie neemt in een dergelijk geval het besluit? Onduidelijk is of zijn vrouw wilsbekwaam is en het woord voor hem kan voeren. In deze casus wordt met zijn dochter overlegd, waarbij evenmin duidelijk is of zij de wettelijk bewindvoerder van patiënt is in dergelijke omstandigheden. Hoe goed kent de dochter haar vader en waarop baseert zij haar uitspraak dat vader zeker geopereerd moet worden? Kan zij in deze hectiek de gevolgen op korte en langere termijn overzien in het licht van wat haar vader gewild zou hebben?

Naast de patiënt en/of familie zijn er vaak diverse hulpverleners bij een patiënt betrokken. De hoofdbehandelaar dient zich ervan te vergewissen dat zij/hij over alle informatie om tot een weloverwogen oordeel te komen beschikt. Andere zorgverleners kunnen vanuit hun competenties bijdragen in de besluitvorming. Indien in een omgeving wordt gewerkt waarin alle hulpverleners betrokken bij de zorg van een patiënt mee kunnen praten over het wel of niet doorbehandelen, leidt dit tot minder beleving van misplaatst behandelen onder zorgverleners.[5] Ook resulteerde dit in meer werktevredenheid bij zorgverleners ten opzichte van de collega's in een werkomgeving waarin dit niet gebeurde.

De besluitvorming bij mijnheer Korst was mogelijk gemakkelijker geweest als de huisarts samen met hem het volgende had besproken: wat zijn voor hem nog reële behandeldoelen wanneer er sprake is van overplaatsing naar een ziekenhuis, welke behandelingen hoeven niet meer, en wie is de gevolmachtigde als hij zelf niet meer wilsbekwaam is? Dit zou in een proactief zorgplan dat bij hem (de patiënt) blijft, opgeschreven moeten worden en zou besproken moeten zijn met hem en zijn naasten. Bij een transitie naar bijvoorbeeld het ziekenhuis zou dit zorgplan dan meegenomen dienen te worden. Aanleiding om een dergelijk zorgplan op te stellen had de vorige ziekenhuisopname kunnen zijn. Overigens had dit zorgplan ook bij ontslag uit het ziekenhuis door de hoofdbehandelaar samen met patiënt opgesteld kunnen worden en aan de huisarts overgedragen kunnen worden.

Anticiperende besluitvorming

Een complicerende factor bij deze casus is dat de heer Korst zelf nooit heeft aangegeven wat voor hem kwaliteit van leven is en waar voor hem de grenzen van behandeling liggen. In het verzorgingshuis was het reanimatiebeleid nooit besproken. Zijn dochter was niet op de hoogte van eventuele behandelbeperkingen die tijdens eerdere ziekenhuisopnames elders mogelijk waren vastgelegd. Een van te voren vastgelegd zorgplan had in deze situatie goed als uitgangspunt kunnen dienen om in samenspraak tussen behandelaren en familie tot een besluit te komen. In verpleeg- en verzorgingshuizen, maar ook in de huisartsenpraktijk en het ziekenhuis, wordt steeds vaker gewerkt met deze van te voren vastgelegde medische beleidsafspraken. De laatste jaren zijn diverse richtlijnen met betrekking tot dit onderwerp gepubliceerd zoals *Anticiperende besluitvorming over reanimatie bij kwetsbare ouderen*, opgesteld door Verenso, NHG en V&VN, de KNMG-handreiking *Tijdig spreken over het levenseinde* en de CBO-zorgmodule *Palliatieve zorg 1.0*.[6-8] Ook in de media is de zorg rondom het levenseinde de laatste jaren uitgebreid aan bod geweest. Desondanks blijkt in de praktijk dat veel ouderen hun wensen nog niet kenbaar hebben gemaakt of deze niet hebben vastgelegd. Een gesprek over eventuele beleidsbeperkingen kan op initiatief van de patiënt of diens vertegenwoordiger plaatsvinden als er vragen zijn rondom het levenseinde. Het is belangrijk dat een behandelend arts het initiatief neemt om de zorg rondom het levenseinde tijdig ter sprake te brengen bij patiënten met een korte levensverwachting, kwetsbare ouderen en patiënten woonachtig in een zorginstelling. Identificatie van patiënten die hier baat bij zouden kunnen hebben, staat centraal. De *surprise question* zoals geformuleerd in de zorgmodule Palliatieve zorg 1.0 zal hieraan kunnen bijdragen. Indien op de vraag 'Zal het mij verbazen als deze patiënt binnen een jaar is overleden?' ontkennend wordt geantwoord, wordt een patiënt als palliatief aangemerkt en wordt aanbevolen een gesprek met de patiënt te voeren aangaande behandel- en zorgdoelen en het opstellen van een individueel zorgplan. Aspecten zoals de mogelijkheid en wenselijkheid van een eventuele reanimatie en een wilsverklaring zijn hier onderdelen van. Ook kan in een zorgplan worden vastgelegd dat patiënt bijvoorbeeld niet meer in het ziekenhuis wil worden opgenomen of niet meer antibiotisch behandeld wil worden bij een infectie. Als dergelijke afspraken in samenspraak met patiënt en diens naasten worden vastgelegd, leidt dit in het algemeen tot beter afgestemde zorg rondom het levenseinde en tot meer tevredenheid bij betrokkenen. Het moeilijke van een dergelijke verklaring is wel dat men niet altijd kan overzien welke problemen in de toekomst zullen gaan spelen. Het is zeer wel mogelijk dat als er een probleem speelt waarvan men eerder had gezegd dat er dan niets meer hoefde te gebeuren, de desbetreffende er door het verloop van de tijd anders over is gaan denken. Het grote voordeel van een zorgplan is dat de betrokkenen er al (deels) over nagedacht hebben, en dat behandelaren in een situatie zoals hierboven beschreven bij hun besluiten rekening kunnen houden met de wens van de patiënt. Het verdient aanbeveling om bij het opstellen dan wel aanpassen van een wilsverklaring en/of zorgplan af te spreken wanneer dit geactualiseerd wordt. Hierbij verdient de overdracht van de beschikbare kennis speciale aandacht. Informatie bekend bij de huisarts, specialist ouderengeneeskunde en/of de medisch specialist moet (idealiter) voor elke zorgverlener beschikbaar zijn, ook buiten kantooruren. Diverse lokale initiatieven proberen hier in te voorzien, maar hier is nog veel verbetering mogelijk.

Maatschappelijke aspecten

De afgelopen jaren zijn de zorguitgaven fors gestegen waarbij de verwachting is dat deze stijging de komende jaren verder door zal zetten. Hierbij worden de meeste medische kosten gemaakt in het laatste levensjaar. Dit heeft te maken met de behandelmogelijkheden die de medische wetenschap ons heeft gebracht. De zorgverlener is verantwoordelijk voor de beste medische zorg voor elke individuele patiënt met in inachtneming van de richtlijnen. Als maatschappij zullen wij de grenzen van onze zorg moeten bepalen. De minimale en maximale behandelmogelijkheden dienen maatschappelijk vastgesteld te zijn, zodat de individuele zorgverlener bij een patiënt kan komen tot een op de patiënt aangepast behandeltraject dat niet te lang, niet te kort, maar precies genoeg is voor alle betrokkenen.

Vervolg casus: En hoe verging het de heer Korst?

Na uitgebreid overleg tussen alle betrokken behandelaars is besloten de heer Korst vanwege het zeer hoge operatierisico en de korte levensverwachting niet te opereren. Voor zijn dochter is dit moeilijk om te accepteren, zij is bereid het zeer hoge risico van een operatie te nemen en vreest nu voor een lange lijdensweg. Het is voor haar zeer belangrijk dat haar vader als hij niet geopereerd wordt, terug kan naar zijn verzorgingshuis, zodat hij de tijd die hij nog heeft met zijn echtgenote door kan brengen. Het personeel van het verzorgingshuis is zeer gemotiveerd om het echtpaar Korst tot het laatst toe te verzorgen. De huisarts twijfelt of dit haalbaar is, maar is omwille van de familie wel bereid het te proberen. Afgesproken wordt om het beleid in het verzorgingshuis te richten op goede symptoomcontrole, en eventuele infecties of hartfalen niet meer te behandelen. Hierbij wordt besloten tot maximale medicamenteuze behandeling van het delier, waarbij het risico op ernstige bijwerkingen bij de reeds bekende hartritmestoornissen wordt geaccepteerd.

Na twee maanden is er echter nog steeds sprake van een moeizame pijnbehandeling en verwardheid. Daarnaast blijkt het verzorgingshuis niet meer te kunnen voldoen aan de zorgbehoefte van patiënt en zijn echtgenote. De heer Korst moet alsnog, gescheiden van zijn echtgenote, overgeplaatst worden naar een verpleeghuis.

Is de juiste beslissing genomen...?

Aanbevelingen voor de praktijk
- Behandelbeslissingen dienen door de zorgverleners in samenspraak met patiënt en familie te worden genomen (*shared decision making*).
- Om dit mogelijk te maken moeten zorgverleners en patiënten geïnformeerd zijn over levensverwachting, 'kwaliteit van leven'-aspecten, doel van behandeling (ziektegericht) en alternatieve behandelopties (symptoomcontrole).
- Een van te voren vastgelegde wilsverklaring en/of een proactief zorgplan kan hierbij zeer behulpzaam zijn en wordt aanbevolen bij elke palliatieve patiënt.
- Het vastleggen en beschikbaar maken van deze kennis voor alle zorgverleners verdient meer aandacht.
- Met enige regelmaat moet worden nagegaan of het beloop van een ziekteproces zodanig is als alle betrokkenen zich hadden voorgesteld. Een eenmaal ingesteld zorgplan kan zo nodig aangepast worden!
- Doorbehandelen: te kort, te lang of precies genoeg is een samenspel tussen patiënt, familie en zorgverleners binnen maatschappelijke kaders.

Literatuur

1. Tay YWA, Hong CC, Murphy D. Functional outcome and mortality in nonagenarians following hip fracture surgery. Arch Orthop Trauma Surg. 2014;134:765-772.
2. Balen R van, Steyerberg EW, Polder JJ, et al. Hip fracture in elderly patients. Clin Orthop Relat Res. 2001;390:232-243.
3. Wright AA, Zhang B, Ray A, et al. Associations between end-of-life discussions, patient mental health, medical care near death, and caregiver bereavement adjustment. JAMA. 2008;300:1665-1673.
4. Nederlandse Vereniging voor Klinische Geriatrie. Richtlijn Delier volwassenen. 2013.
5. Piers RD, Azoulay E, Ricou B, et al. Perceptions of appropriateness of care among European and Israeli intensive care unit nurses and physicians. JAMA. 2011;306:2694-2703.
6. Delden H van, Ruiter C de, Endt R van der, et al. Landelijke Eerstelijns Samenwerkings Afspraak Anticiperende besluitvorming over reanimatie bij kwetsbare ouderen. Huisarts Wet. 2013;56:1-7.
7. KNMG. Tijdig spreken over het levenseinde. 2012.
8. Spreeuwenberg C. Zorgmodule Palliatieve Zorg 1.0. 2013.

EXPERIMENTELE BEHANDELING   PALLIATIEVE ZORG   AUTONOMIE VAN DE PATIËNT

18 VALT EEN FASE 1-BEHANDELING TE COMBINEREN MET PALLIATIEVE ZORG?

Johan de Raaf en Karin van der Rijt

Casus
Enkele maanden geleden werd de 54-jarige mevrouw Mijnders in het ziekenhuis opgenomen omdat zij geel zag. Toen er een echo van de buik werd gemaakt, werd een tumor in de alvleesklier gezien die de galwegen dichtdrukte. Er waren ook uitzaaiingen in de lever. De zaalarts besprak met mevrouw Mijnders dat er helaas sprake was van uitgezaaide alvleeklierkanker en dat dit betekende dat zij ongeneeslijk ziek was. Verdere behandeling zou gericht zijn op verlenging van het leven en verlichting van de klachten, maar niet meer op genezing. Mevrouw Mijnders kon dit nieuws eigenlijk niet geloven, omdat zij zich tot voor kort erg goed voelde. Ook hoopte zij dat de uitzaaiingen toch zouden verdwijnen door de behandelingen. Er werd een stent in de galwegen geplaatst om de galafvloed te verbeteren. Nadat de bloeduitslagen waren verbeterd en mevrouw Mijnders niet meer geel was, werd gestart met chemotherapie.

Nu komt mevrouw Mijnders op de polikliniek voor de uitslag van de CT-scan die gemaakt is om het effect van de chemotherapie te beoordelen. Helaas blijken de uitzaaiingen tijdens de behandeling gegroeid te zijn. Dit betekent dat deze vorm van chemotherapie bij mevrouw Mijnders niet effectief is en dat het voortzetten van deze behandeling geen zin heeft. Dit nieuws wordt met mevrouw Mijnders besproken. Ze is erg aangeslagen, maar geeft gelijk aan dat ze niet wil opgeven. Ze gelooft dat er toch ergens op deze wereld een middel moet zijn dat haar kan genezen.

Helaas zijn er voor alvleesklierkanker op dit moment verder geen standaardbehandelopties die effectief zijn. Mevrouw Mijnders wordt verwezen naar het dichtstbijzijnde academisch centrum om daar een experimentele behandeling te ondergaan in een zogenaamde fase 1-studie. De oncoloog die haar daar ziet, legt uit dat in een fase 1-studie een medicament voor het eerst op patiënten wordt getest. Van tevoren is niet bekend of zo'n middel effectief zal zijn voor haar ziekte en welke bijwerkingen verwacht kunnen worden. Mevrouw Mijnders *geeft gelijk aan dat ze graag mee wil doen aan zo'n onderzoek. Ze is namelijk 'een vechter' en is 'nog lang niet van plan om dood te gaan'.*

Mevrouw Mijnders heeft op dit moment nauwelijks klachten van haar ziekte. Ze krijgt schriftelijke informatie mee met verdere uitleg over het doel en de opzet van de fase 1-studie. Haar familie steunt haar in haar wens om mee te doen aan het onderzoek. Zij start twee weken later, na het tekenen van een toestemmingsformulier. Voor de studie waaraan zij meedoet, moet ze drie weken lang dagelijks tabletten slikken en daarna heeft ze een rustweek. Gedurende de studieperiode heeft mevrouw Mijnders wekelijks een afspraak met een verpleegkundig specialist en wordt er bloed geprikt. Door middel van gestandaardiseerde vragenlijsten worden de bijwerkingen, de kwaliteit van leven en de stemming van mevrouw Mijnders iedere afspraak systematisch in kaart gebracht. Als er onverwachte bijwerkingen van het medicament zouden optreden, kan het middel tijdig gestaakt worden.

Na drie kuren blijken de uitzaaiingen gestabiliseerd te zijn en is de tumormarker in het bloed zelfs iets gedaald. Dit sterkt mevrouw Mijnders in de overtuiging dat ze op weg is naar genezing. De experimentele behandeling wordt voortgezet. In de maanden die volgen, gaat de gezondheid van mevrouw Mijnders echter sterk achteruit. Ze heeft vrijwel geen eetlust meer en valt ook flink af. In overleg met de oncoloog verwijst de verpleegkundig specialist haar door naar de diëtiste. Ook blijkt bij de wekelijkse evaluatiemomenten dat mevrouw Mijnders last heeft van zeurende pijn in de bovenbuik. Er wordt gestart met pijnmedicatie volgens de WHO-pijnladder. De week erna vertelt ze dat zij al nachten niet heeft kunnen slapen door de pijn. In overleg met haar wordt zij opgenomen op de afdeling palliatieve zorg. Daar wordt de anesthesioloog in consult gevraagd om eventueel een zenuwblokkade ter pijnbestrijding te plaatsen. Tijdens de opname wordt een CT-scan gemaakt en de beelden bevestigen het vermoeden dat er sprake is van progressieve ziekte. Dit betekent dat patiënte moet stoppen met de studiebehandeling.

Twee weken na opname komt mevrouw Mijnders terug op de polikliniek. Dankzij de zenuwblokkade is de pijn momenteel acceptabel voor haar en na het stoppen van de studiemedicatie is de eetlust en conditie enigszins verbeterd. Zij vraagt welke behandeling nu gestart zal worden, want ze 'blijft ervoor gaan'. Er loopt op de afdeling een andere fase 1-studie waar ze aan mee zou kunnen doen. Formeel voldoet zij qua conditie en laboratoriumwaarden aan de voorwaarden voor inclusie in dit onderzoek. Het behandelteam heeft echter het vermoeden dat patiënte de laatste tijd toch zodanig achteruitgaat, dat haar levenseinde snel dichterbij komt en bespreekt deze zorg uitgebreid met haar. Mevrouw Mijnders heeft nog steeds een bijzonder positieve instelling en blijft zich richten op behandelingen en vooruitgang. Ze geeft aan echt wel te weten en te voelen dat het niet goed met haar gaat, maar dat zij er echt nog niet aan wil dat ze aan de ziekte zal overlijden. Het is voor haar erg belangrijk om door te gaan met behandelen. Na overleg met een aantal collega's besluit de arts de sterke wens van patiënte in te willigen en start zij met de behandeling.

Weer twee weken later wordt de oncoloog door de verpleegkundig specialist geroepen, omdat zij de conditie van mevrouw Mijnders zo slecht vindt, dat ze doorgaan met de behandeling onverantwoord vindt. Mevrouw Mijnders kan vrijwel niet meer eten, is afgevallen en ligt de laatste drie dagen de hele dag op bed. De arts bespreekt met haar dat de behandeling niet meer voortgezet kan worden en dat ze waarschijnlijk snel zal overlijden. Mevrouw Mijnders is erg verdrietig, maar voelt dat de arts gelijk heeft. Ze geeft nog aan dat het voor haar erg belangrijk is geweest dat ze alles heeft gedaan om beter te worden en dat haar de mogelijkheid is gegeven om door te vechten.

De zorg wordt telefonisch overgedragen aan de huisarts die belooft de volgende dag bij mevrouw Mijnders langs te gaan. Ook wordt palliatieve thuiszorg voor haar aangevraagd. Enkele dagen later is mevrouw Mijnders thuis rustig overleden.

Beschouwing

In de dagelijkse klinische praktijk ontmoeten zorgverleners regelmatig patiënten met een sterke behandelwens, zoals mevrouw Mijnders. Hun stijl van coping is strijden en het is makkelijker om met hen te praten over de start van nieuwe behandelingen dan een gesprek met hen te voeren over het naderende levenseinde. Als de ziekte zich voortzet en er geen standaardbehandelopties zijn, kunnen patiënten meedoen aan experimenteel onderzoek. Voor toekomstige patiënten is het van essentieel belang dat dit type onderzoek gedaan blijft worden: elk effectief medicijn tegen kanker is ooit binnen een fase 1-onderzoek voor het eerst op mensen getest. Toch kan er voor de zorgverlener wel een belangrijk dilemma ontstaan: moet een patiënt in deze fase nog worden blootgesteld aan een niet-therapeutische behandeling, waarbij de kwaliteit van leven door bijwerkingen en belasting van het onderzoek onder druk kan komen te staan? Is dit type onderzoek niet in strijd met alle doelen van de palliatieve zorg? Hoever moeten we meegaan in de behandelwens van de patiënt en komt er niet een moment waarin we patiënten tegen zichzelf moeten beschermen? In deze beschouwing willen we nagaan of en hoe deelname aan fase 1-onderzoek te combineren is met het verlenen van goede palliatieve zorg.

Fase 1-onderzoek

Mevrouw Mijnders werd verwezen naar een academisch kankercentrum voor een behandeling in fase 1-studieverband. Andere mogelijkheden voor behandeling van de alvleesklierkanker waren niet meer aanwezig nadat die was toegenomen onder de gegeven standaardbehandeling. Bij een behandeling in fase 1-studieverband worden nieuw ontwikkelde geneesmiddelen voor het eerst toegepast bij patiënten. Die geneesmiddelen zijn tot dan toe alleen in het laboratorium en bij proefdieren onderzocht. In een fase 1-onderzoek wordt bestudeerd wat de meest optimale en haalbare dosering en frequentie van toediening bij patiënten is. De behandeling is dan ook niet primair gericht op het bestrijden van de kanker, maar is allereerst bedoeld om te leren over het nieuwe middel. Omdat er onverwachte bijwerkingen kunnen optreden en behandeling dus ook schadelijk kan zijn, kunnen alleen patiënten deelnemen wanneer zij een goede conditie hebben en er geen belangrijke problemen zijn in het functioneren van organen, zoals hart, lever en nieren. In het algemeen wordt gesteld dat alleen patiënten met een levensverwachting van ten minste drie maanden mogen deelnemen. De behandelend dokter heeft een belangrijke verantwoordelijkheid om hiervoor een zo goed mogelijke inschatting te maken. De behandeling is meer belastend voor patiënten dan een standaardbehandeling, omdat zij vaker in het ziekenhuis gecontroleerd moeten worden; daarbij worden patiënten meestal één of meerdere keren opgenomen om rond de toediening van het nieuwe geneesmiddel bloedmonsters af te nemen waarin de spiegels van het middel worden gemeten. Tijdens deelname aan fase 1-onderzoek worden de ernst van lichamelijke en psychologische klachten, alsmede de kwaliteit van leven systematisch en herhaald in kaart gebracht, om bijwerkingen van het onderzoeksmiddel vroegtijdig te signaleren.

Patiëntenperspectief

In de westerse samenleving is autonomie van patiënten een belangrijke leidraad voor het nemen van behandelbeslissingen. Patiënten zelf bepalen of ze een behandeling die medisch mogelijk is, wel of niet willen ondergaan. Zij beslissen aan de hand van hun eigen uitgangspunten. Voor de meeste patiënten met een korte levensverwachting is kwaliteit van leven belangrijker dan levensverlenging. Voor een kleiner deel van de patiënten (17%) is het belangrijker zo lang mogelijk te leven, ook wanneer dat een slechtere kwaliteit van leven betekent.[1,2] Patiënten die vooral voor kwaliteit van leven gaan, hebben vaker zelf al nagedacht over hun wensen rond het levenseinde.[1] Patiënten die deelnemen aan fase 1-onderzoek, willen juist blijven vechten tegen de ziekte en zijn bereid hierbij risico's te nemen.[3,4]

Om patiënten zo goed mogelijk te ondersteunen in hun beslissing is uiteraard goede informatie nodig: wat zijn de verwachtingen van een behandeling wat betreft het effect op de kanker en de bijwerkingen; wat is het beloop zonder behandeling; wat zijn alternatieven? Op die manier kan een patiënt een beslissing nemen die bij hem of haar past en waar hij/zij achterstaat.

Dit geldt des te meer voor een fase 1-behandeling, waarin het medisch doel niet therapeutisch is. Een gesprek over een fase 1-behandeling vraagt dan ook niet alleen feitelijke informatie over het doel van de behandeling, de mogelijke bijwerkingen en de praktische bezwaren, maar eveneens over het te verwachten beloop van de kanker en de zorg die in de laatste levensfase beschikbaar is. Het is niet duidelijk of er uitgebreid gesproken is met mevrouw Mijnders over mogelijkheden van zorg en begeleiding voor wanneer zij niet zou meedoen aan de studiebehandeling. De informatie over het te verwachten ziektebeloop en de beschikbare zorg vraagt afstemming tussen behandelaars: wie coördineert deze zorg en informeert patiënten en hun naasten over de mogelijkheden. Dat is lang niet altijd duidelijk. Afstemming hierover tussen medisch specialist en huisarts vindt vaak niet plaats.

Uit internationaal onderzoek blijkt, dat de meeste patiënten die behandeld worden in een fase 1-studie, tevreden zijn over de informatie die zij tevoren hebben ontvangen. Zij zijn goed op de hoogte van het feit dat de studiebehandeling niet therapeutisch is bedoeld. Toch heeft de meerderheid gekozen voor de behandeling in de hoop dat de kanker gunstig reageert op de behandeling.[4-6]

Integratie van palliatieve zorg in de reguliere oncologische zorg

Vanuit de pleitbezorgers voor goede palliatieve zorg is er vaak kritiek te horen op het includeren van patiënten in fase 1-onderzoek. Omdat de focus van fase 1-onderzoek toch gericht is op de behandeling van de onderliggende ziekte, zou er onvoldoende aandacht zijn voor de voorbereiding van patiënten en hun naasten op het naderend overlijden. Met een zorgvuldige informatie en besluitvorming voorafgaand aan de start van de behandeling en een goede begeleiding tijdens behandeling hoeft dat echter niet het geval te zijn. Voorwaarde blijft echter wel dat er daadwerkelijk over de zorgen van de patiënten wordt gesproken en dat de patiënt, zo mogelijk in samenspraak met de huisarts, voldoende uitleg krijgt over de zorg en begeleiding in de laatste levensfase.

In de recentelijk gelanceerde zorgmodule Palliatieve zorg wordt aangegeven hoe palliatieve zorg geïntegreerd kan worden in de reguliere zorg voor patiënten met een levensbedreigende ziekte.[7] Een belangrijk uitgangspunt hierbij is de vroegtijdige markering van de palliatieve fase. Voor de vroegtijdige markering van de palliatieve fase wordt de zogenoemde *surprise question* gebruikt: 'Zal het mij verbazen als deze patiënt over een jaar is overleden?' Vanaf dat moment wordt geadviseerd met de patiënt in gesprek te gaan over het te verwachten ziektebeloop en de wensen en verwachtingen naar de toekomst. Ook na het moment van markering van de palliatieve fase wordt er vaak nog een behandeling gegeven gericht op de onderliggende ziekte, in het geval van mevrouw Mijnders de alvleesklierkanker. De behandeling van de onderliggende ziekte en de palliatieve zorg gericht op symptoomcontrole in brede zin lopen dan samen. De zorgmodule benadrukt het belang om bij nieuwe behandelingen voor- en nadelen met de patiënt te wegen. De autonomie van de patiënt staat hierbij weer centraal.

Zoals boven al aangegeven, kozen de meeste patiënten voor een fase 1-behandeling in de hoop dat de kanker kleiner wordt. Patiënten die kiezen voor een fase 1-behandeling, lijken dan ook te kiezen voor levensverlenging, ook wanneer dat extra belasting betekent en de kans hierop zeer klein is. Hoewel alleen patiënten met een redelijk goede conditie in aanmerking komen voor behandeling in fase 1-studieverband, hebben patiënten in fase 1-studies wel last van meerdere lichamelijke en psychische klachten.[8] De bovengenoemde zorgmodule adviseert om na markering van de palliatieve fase regelmatig met de patiënt na te gaan voor welke lichamelijke, psychische, sociale en levensbeschouwelijke problemen ondersteuning nodig is. Juist omdat patiënten in het kader van het fase 1-onderzoek regelmatig in het ziekenhuis gecontroleerd worden en lichamelijke en psychosociale aspecten systematisch gemonitord worden tijdens de behandeling, is de logistieke structuur van een fase 1-studie goed bruikbaar voor de integratie van de palliatieve zorg. Het is belangrijk dat voldoende disciplines bereikbaar zijn voor ondersteuning van de patiënt wanneer de regelmatige beoordeling van de klachten daarvoor aanleiding geeft. Voor mevrouw Mijnders was een anesthesioloog-pijnarts bereikbaar voor een snelle behandeling van de pijn, maar er werd poliklinisch geen psychosociale hulp aangeboden om patiënte te ondersteunen in de acceptatie van het naderend levenseinde. Steeds vaker kan ook een multidisciplinair consultatieteam palliatieve zorg ondersteunen in de zorg voor de aanwezige problemen. Volgens internationaal onderzoek is voor sommige patiënten juist de intensieve medische begeleiding tijdens het fase 1-onderzoek een van de redenen om deel te nemen.[6] Ons inziens zou dat geen reden mogen zijn wanneer er goede afspraken zijn gemaakt tussen medisch specialist en huisarts over de coördinatie en de zorg in de laatste levensfase. De zorgmodule palliatieve zorg adviseert hiervoor een transmuraal zorgplan te gebruiken. Belangrijk aandachtspunt tijdens een behandeltraject is de betrokkenheid van de huisarts. Immers, zo lang de patiënt in het ziekenhuis wordt behandeld, heeft hij/zij vaak minder contact met de huisarts dan met de zorgverleners in het ziekenhuis. Dit vraagt daarom actieve stimulatie van patiënt en huisarts om contact te onderhouden en frequente berichtgeving vanuit het ziekenhuis, zowel schriftelijk als telefonisch.

Hoe dichter het overlijden nadert, hoe belangrijker het wordt de zorg te richten op het comfort van de patiënt en de naasten. Wanneer het overlijden nabij is, is behandeling met chemotherapie niet meer aan de orde. Bij mevrouw Mijnders was het behandelteam kort voor de beslissing voor de tweede fase 1-studie van mening dat het levenseinde van patiënte dichterbij kwam. Toch lukte het niet om af te zien van behandeling door de grote behandelwens van patiënte. Ook hier is weer de vraag in hoeverre er afstemming gezocht is met de huisarts om patiënte opnieuw te informeren over de zorg en begeleiding in de laatste fase van het leven. Juist rond dergelijke moeilijke behandelbeslissingen kan het medisch specialist en huisarts soms ook helpen om met elkaar te reflecteren. Terugkijkend is het de vraag of het mogelijk was geweest patiënte meer te ondersteunen om haar hoop op andere zaken te richten dan op genezing.

In bovengenoemde casus beschrijven wij het dilemma hoe ver te gaan met behandeling in fase 1-studieverband en hoe deze te integreren met goede palliatieve zorg. Uitgangspunt is een zo goed mogelijke zorg gericht op de patiënt. Waar de ene patiënt na zorgvuldige uitleg zal kiezen voor behoud van kwaliteit van leven zonder verdere antitumorbehandelingen, zal een andere patiënt na dezelfde uitleg kiezen voor behandeling in studieverband. Maar ook dan is regelmatige beoordeling van de problemen en behoeftes van de patiënt uitgangspunt van de zorg.

Aanbevelingen voor de praktijk
- Autonomie van de patiënt is een belangrijke leidraad voor het nemen van behandelbeslissingen.
- Fase 1-onderzoek is niet therapeutisch, maar bedoeld om te leren wat het meest optimale schema is om een nieuw ontwikkeld geneesmiddel bij mensen toe te passen.
- Beoordeling voor fase 1-onderzoek vraagt een nauwkeurige medische screening gericht op conditie, orgaanfunctie en levensverwachting.
- Een gesprek over fase 1-onderzoek vraagt heldere voorlichting over het doel en de consequentie van de behandeling, maar eveneens over de alternatieve mogelijkheden voor zorg en begeleiding in de laatste levensfase.
- Hoop is de belangrijkste reden voor deelname aan fase 1-onderzoek ook al zijn patiënten geïnformeerd over het niet-therapeutische doel.
- De intensieve begeleiding binnen een fase 1-onderzoek biedt een goede logistieke structuur voor een regelmatige beoordeling van lichamelijke

en psychosociale problemen. De zorgmodule palliatieve zorg biedt verdere handvatten om de palliatieve zorg goed te integreren met een behandeling in fase 1-studieverband.
- De beschikbaarheid van een multidisciplinair behandelteam is een voorwaarde voor een goede integratie van fase 1-onderzoek met palliatieve zorg.
- De afstemming met de zorg van de huisarts vraagt specifieke aandacht vanwege de focus op de zorg vanuit het ziekenhuis tijdens een fase 1-studiebehandeling.

Literatuur

1. Voogt E, Heide A van der, Rietjens JAC, et al. Attitudes of patients with incurable cancer toward medical treatment in the last phase of life. J Clin Oncol. 2005;23:2012-2019.
2. Mack JW, Weeks JC, Wright AA, et al. End-of-life discussions, goal attainment, and distress at the end of life: predictors and outcomes of receipt of care consistent with preferences. J Clin Oncol. 2010;28:1203-1208.
3. Horstmann E, McCabe MS, Grochow L, et al. Risks and benefits of phase 1 oncology trials, 1991 through 2002. N Engl J Med. 2005;352:895-904.
4. Catt S, Langridge C, Fallowfield L, et al. Reasons given by patients for participating, or not, in Phase 1 cancer trials. Eur J Cancer. 2011;47:1490-1497.
5. Sulmasy DP, Astrow AB, He MK, et al. The culture of faith and hope: patients' justifications for their high estimations of expected therapeutic benefit when enrolling in early phase oncology trials. Cancer. 2010;116:3702-3711.
6. Nurgat ZA, Craig W, Campbell NC, et al. Patient motivations surrounding participation in phase I and phase II clinical trials of cancer chemotherapy. Br J Cancer. 2005;92:1001-1005.
7. Zorgmodule palliatieve zorg 1.0. CBO, 2013
8. Hui D, Parsons H, Nguyen L, et al. Timing of palliative care referral and symptom burden in phase 1 cancer patients. A retrospective cohort study. Cancer. 2010;116:4402-4409.

19 DE ROL VAN HULPVERLENERS IN HET PALLIATIEVE ZORGONDERZOEK
Niet te veel beschermen?

Ghislaine van Thiel en Marijke Kars

Casus1

Een arts, verbonden aan een hospice, hoort van Amerikaanse collega's enthousiaste verhalen over een crème tegen misselijkheid: het werkt geweldig en is minder belastend voor patiënten dan reguliere middelen tegen misselijkheid. De arts is nieuwsgierig geworden en besluit om meer te weten te komen over het middel. Het blijkt om de zogenoemde ABHR-crème te gaan. ABHR-crème bevat lorazepam (Ativan), diphenhydramine (Benadryl), haloperidol (Haldol) en metoclopromide (Reglan). De crème wordt op de huid gesmeerd om misselijkheid tegen te gaan.

De arts zoekt naar informatie over de crème en de literatuur wijst uit dat de vier ingrediënten van ABHR-crème afzonderlijk bewezen veilig en effectief zijn in hun orale, intraveneuze of rectale toedieningsvormen. Er is geen wetenschappelijke publicatie over de combinatie van deze middelen in de crème. Daarnaast zijn er ervaringsverhalen te vinden die zonder uitzondering lovend zijn over de werking van het middel. In hospices in de VS wordt ABHR-crème veelvuldig gebruikt, en in één hospice is het zelfs het middel van eerste keus voor het bestrijden van misselijkheid.

De hospice-arts wil graag onderzoeken of de ABHR-crème een waardevolle uitbreiding kan zijn van het therapeutisch arsenaal voor het bestrijden van misselijkheid bij patiënten in de laatste levensfase en schrijft een onderzoeksvoorstel.

Het onderzoek

Het doel van het onderzoek is het meten van de veiligheid en de effectiviteit van de ABHR-crème. De studie is zo simpel mogelijk opgezet om de belasting te minimaliseren. Omdat misselijkheid alleen maar subjectief te meten is, is deze meting gevoelig voor een placebo-effect. Daarom kan het doel van de studie alleen gerealiseerd worden in een dubbelblinde placebogecontroleerde opzet.

Alle patiënten van het hospice krijgen bij misselijkheidsklachten gedurende vijf dagen ABHR-crème of een placebo. Na 24 uur wordt de misselijkheid gemeten met de gevalideerde 'Korte Pijn-vragenlijst' die door de arts-onderzoeker is aangepast voor het meten van misselijkheid. De lijst bestaat uit vijf vragen. Patiënten die na 24 uur nog misselijk zijn, kunnen een geregistreerd middel tegen misselijkheid als noodmedicatie krijgen. De duur van de trial is voor elke patiënt vijf dagen. Elke dag wordt in de ochtend de vragenlijst afgenomen. Na afloop van de studie kan de patiënt indien nodig in overleg met de behandelaar een middel tegen misselijkheid kiezen, inclusief ABHR-crème.

De studiepopulatie bestaat uit alle patiënten opgenomen in het hospice van de onderzoeker voor wie een behandeling tegen misselijkheid geïndiceerd is, en die informed consent (geïnformeerde toestemming) hebben gegeven voor deelname aan de studie.

Het eindpunt is de score op de voor misselijkheidsklachten aangepaste 'Korte Pijn-vragenlijst'. Een verschil van drie punten tussen de gemiddelde score van de patiënten uit de ABHR-crèmegroep en de placebogroep wordt als klinisch relevant beschouwd.

De uitvoering van het onderzoek

De arts-onderzoeker schrijft een protocol voor het onderzoek. Het inrichten van de informed consent procedure vindt zij een lastige noot om te kraken: moet ze rekening houden met de mogelijkheid dat potentiële deelnemers aan het onderzoek wilsonbekwaam zijn? En zo ja, wat betekent dat voor het onderzoek, dat betrekking heeft op de hele hospicepopulatie? Zou misselijkheid bij wilsonbekwame mensen betrouwbaar te meten zijn? Om problemen te voorkomen zet de onderzoeker in het protocol dat wilsonbekwaamheid een exclusiecriterium is.

De volgende stap is de Medisch-Ethische Toetsingscommissie (METC). De commissie vraagt de onderzoeker of de studie niet kan worden uitgevoerd met een minder kwetsbare patiëntengroep. Met enige moeite lukt het de arts om de METC te overtuigen van de noodzaak van inclusie van patiënten in de laatste levensfase: het middel dat wordt onderzocht wordt juist in deze populatie in de VS veel gebruikt en een wetenschappelijk onderzoek naar de waarde van de wondercrème moet daarom bij deze patiënten plaatsvinden.

Wanneer het onderzoek wordt opgestart in het hospice, blijkt dat de verpleegkundigen grote moeite hebben met het idee dat zij patiënten moeten lastigvallen met de vraag of ze willen deelnemen aan onderzoek. Zij zien het als hun taak om comfort care te verlenen en beschouwen wetenschappelijk onderzoek daarbij als een storende factor. Ze voeren aan dat de helft van de deelnemende patiënten misschien onnodig misselijk is, als het nieuwe middel toch slechter werkt dan de bestaande middelen.

De voorheen gemotiveerde hospice-arts ervaart nu zoveel problemen bij het opzetten en uitvoeren van de studie dat zij er uiteindelijk vanaf ziet en er geen enkele patiënt wordt geïncludeerd.

Beschouwing

Wetenschappelijk onderzoek met proefpersonen is essentieel voor het vinden en verbeteren van medische behandelingen. In de palliatieve zorg is het aantal studies echter relatief klein. Er zijn publicaties verschenen die wijzen op *gatekeeping* als een belangrijke barrière voor het uitvoeren van patiëntgebonden onderzoek in de palliatieve zorg.[2,3] Gatekeeping is beschreven als een fenomeen waarbij zorgprofessionals verhinderen dat potentiële proefpersonen – die voldoen aan de inclusiecriteria van een studie – worden benaderd voor deelname aan wetenschappelijk onderzoek.[4] De hierboven beschreven casus is een voorbeeld van de problemen die in de literatuur worden gerapporteerd onder de noemer gatekeeping. Meestal gaat zo'n beschrijving gepaard met de oproep van onderzoekers om een einde te maken aan gatekeeping. Gatekeeping is nadelig voor de uitvoering van een onderzoek, maar daarmee staat niet vast dat het altijd een slechte keuze is. In deze beschouwing zullen we ingaan op de vraag of gatekeeping door zorgprofessionals te rechtvaardigen is en onder welke omstandigheden. Het doel daarvan is om een onderscheid te maken tussen onnodige gatekeeping en gatekeeping op goede gronden. We beginnen met een beschrijving van de bezwaren tegen gatekeeping door zorgprofessionals. Daarna gaan we in op argumenten die gatekeeping rechtvaardigen.

Waarom gatekeeping problematisch is

Gatekeepers beslissen voor een potentiële proefpersoon (soms ook voor een grotere groep) dat deze niet gevraagd wordt om deel te nemen aan een onderzoek. Veelvuldige gatekeeping is een bedreiging voor studies in de palliatieve zorg, terwijl er veel behoefte is aan evidence-based kennis over palliatieve therapieën. Naast de praktische problemen die gatekeeping oplevert bij het uitvoeren van studies, is het principe van respect voor autonomie de belangrijkste bron van bezwaar. In het algemeen vereist respect voor autonomie dat patiënten informatie krijgen over hun medische toestand en de mogelijkheden die er zijn voor behandeling. Wanneer er geen geaccepteerde behandeling is of deze onvoldoende effectief is, of wanneer de patiënt moeite heeft met de geaccepteerde behandeling vanwege bijwerkingen, wordt het zinvol met de patiënt te spreken over deelname aan studies waarin experimentele therapieën worden getest. Soms geven patiënten zelf te kennen dat ze geïnteresseerd zijn in deelname aan wetenschappelijk onderzoek. Patiënten kunnen pas een besluit nemen over deelname als ze over de relevante informatie beschikken. Het bewust niet informeren over de mogelijkheid om aan een onderzoek mee te doen, ontneemt patiënten de kans om hierover een eigen besluit te nemen en er de eventuele voordelen van te ondervinden.

Goede redenen voor gatekeeping

Soms zijn er echter goede redenen om wel te kiezen voor gatekeeping. De METC toetst een onderzoeksvoorstel met het oog op de bescherming van potentiële proefpersonen. Dit biedt een algemene basis van bescherming. Soms kan een zorgverlener tot de conclusie komen dat in een individuele situatie extra bescherming nodig is. Dat kan leiden tot gatekeeping. Vrijwel elk onderzoek brengt een belasting voor proefpersonen met zich mee, en sommige studies hebben een risico op schade. Palliatieve zorgonderzoek kan bovendien confronterend zijn voor de patiënt, bijvoorbeeld doordat diens (korte) levensverwachting een belangrijke rol speelt. Patiënten kunnen kwetsbaar zijn, bijvoorbeeld omdat ze weinig psychische draagkracht hebben en praten over hun ziekte angst bij hen oproept. Of ze hebben lichamelijke symptomen die zeer veel energie kosten, waardoor die energie zeer kostbaar is geworden. Het is goed als zorgverleners daar oog voor hebben en, als het nodig is, extra maatregelen nemen om patiënten te beschermen.

Deze beschrijvingen laten zien dat er goede redenen zijn om gatekeeping te vermijden, maar ook dat gatekeepers soms goede gronden kunnen hebben voor hun handelen. In de huidige praktijk is er echter geen kader dat potentiële gatekeepers helpt om te beslissen of gatekeeping in een individuele situatie ongewenst of juist nodig is. Om tot zo'n kader te kunnen komen is een nadere beschouwing nodig van de kwetsbaarheid van de patiënten in het palliatieve zorgonderzoek. We richten ons daarbij op de hele groep patiënten met gevorderde ziekte in de laatste fase van het leven.

Hoe kunnen we bepalen of patiënten met gevorderde ziekte in de laatste levensfase kwetsbaar zijn in onderzoek?

Sommige mensen of groepen mensen hebben een meer dan gemiddelde kans om schade op te lopen door deelname aan wetenschappelijk onderzoek. Ze zijn met andere woorden *kwetsbaar*. Kwetsbare proefpersonen hebben recht op speciale bescherming.[5] Het probleem met dit heldere uitgangspunt is dat het in de praktijk moeilijk is precies te bepalen welke mensen kwetsbaar zijn als proefpersoon.[6] Het concept kwetsbaarheid heeft veel kritiek gekregen, met name omdat het te vaag en te veelomvattend is. Dit heeft ertoe geleid dat sommigen ervoor pleiten om het maar helemaal buiten beschouwing te laten.[7,8] Niettemin lijkt het onvermijdelijk om aandacht te hebben voor de bescherming van proefpersonen die om specifieke redenen minder goed in staat zijn om zichzelf te beschermen. Met dit doel hebben Luna en VanderPoel een voorstel gedaan voor een zogenoemde *gelaagde* opvatting van kwetsbaarheid. In deze benadering worden mensen gezien als kwetsbaarder naarmate zij meer kenmerken (lagen) hebben die kwetsbaarheid verhogen. Voorbeelden van lagen van kwetsbaarheid zijn wilsonbekwaamheid, het ontbreken van vrijwilligheid en het verkeren in omstandigheden waarin respect voor mensenrechten verminderd is of waarin het risico bestaat op uitbuiting.[9] Patiënten in de laatste levensfase verschillen onderling op belangrijke punten, zoals hun lichamelijk welbevinden, manier van *coping* en de sociale steun die zij ontvangen. Het voordeel van de gelaagde opvatting is dat er oog komt voor deze verschillen bij het beoordelen van de kwetsbaarheid van proefpersonen. Dit in tegenstelling tot de traditionele benadering, waarin hele groepen (vrouwen, kinderen, ouderen) op basis van slechts één gezamenlijk kenmerk als kwetsbaar werden bestempeld. Tegelijkertijd blijft de nodige aandacht voor individuen die extra bescherming behoeven, bewaard.

Een gelaagde opvatting van kwetsbaarheid toegepast op onderzoek naar palliatieve zorg

Om deze benadering werkbaar te maken voor de groep patiënten met gevorderde ziekte in de laatste levensfase, zijn in tabel 1 potentiële lagen van kwetsbaarheid omschreven. Het betreft een bedreigde autonomie, lichamelijke broosheid, een beperkt sociaal steunsysteem en een minder gunstige *riskbenefit*ratio van het onderzoek. Bij elke laag is een aantal factoren genoemd die bijdragen aan kwetsbaarheid. Bijvoorbeeld de laag 'lichamelijke broosheid': deze hangt samen met de mate waarin een potentiële proefpersoon gevoelig is voor bijwerkingen van medische behandelingen.

De vraag naar de juistheid van gatekeeping doet zich voor wanneer de vraag om een individuele patiënt te benaderen voor deelname aan onderzoek bij betrokkenen twijfels of weerstand oproept. Als die twijfel voortkomt uit de gedachte dat de potentiële proefpersoon te kwetsbaar is, zijn de lagen te gebruiken om te analyseren of die gedachte terecht is. Bovendien wordt duidelijk op welk(e) gebied(en) de kwetsbaarheid van de patiënt ligt, en kunnen mogelijk specifieke maatregelen worden genomen om deze kwetsbaarheid te verminderen of om de proefpersoon te beschermen. Dat patiënten in de laatste fase van het leven verkeren is op zichzelf onvoldoende reden om hen categorisch uit te sluiten van deelname aan onderzoek. Een gelaagde benadering van kwetsbaarheid kan helpen om onnodige gatekeeping te vermijden zonder afbreuk te doen aan de bescherming van kwetsbare mensen.

Tabel 1 Lagen van kwetsbaarheid bij patiënten met gevorderde ziekte in de laatste levensfase in het palliatieve zorgonderzoek

	Factoren die bijdragen aan kwetsbaarheid
Bedreigde autonomie	Refractaire symptomen die beslissingscapaciteit verminderen (inclusief psychische klachten, existentiële problematiek) Cognitieve problemen Minder gunstige copingstijl Beperkte gezondheidsvaardigheden Sterk ervaren afhankelijkheid van behandelaar die ook onderzoeker is
Lichamelijke broosheid	Lichamelijke belasting van symptomen Bewezen gevoeligheid voor bijwerkingen Cachexie, gebrek aan energie, uitputting, vermoeidheid
Beperkt sociale steunsysteem	Gebrek aan steungevende relaties Sociale, financiële of maatschappelijke problemen
Minder gunstige risk-benefitratio van het onderzoek	Onderzoek zonder kans op voordeel voor de proefpersoon Onderzoek met veel belasting of risico en kleine kans op voordeel voor de proefpersoon

De rol van gatekeeping bij bescherming van kwetsbare proefpersonen

Als patiënten kwetsbaar zijn, hebben ze recht op extra bescherming. Het vaststellen van de behoefte aan extra bescherming zegt echter nog weinig over hoe die bescherming eruit moet zien. In de wondercrèmecasus uitten de verpleegkundigen zorgen over negatieve effecten van onderzoek op de patiëntenzorg. Gatekeeping is echter niet vanzelfsprekend de passende oplossing voor die zorgen. Het ontneemt patiënten de mogelijkheid om zelf te beslissen over deelname aan onderzoek, en het is in die zin een beperking van de autonomie. Daar moeten goede redenen voor zijn. Kwetsbare mensen zijn niet per definitie aangetast in hun vermogen om zelf te beslissen. De lagen in tabel 1 illustreren dat. Kwetsbaarheid is daarom ook niet automatisch voldoende reden om mensen de mogelijkheid tot beslissen over onderzoeksdeelname te ontnemen door gatekeeping. Daar is meer voor nodig, namelijk een beroep op het belang van de patiënt.

Gatekeeping door zorgprofessionals bij wilsonbekwame proefpersonen

Wanneer de neiging tot gatekeeping optreedt en een analyse van de kwetsbaarheid laat zien dat iemand veel kenmerken heeft in de laag 'bedreigde autonomie', dan is het waarschijnlijk dat de patiënt niet in staat is tot een autonoom besluit over deelname aan onderzoek. De proefpersoon is dan wilsonbekwaam. Voor het betrekken van wilsonbekwamen in onderzoek gelden speciale regels en onderzoek wordt door een METC aan die regels getoetst. Bij patiënten met gevorderde ziekte in de laatste levensfase is het mogelijk dat een potentiële proefpersoon niet wilsbekwaam is. Als de studie alleen is goedgekeurd voor wilsbekwame proefpersonen, dan is exclusie van de betreffende patiënt aangewezen. Er zijn echter ook studies waarin het includeren van wilsonbekwame proefpersonen is toegestaan. Het onderzoek moet dan specifiek relevant zijn voor deze groep en niet met (uitsluitend) wilsbekwame proefpersonen uitvoerbaar zijn. Daarnaast zijn er strengere eisen voor onderzoek waar de proefpersoon geen voordeel van kan hebben (ook wel 'niet-therapeutische studies' genoemd). In die gevallen beoordeelt de METC of het onderzoek voldoet aan de eisen 'verwaarloosbaar risico en minimale belasting'. In zogenoemd 'therapeutisch onderzoek' zijn grotere risico's en meer belasting toegestaan.

De wettelijke vertegenwoordigers hebben bij wilsonbekwame patiënten de taak om zo goed mogelijk in te schatten of deelname aan onderzoek botst met het belang van de patiënt – die kan dat immers niet meer zelf. Ze moeten daarvoor de risico's en de belasting afwegen tegen de mogelijke positieve effecten van deelname. Als deze afweging uitvalt in het nadeel van meedoen aan de studie, is het de taak van de vertegenwoordigers om namens de patiënt deelname aan onderzoek te weigeren. Het kan voorkomen dat de vertegenwoordiger van een patiënt deze taak niet of onvoldoende vervult, bijvoorbeeld wanneer de vertegenwoordiger druk uitoefent op de proefpersoon. Als dit leidt tot deelname aan onderzoek van een patiënt wiens belang daardoor wordt geschaad, is gatekeeping door zorgprofessionals gerechtvaardigd.

Gatekeeping bij kwetsbare wilsbekwame patiënten

Bij patiënten die weliswaar kwetsbaar zijn, maar nog wel in staat om beslissingen te nemen, geldt in het algemeen dat zij in staat moeten worden gesteld om hun autonomie uit te oefenen. Dat brengt een zwaarwegende plicht voor professionals met zich mee om potentiële proefpersonen te voorzien van adequate informatie en om de vrijwilligheid van hun deelname aan onderzoek te garanderen. In uitzonderlijke gevallen kan het echter voorkomen dat het beslissen over onderzoeksdeelname een dermate zware belasting is voor de (wilsbekwame) proefpersoon, dat gatekeeping gerechtvaardigd is. Stel dat een patiënt uit het hospice van de wondercrèmestudie gedurende zijn ziekteproces steeds heeft laten blijken niet te willen (mee)beslissen over de medische zorg die hij ontvangt. Hij heeft vertrouwen in de artsen, het denken over medische zaken boezemt hem al zijn leven lang angst in en voor iedereen is duidelijk dat zijn doel is om de hem resterende tijd zo comfortabel mogelijk door te brengen. Deze patiënt voldoet aan de inclusiecriteria voor de wondercrèmestudie en is bovendien wilsbekwaam. In zo'n geval kan gatekeeping gerechtvaardigd zijn op grond van de reden dat de belasting van het vragen om een beslissing van de patiënt hoog is en in strijd met zijn eerder geuite wensen. Bovendien is de kans dat dit daadwerkelijk zal leiden tot inclusie van de patiënt in de studie klein, omdat het een redelijke veronderstelling is dat hij dat zal weigeren.

Gatekeeping mag dus in specifieke gevallen. Maar moet het ook?

Het belang van de patiënt is een doorslaggevend argument bij het bepalen of gatekeeping te verdedigen is. Dit argument refereert aan de plicht tot weldoen. Deze plicht behelst ten eerste de algemene opdracht van ieder mens om het goede te bevorderen. Dat schept bepaalde verplichtingen die ten opzichte van alle medemensen gelden. De algemene plicht tot weldoen heeft echter een beperkte reikwijdte: wat we ieder ander verschuldigd zijn, moet passen binnen redelijke grenzen van risico's en bezwaren. Gatekeeping valt niet binnen dit domein, en er is dus geen algemene plicht tot gatekeeping voor iedereen die het wondercrèmehospice binnenstapt. Echter, speciale relaties tussen mensen onderling kunnen een sterkere verplichting tot weldoen met zich meebrengen. Voor professionals in de gezondheidszorg geldt dat het bevorderen van het welbevinden van mensen het doel en de rechtvaardiging is van hun handelen.[10] De plicht tot weldoen weegt daarom zwaarder in relaties tussen hulpverlener en patiënt dan in algemene relaties tussen mensen onderling. Dat pleit voor een plicht tot gatekeeping wanneer professionals vinden dat deelname aan een studie in strijd is met het belang van de patiënt. Deze plicht weegt zwaar, maar niet zo zwaar dat het de weloverwogen wens van de betrokken patiënt kan overvleugelen. Bij wilsbekwame patiënten is gatekeeping nooit verplicht. Dat ligt genuanceerder bij patiënten die wilsonbekwaam zijn: de plicht tot weldoen is dan de belangrijkste norm voor het professionele handelen.

Aanbevelingen voor de praktijk

- Gatekeeping heeft negatieve gevolgen voor het wetenschappelijk onderzoek naar behandelingen in de palliatieve zorg.
- Gezien het belang van kennisvermeerdering over palliatieve zorg en behandeling, moeten professionals onnodige gatekeeping vermijden.

- In individuele gevallen kunnen zorgprofessionals goede gronden hebben om te besluiten tot gatekeeping.
- De eerste grond is de kwetsbaarheid van de patiënt. Die moet wel goed beoordeeld worden. Door lagen van kwetsbaarheid te benoemen kan de beoordeling verbeterd worden.
- Kwetsbaarheid betekent niet automatisch dat het recht van de patiënt om zelf keuzes te maken, minder zwaar gaat wegen. Pas als het vermogen tot autonome besluitvorming is aangetast komt dit aan de orde.
- Gatekeeping is wel een morele verplichting als aan drie voorwaarden is voldaan:
  1 de gatekeeper heeft een speciale relatie met de potentiële proefpersoon, zoals een hulpverlener-patiëntrelatie;
  2 er is een redelijke veronderstelling dat deelnemen aan een bepaalde studie niet in het belang is van de potentiële proefpersoon;
  3 de potentiële proefpersoon is zelf onvoldoende in staat om te beslissen over onderzoeksdeelname (vanwege wilsonbekwaamheid of kwetsbaarheid).

Literatuur

1 De casus is fictief, maar losjes gebaseerd op: Buss MK, Arnold RM. Challenges in palliative care research: one experience. J Palliative Med. 2004;7:405-406.
2 Kendall M, Harris F, Boyd K, et al. Key challenges and ways forward in researching the 'good death': qualitative in-depth interview and focus group study. Br Med J. 2007;334:521.
3 Tan H, Wilson A, Olver I, Barton C. Recruiting palliative patients for a large qualitative study: some ethical considerations and staff dilemmas. Explore (NY). 2010;6:159-165.
4 Sharkey K, Savulescu J, Aranda S, Schofield P. Clinician gate-keeping in clinical research is not ethically defensible: an analysis. J Med Ethics. 2010;36:363–366.
5 Artikel 19, Verklaring van Helsinki, Fortaleza 2013. Online beschikbaar via: www.wma.net/en/30publications/10policies/b3.
6 Hurst SA. Vulnerability in research and health care; describing the elephant in the room? Bioethics. 2008;22:191-202.
7 Schroeder D, Gefenas E. Vulnerability: too vague and too broad? Camb Q Healthc Ethic. 2009;18:113-121.
8 Levine C, Faden R, Grady C, Hammerschmidt D, et al. The limitations of 'vulnerability' as a protection for human research participants. Am J Bioeth. 2004;4:44-49.
9 Luna F, Vanderpoel S. Not the usual suspects: addressing layers of vulnerability. Bioethics. 2013;27:325-332.
10 Beauchamp TL, Childress JF. Principles of Biomedical Ethics. 7e druk. New York: Oxford University Press; 2013.

(KUNSTMATIGE) VOEDING IN DE LAATSTE LEVENSFASE
(CULTURELE) BETEKENIS VAN VOEDING   ETHISCHE PRINCIPES

20 VOCHT EN VOEDING
Méér dan alleen medisch

Lotte van den Ingh, Angeline van Doveren en Patricia van Mierlo

Casus
Bij de 39-jarige mevrouw Derksen, gehuwd, ongewenst kinderloos en werkzaam als managementadviseur, is twee jaar geleden een melanoom verwijderd op haar linkerbeen. Nu komt zij in het ziekenhuis in verband met een zwelling in haar linkerlies. Haar angst wordt bewaarheid, er blijkt sprake te zijn van uitzaaiingen van het melanoom in de lymfeklieren. Mogelijkheden om haar te genezen zijn er niet, behandelingen om de ziekte terug te dringen zijn er niet en omdat er nu geen klachten zijn is er geen symptoombehandeling nodig. Drie maanden later komt mevrouw Derksen echter vervroegd op de polikliniek, omdat ze extreem vermoeid is. Na verder onderzoek krijgt zij slecht nieuws: er zijn nu ook uitzaaiingen in peritoneum en longen. Haar internist-oncoloog verwijst haar naar een collega voor palliatieve symptoomgerichte behandeling. Ondanks alle informatie hebben mevrouw Derksen en haar man hoop op genezing en besluiten dit te zoeken in het buitenland. Na twee maanden wordt zij opnieuw gezien in het ziekenhuis, op de spoedeisende hulp. Zij komt rechtstreeks uit het buitenland, waar zij een poliklinische chemotherapeutische 'proefbehandeling' ondergaat als laatste redmiddel. Zij gaat echter alleen maar achteruit en is dusdanig verzwakt dat terugkeer naar huis niet mogelijk is. Zij wordt opgenomen in het ziekenhuis voor aanpassing van de pijnstilling en start van antibiotica wegens verdenking op een longontsteking.

Volgens de artsen ziet het er slecht uit. De ziekte blijkt snel progressief. Mevrouw Derksen en haar familie hebben nog steeds hoop dat de behandeling in het buitenland succesvol zal zijn. Ze staan niet open voor louter symptoombestrijding; ze wensen alle beschikbare vormen van ziektegerichte behandeling. De artsen tonen hun zorgen en geven aan dat de verwachtingen van de buitenlandse behandeling niet realistisch zijn. In een familiegesprek wordt afgesproken dat de behandeling tijdens opname wordt gericht op behoud van comfort. Zodra dit mogelijk *is, zal zij weer teruggaan naar huis. Ook wordt gesproken over zinvol en zinloos medisch handelen en in het verlengde hiervan over advance care planning. In dit kader benoemt de behandelend arts ook dat hij op medische gronden heeft vastgelegd dat zij niet meer gereanimeerd zal worden, mocht zich een dergelijke situatie voordoen. Dit kunnen zij en haar partner accepteren. Enkele dagen later maakt het consultatieteam palliatieve zorg kennis met haar, om te inventariseren wat men voor haar kan betekenen. Enerzijds lijkt zij nog steeds een sterke hoop te hebben dat zij beter gaat worden, anderzijds houdt zij ook rekening met het feit dat zij komt te overlijden. In de loop van de volgende dagen wordt zij steeds zieker en heeft zij hoge koorts bij een sepsis. De antibiotica worden aangepast. Ze heeft geen zin in eten en drinken en krijgt maar weinig binnen. Het gehele beeld past bij de aanwezigheid van het zogenoemde anorexie-cachexiesyndroom in de laatste levensfase, waarover uitleg wordt gegeven aan haar en haar familie. Ook wordt uitgelegd dat het geven van kunstmatige voeding hierbij niet zinvol is, haar levensverwachting is enkele dagen tot weken.*

Mevrouw Derksen en haar echtgenoot geven in dit gesprek aan bang te zijn dat zij aan het uithongeren is. Zij staan er beiden op dat gestart wordt met sondevoeding en hebben ondanks het besef van de mogelijkheid van een slechte afloop, alle vertrouwen in verbetering. Voeding is voor hen van essentieel belang en hoort bij goede zorg. Dit verzoek stelt haar artsen en het verpleegkundig team voor een dilemma. Voeding lijkt immers vanuit medisch oogpunt geen toegevoegde waarde te hebben, en kan bovendien nadelige gevolgen hebben. Ondanks herhaalde uitgebreide uitleg is er bij mevrouw Derksen en haar echtgenoot geen draagvlak om van kunstmatige voeding af te zien. Zij willen hier absoluut aan vasthouden. Ze zijn nog niet 'zo ver' is om van 'alle behandeling' af te zien.

Dit geeft binnen het multidisciplinaire team uitgebreide discussie. Wordt meegegaan met de wens van patiënte en haar autonomie gerespecteerd? Of dient gehandeld te worden op basis van medische zinvolheid, waarbij bovendien het principe van niet-schaden wordt gevolgd? Is het geven van kunstmatige voeding bij een anorexie-cachexiesyndroom niet zelfs medisch laakbaar? Gezien het herhaalde dringende appel van mevrouw Derksen en haar echtgenoot en omdat er psychisch lijden wordt verwacht als niet aan haar behandelwens wordt voldaan, wordt besloten toch te starten met sondevoeding. Daarnaast speelt bij deze beslissing ook het feit mee dat mevrouw Derksen en haar familie zich ten aanzien van de buitenlandse therapie niet serieus genomen en onvoldoende gesteund voelen. Er is weinig vertrouwen in de behandelend artsen in dit ziekenhuis. Om dit vertrouwen te herstellen, lijkt het nodig te voldoen aan hun verzoek.

Er wordt gestart met sondevoeding. Na twee dagen gaat het echter een stuk slechter met haar. Zij is erg moe en heeft geen energie. Door haar slechte conditie en pijn in haar hele lichaam is zij aan bed gebonden. Zij is misselijk en heeft frequent brijige ontlasting. De verdenking op een relatie tussen haar klachten, de sondevoeding en de risico's op complicaties van sondevoeding wordt opnieuw besproken. Toch wil zij graag dat de sondevoeding wordt voortgezet. Kort hierna krijgt ze veel last van pijn in haar mond en keel door de sonde, heeft ze voortdurend een vol gevoel en is zij duidelijk oncomfortabel. Zij geeft nu aan de buitenlandse ziektegerichte behandeling niet meer te zien zitten en zegt de situatie niet meer te verdragen. Zij heeft geen kracht meer en ervaart de sondevoeding nu als een last. Op haar verzoek wordt de sondevoeding gestaakt en de sonde verwijderd. Het beleid is gericht op symptoombestrijding en comfort, met voldoende energie overdag om afscheid te nemen en voldoende rust in de nacht. Hiervoor wordt gestart met nachtelijke intermitterende sedatie. Na enkele dagen neemt haar pijn toe en ontstaat snel progressieve kortademigheid. Deze is niet te bestrijden en er wordt gestart met continue palliatieve sedatie. Kort hierna overlijdt zij rustig, in het bijzijn van haar echtgenoot.

Beschouwing

In de laatste levensfase vindt een verandering plaats in de behandeling: het accent verplaatst zich van behandelen met als doel curatie naar behoud van kwaliteit van leven en het zo comfortabel mogelijk maken van het laatste stukje. Een van de belangrijke thema's die hierbij aan de orde zijn, is vocht en voeding. De betekenis en waarde hiervan verandert in de laatste levensperiode. In deze casus betrof het een vrij jonge vrouw met een gemetastaseerd melanoom. Ten gevolge van haar ziekte was zij zeer verzwakt, cachectisch en haar eetlust was sterk verminderd. Er was sprake van een anorexie-cachexiesyndroom. Het verzoek van mevrouw Derksen en haar familie om te starten met sondevoeding stelde haar behandelaar en het consultatieteam palliatieve zorg voor een ethische vraag. Wat is 'goed' handelen in deze situatie? Welke waarden, normen en feiten spelen hierbij mee en wat dient hierin leidend te zijn? Het multidisciplinaire team raakte in een uitgebreide discussie op het moment dat niet duidelijk was welke morele waarde leidend zou moeten zijn. Respect voor autonomie of niet schaden? Is het geven van kunstmatige voeding bij patiënten in de laatste levensfase zelfs niet medisch laakbaar? En in het verlengde hiervan, is het induceren van psychisch lijden door het niet voldoen aan de wens om te starten met kunstmatige voeding niet ook laakbaar?

Dit vraagt een nadere uitwerking van enkele thema's zoals hieronder weergegeven.

Vocht en voeding in de laatste levensfase: zinvol of schadelijk?

Het belangrijkste doel van kunstmatige voeding en vocht in de laatste levensfase is het verbeteren van de kwaliteit van leven en/of de levensverwachting. Helaas zijn beide doelen vaak niet realistisch voor patiënten in het allerlaatste stadium.[1]

Bij mevrouw Derksen was er sprake van een anorexie-cachexiesyndroom ten gevolge van een uitgezaaid melanoom. Anorexie, een gebrek aan eetlust, kan door verschillende factoren worden veroorzaakt, zoals metabole afwijkingen, misselijkheid, pijn of vermoeidheid. Cachexie is een metabool syndroom veroorzaakt door een onderliggende ziekte, en wordt gekenmerkt door ernstig gewichtsverlies bij een toenemende katabole toestand met verlies van spiermassa en spierkracht (sarcopenie), al dan niet in combinatie met verlies van vetweefsel. Het anorexie-cachexiesyndroom lijkt veroorzaakt te worden door een chronisch ontstekingsproces, waarbij verhoogde productie van cytokinen een belangrijke rol speelt. Naast deze metabole veranderingen spelen ook ziekte- en behandelingsgerelateerde symptomen, zoals pijn, vermoeidheid, misselijkheid en depressie, een rol bij het ontstaan van anorexie en cachexie.[2]

In hoeverre is kunstmatige voeding en vocht in het laatste stadium van toegevoegde waarde danwel gecontraindiceerd? Uit een Cochrane review uit 2008 blijkt dat er geen gerandomiseerde klinische of prospectief gecontroleerde trials zijn verricht naar het effect van kunstmatige voeding in de laatste levensfase.[3] Kunstmatige voeding beïnvloedt bij terminale patiënten met een maligniteit het beloop van de ziekte niet, het heeft geen effect op de levensduur en het geeft geen verbetering van de functionele status.[4,5] Wel kunnen er nadelige effecten zijn, waarbij sondevoeding kan leiden tot onder andere aspiratiepneumonie, fistelvorming, diarree, obstipatie, darmobstructie, braken, malabsorptie, elektrolytstoornissen, hyperglykemie, infectie en verstopping of verplaatsing van de sonde.[6] Door de European Society for Clinical Nutrition and Metabolism (ESPEN) wordt dan ook aanbevolen geen voeding te starten in de laatste levensfase.[7] Er wordt gesteld dat de richtlijnen gericht op behoud van voedingsstatus niet langer relevant zijn in de allerlaatste levensfase en intensieve voeding de conditie van stervende patiënten juist kan verslechteren.[8] In de literatuur is echter niet terug te vinden dat de laatste levensfase per se een contraindicatie is voor kunstmatige voeding en dat de toediening ervan daadwerkelijk schadelijk en daarmee medisch laakbaar is.

Ook voor de medische zinvolheid van alleen vochttoediening in de (pre)terminale fase is tot nu toe geen bewijs gevonden.[2] In een recente gerandomiseerde trial werd geen significant verschil gevonden tussen de groep met en zonder vochttoediening, in symptomen, kwaliteit van leven en overleving.[9]

In een Cochrane review werd geconcludeerd dat er tot nu toe onvoldoende studies zijn verricht om een aanbeveling met betrekking tot vochttoediening bij palliatieve patiënten te kunnen doen.[10] Er zijn studies die geen verschil in uitkomsten laten zien na vochttoediening, terwijl andere studies wel verbetering van symptomen van dehydratie laten zien. In deze studies hadden patiënten echter vaker ook last van de bijwerkingen van de vochttoediening. De nadelige gevolgen van vochttoediening kunnen zijn: braken en/of diarree ten gevolge van toename van gastro-intestinaal vocht, (ernstige) benauwdheid door toename van vocht in de longen, perifeer oedeem en toename van urineproductie.[11] Daarnaast bleken patiënten met terminale kanker die intraveneus vocht kregen, niet beter gehydreerd te zijn dan patiënten die geen intraveneus vocht kregen.[12]

Een van de symptomen van dehydratie kan dorstgevoel zijn. Voor de patiënt en diens naasten kan dit een reden zijn om te willen kiezen voor de toediening van vocht in de laatste fase. Maar bestaat er daadwerkelijk een direct verband tussen vochttoediening of vochtinname en dorstgevoel? In onderzoek is dit verband tussen dorstgevoel en vochtintake of mate van dehydratie niet gevonden.[13,14] Dorstgevoel bij terminale patiënten is niet alleen geassocieerd met dehydratie, maar ook met andere kenmerken van terminale ziekte, zoals algehele slechte conditie, stomatitis, mondademen en de toediening van opioïden.[15] Klachten van dorstgevoel en een droge mond kunnen beter verlicht worden door goede mondzorg en het geven van kleine slokjes vocht.[16] Het is belangrijk om dit uit te leggen aan patiënt en familie en de naasten te betrekken bij het geven van de mondzorg, zodat ze ervaren iets te kunnen betekenen voor de patiënt.

Betekenisaspect: vocht en voeding als eten en drinken

Naast een medische betekenis, hebben voeding en vocht ook een belangrijke culturele en symbolische waarde. Het wordt traditioneel gezien als expressie van liefde en zorg voor zowel de levenden als de stervenden. Daartegenover hebben artsen de neiging om voeding te zien als een medische behandeling met als doel het bereiken van fysiologische doelen.[17] Beslissingen over vocht en voeding dienen echter te worden gezien als meer dan een zuiver medische beslissing.[2] Aandacht voor de betekenis die patiënt en naasten aan vocht en voeding toekennen, is van belang in het licht van goede zorg.

Recht doen aan dit betekenisaspect van vocht en voeding begint met de juiste woordkeuze. De begrippen 'vocht en voeding' zijn medisch jargon. Zij drukken het medische perspectief uit, voor patiënten en hun naasten gaat het over 'eten en drinken'. Iedereen weet dat eten en drinken primaire levensbehoeften zijn, mogelijkheidsvoorwaarden voor de continuïteit van leven. Eten en drinken hebben daardoor de betekenis van toekomst, perspectief, en hoop. Voor veel culturen geldt, dat zowel bij feesten als bij droevige bijeenkomsten samen gegeten en gedronken wordt en dat eten en drinken worden gedeeld met elkaar. Eten en drinken brengen in dit verband morele waarden als gezamenlijkheid en solidariteit tot uitdrukking. De klassieke fruitmand is dus niet zomaar een obligaat cadeau voor zieken. Het is een teken van relationaliteit en zorgzaamheid. Het feit dat fruit juist als geschenk aan een zieke wordt aangeboden, geeft uitdrukking aan de betekenis en waarde van gezond(makend) eten in de (zorg)relatie.

Wanneer een zieke niet goed in staat is om zelf voor eten en drinken te zorgen of dit tot zich te nemen, is het letterlijk van levensbelang dat degene die de zorg voor deze zieke draagt, eten en drinken aanbiedt. De zorg voor eten en drinken staat, samen met nabijheid en verzorging, centraal in de zorgrelatie en brengt de kernwaarden ervan tot uitdrukking, namelijk relationaliteit en zorgzaamheid. Omdat het gaat om een primaire levensbehoefte, raakt deze betekenis ook aan de afhankelijkheid waarvan in iedere zorgrelatie sprake is. In de praktijk komt het nog wel eens voor, dat naasten bij het zorgen voor de patiënt, zich vrijwel volledig richten op het eten en drinken. Dat nabijheid van minstens zo groot belang is, wordt hierbij soms vergeten.

Indien de zieke weloverwogen kunstmatige voeding en vocht wordt onthouden kan dit voor de patiënt en naasten dus niet alleen de betekenis hebben van het onthouden van een primaire levensbehoefte maar ook van een kritische verandering in de zorgrelatie.

Een arts die, vanuit zijn of haar (machts)positie ten opzichte van de zieke, stopt met het toegankelijk maken van eten en drinken zou in de ogen van patiënt en naasten een slecht zorgverlener kunnen zijn. Deze beeldvorming kan, indien de patiënt overlijdt, een negatief effect hebben op het rouwproces van de nabestaanden.

Besluitvorming

Hoe kom je tot een beslissing over de kunstmatige toediening van vocht en voeding in een situatie als die van mevrouw Derksen? Samengevat gaat het om een afweging van de belasting van de behandeling en de bijdrage aan de kwaliteit van leven. Hierbij gaat het niet alleen om somatische, maar zeker ook om psychische, culturele en spirituele aspecten. Het aan de orde stellen van het al dan niet starten van kunstmatige toediening van vocht en/of voeding kan emotioneel confronterend zijn voor de patiënt en diens naasten. De bron voor het in stand houden van het leven wordt minder bereikbaar, hetgeen een gevoel van verlies van grip op behoud van het leven kan geven. Daarnaast is eten en drinken aanbieden voor naasten een manier van ondersteuning en een teken van respect en zorg, en wordt door hen niet altijd ingezien dat kunstmatige voeding een medische interventie is.

Ethische invalshoeken

Voor ethische besluitvorming kunnen verschillende modellen gehanteerd worden. Een voor artsen gangbaar model is de principe-ethiek, waarin de praktijk wordt getoetst aan de vier bekende morele principes: weldoen, niet schaden, respect voor autonomie en rechtvaardigheid. In de voorliggende casus ontstond discussie tussen de verschillende professionals, doordat de individuele opvattingen over de mate waarin aan deze principes recht zou moeten worden gedaan sterk uiteenliepen. Sommigen wilden de behandelwens en daarmee de autonomie van mevrouw Derksen en haar naasten respecteren, anderen voelden zich juist gehouden hun patiënte geen schade toe te brengen dan wel geen medisch zinloze handelingen toe te passen.

In tegenstelling tot de principe-ethiek legt de deugdethiek expliciet de nadruk op de juiste houding van de professional als persoon. Uitgangspunt is niet de vraag, aan welke morele principes een arts zich te houden heeft, maar de vraag wanneer je een goede dokter bent. Het gaat de deugdethiek dus niet om morele plichten, maar om het verantwoordelijk en analytisch onderzoek naar de juiste houding. Immers, zo is de redenering, aan een moreel goede praktijk liggen niet zozeer voorschriften ten grondslag, als wel de juiste attitude. Deugden worden daarom wel beschouwd als karaktereigenschappen. Een klassiek voorbeeld van een deugd is moed, het juiste midden tussen de extremen lafheid en overmoed. Het gezegde dat de deugd in het midden ligt, is aan de deugdethiek ontleend.

De voorliggende casus kan deugdethisch uitgewerkt worden in de vorm van een gedachteoefening, die uit twee stappen bestaat. Allereerst worden twee diametraal tegenover elkaar staande 'handelingsopties' extreem uitvergroot, die in hun extremiteit geen realistische mogelijkheden zijn. Ze brengen de (immorele) uitersten in kaart, wat nodig is om de positie van het juiste midden te kunnen bepalen. Het bepalen van deze middenpositie is de tweede stap in de gedachteoefening.

De deugdethische vraag bij de casus van mevrouw Derksen luidt: wat is voor de behandelaar de juiste (deugdzame) positie tussen de twee extremen van enerzijds volledig meegaan met de behandelwens van mevrouw Derksen en haar naasten, en anderzijds uitsluitend vasthouden aan de empirische kennis omtrent vocht en voeding? In de eerste extreme positie zou de arts het medische perspectief volledig loslaten en meegaan met de belevingswereld en wensen van mevrouw Derksen, en de betekenis die zij en haar naasten geven aan vocht en voeding. Er zou direct gestart worden met voeding. Een deugdethicus beschouwt dit als lafheid. In het andere extreme geval zou de arts vasthouden aan de zuiver medische rationaliteit, en voorbijgaan aan de psychologische en spirituele aspecten van mens-zijn. De arts zou zonder overleg afzien van het toedienen van voeding. Dit kan beschouwd worden als medische overmoed. De arts stelt immers het medische perspectief als dwingende norm, en beschouwt de patiënt zelfs als een object van medisch handelen. De moed van de arts, de deugdzame middenpositie, bestaat in dit geval in handelen op basis van empirische kennis, waarbij in gelijke mate ook aan het betekenisaspect van eten en drinken recht wordt gedaan.

Voor mevrouw Derksen gold dat zowel zij als haar familie veel moeite hadden met het accepteren van de situatie. Op het moment dat een beslissing genomen moest worden over voeding, hoopten zij nog op genezing. Dit in combinatie met het ontbreken van ruimte in de op dat moment nog prille vertrouwensrelatie, liet de behandelaren besluiten de psychosociale situatie en argumenten mee laten te wegen in de besluitvorming. Zowel de empirische kennis omtrent vocht en voeding, als het betekenisaspect van eten en drinken werden daarom meegenomen in de afweging. Daarnaast bestond vertrouwen dat haar achteruitgang in de tijd wellicht zou kunnen leiden tot acceptatie van het irreversibele karakter van de levensbedreigende ziekte en hiermee ook tot verandering van de visie van patiënte en haar familie met betrekking tot de bijdrage van voeding en vocht.

Wanneer we nu deze positie die overeenkomt met het deugdethische midden, toetsen aan de principe-ethiek, dan kunnen we concluderen, dat in gelijke mate recht is gedaan aan de waarden 'weldoen' en 'respect voor autonomie'. Ook werd zo veel mogelijk gehandeld conform het principe 'niet schaden', al is ervoor gekozen om de prioriteit bij de eerste twee principes te leggen. De deugdethische benadering hoeft dus niet te betekenen, dat de morele waarden van de principe-ethiek terzijde worden geschoven. De deugdethische oefening laat zien, dat dit model een goed alternatief kan zijn, wanneer in een discussie de principes lijnrecht tegenover elkaar komen te staan.

Op grond van bovenstaande kan gesteld worden dat bij de besluitvorming rondom vocht en voeding, communicatie en openheid van alle betrokken partijen van essentieel belang zijn. Om tot een goede beslissing te kunnen komen, is het belangrijk dat de wensen, normen en waarden van de patiënt en diens familie, maar ook van de behandelaar, duidelijk zijn voor alle betrokkenen. Ook eventuele conflicterende gedachten en gevoelens komen hierbij aan bod. Met al deze aspecten en principes dient rekening gehouden te worden om te komen tot een 'middenweg'. Tot datgene wat juist is om te doen. De deugd in het midden.

Aanbevelingen voor de praktijk
- Een belangrijk thema in de laatste levensfase is vocht en voeding; de gelaagde betekenis en waarde hiervan komen in deze fase in hun volle omvang aan het licht.
- Beslissingen rondom vocht en voeding kunnen ethische vragen oproepen en de behandelaren voor een moreel dilemma stellen.
- In de literatuur is geen bewijs beschikbaar dat kunstmatige voeding op lichamelijk of functioneel gebied toegevoegde waarde heeft in de laatste periode van het leven.
- Kunstmatige toediening van vocht en voeding kan diverse bijwerkingen hebben. Dat kunstmatige toediening van voeding bij een anorexie-cachexiesyndroom op zichzelf schadelijk is, kan niet worden gevonden in de literatuur.
- Bij de besluitvorming rondom vocht en voeding gaat het niet alleen om de somatische aspecten, maar zeker ook om de psychische, spirituele en culturele aspecten.
- Bij de besluitvorming kan gebruik worden gemaakt van verschillende modellen en methoden voor ethische reflectie.
- Communicatie en openheid over de wensen, waarden en normen van de patiënt, diens naasten én de behandelaar zijn van groot belang om tot een juiste beslissing te komen.

Literatuur
1. Raijmakers NJ, Zuylen L van, Costantini M, et al. Artificial nutrition and hydration in the last week of life in cancer patients. A systematic literature review of practices and effects. Ann Oncol. 2011;22:1478-1486.
2. Pallialine, richtlijnen palliatieve zorg. Anorexie en gewichtsverlies.
3. Good P, Cavenagh J, Mather M, Ravenscroft P. Medically assisted nutrition for palliative care in adult patients. Cochrane Database Syst Rev. 2008.
4. Dy SM. Enteral and parenteral nutrition in terminally ill cancer patients: a review of the literature. Am J Hosp Palliative Care. 2006;23:369-377.
5. Borum ML, Lynn J, Zhong Z, et al. The effect of nutritional supplementation on survival in seriously ill hospitalized adult: an evaluation of the SUPPORT data. Study to Understand Prognoses and Preferences for Outcomes and Risks of Treatments. J Am Geriatr Soc. 2000;48:533-38.
6. Strasser F. Eating-related disorders in patients with advanced cancer. Support Care Cancer. 2003;11:11-20.
7. Arends J, Bodoky G, Bozzetti F, et al. ESPEN Guidelines on enteral nutrition: non-surgical oncology. Clin Nutr. 2006;25:245-259.

8   Jonkers-Schuitema CF. HPN = Home palliative care? Clin Nutr. 2004;23:1253-1255.
9   Bruera E, Hui D, Dalal S, et al. Parenteral hydration in patients with advanced cancer: a multicenter, double-blind, placebo-controlled randomized trial. J Clin Oncol. 2013;31:111-118.
10 Good P, Cavenagh J, Mather M, Ravenscroft P. Medically assisted hydration for palliative care patients. Cochrane Database Syst Rev. 2008. Herzien in 2011.
11 Viola RA, Wells GA, Peterson J. The effect of fluid status and fluid therapy on the dying: a systematic review. J Palliative Care 1997;13:41.
12 Waller A, Hershkowitz M, Adunsky A. The effect of intravenous fluid infusion on blood and urine parameters of hydration and on the state of consciousness in terminal cancer patients. Am J Hosp Palliative Care. 1994;11:22-27.
13 Burge FI. Dehydration symptoms of palliative care cancer patients. J Pain Symptom Manage. 1993;8:454-464.
14 Musgrave CF, Bartal N, Opstad J. The sensation of thirst in dying patients receiving i.v. hydration. J Palliative Care 1995;11:17-21.
15 Morita T, Tei Y, Tsunoda J, et al. Determinants of the sensation of thirst in terminally ill cancer patients. Support Care Cancer. 2001;9:177-186.
16 McCann RM, Hall WJ, Groth-Juncker A. Comfort care for the terminally ill patients. The appropriate use of nutrition and hydration. JAMA. 1994;272:1263-1266.
17 Miles SH. Nourishment and the ethics of lament. Linacre Q. 1989;56:64-69.

21 HELP! PATIËNT STOPT MET ETEN EN DRINKEN
De begeleiding door artsen, verpleegkundigen en verzorgenden

Boudewijn Chabot en Paul Vogelaar

Casus

Hubert Claesen (74) lijdt onder een ernstige vorm van de ziekte van Parkinson en vraagt, kort na het overlijden van zijn vrouw, de huisarts om euthanasie. Na enkele maanden gaat deze in het verzoek mee tot de SCEN-arts een negatief advies afgeeft: 'Meneer is eenzaam en het is te snel na de dood van zijn vrouw. Misschien kan hij naar een huis waar meer mensen zijn?'

Zijn dochter Louise organiseert een plek in een verpleeghuis in de buurt, waar hij opnieuw om euthanasie vraagt. De specialist ouderengeneeskunde wil hem echter eerst leren kennen. Meneer is teleurgesteld tot hij leest over een vrouw met parkinson die is overleden door te stoppen met eten en drinken. Dat wil hij ook gaan doen en liever vandaag dan morgen. Louise kan hem overhalen de kerst nog mee te vieren. Direct daarna, tussen kerst en Nieuwjaar, stopt meneer Claesen abrupt met eten en drinken, met al zijn medicatie en weigert hij uit bed te komen. Hij wil niet wachten tot de arts terug is van vakantie. 'Mijn vader kon soms heel dwingend zijn,' zegt Louise achteraf.

De eerste vijf dagen komt er geen arts langs. Hij krijgt diazepam maar die heeft geen effect. Dorst kwelt hem, want de verpleging geeft nauwelijks mondverzorging en leert zijn kinderen niet hoe zij dat kunnen doen. Die zitten elke dag aan zijn bed en zien zijn lijden machteloos aan. Geen wonder dat Louise, als de arts terug is van vakantie, haar huilend van woede voor de voeten werpt dat er 'nu iets moet gebeuren!' Na overleg met een palliatief specialist, start de arts een pompje met midazolam en morfine tegen de pijn. Dit heeft in lage dosering een goed effect, waarbij mijnheer Claesen nog de mogelijkheid heeft met zijn kinderen non-verbaal te communiceren. Negen dagen nadat hij gestopt is met eten en drinken, overlijdt hij.

Achteraf is Louise blij met dit afscheid van haar vader zo intensief te heb-

ben meegemaakt: 'Met euthanasie was dit nooit mogelijk geweest.' Zij beseft dat haar vader zelf mede verantwoordelijk is dat de eerste vijf dagen zo zwaar verliepen doordat hij niet nog een week wilde wachten om ermee te beginnen.

Beschouwing
Een oude weg naar Rome

Sinds mensenheugenis zijn hoogbejaarden en ernstig zieken gestopt met eten en drinken om hun dood te bespoedigen. Als de vitaliteit sterk afneemt verandert de stofwisseling zodat je veel minder last hebt van dorst. Uit onderzoek is gebleken dat uitsluitend ouderen boven ongeveer 60 jaar of patiënten met kanker het kunnen volhouden om niet te drinken. Patiënten onder de 60 jaar zijn daarvoor nog te vitaal, tenzij zij door een ziekte al spontaan minder behoefte hebben aan eten en drinken.[1-5]

In sommige delen van de wereld beschouwt men ouderen die ten dode vasten als 'onthecht' en daardoor staat deze stervensweg daar in hoog aanzien. Van Hooff beschrijft hoe in de oudheid Democritus zich 'uit het leven weg leidde' door minder te eten en te drinken en daarbij rekening hield met zijn naasten:

'Zijn vrouwelijke huisgenoten die uitzagen naar het festival, vroegen hem het nog wat op te schorten. Bereidwillig voldeed de wijze aan het verzoek en rekte zijn leven wat door enige honing te gebruiken.'[6]

Pas ongeveer 30 jaar geleden is deze stervensweg in de palliatieve zorg 'herontdekt'.[7] Eerst kwamen artsen tot het inzicht dat als het levenseinde in zicht komt, iemand niet alleen behandeling maar ook voedsel en vocht mag weigeren. Toen dat eenmaal gerespecteerd werd en de palliatieve zorg van deze patiënten verbeterde, groeide het inzicht dat het staken van eten en drinken, bij goede verzorging van de mondholte, niet met ernstig lijden gepaard gaat — mits de patiënt er zelf voor kiest.[5]

De sociale context van stoppen met eten en drinken om het levenseinde te bespoedigen

In 2010 kreeg het burgerinitiatief *Uit Vrije Wil* veel aanhang voor de stelling dat ouderen die hun leven als voltooid beschouwen een dodelijk middel zouden mogen krijgen. Daarop nam de KNMG een nieuw standpunt in over de rol van de arts rond het levenseinde en distantieerde zich daarin van het Brongersma-arrest waarin de Hoge Raad een diagnose als voorwaarde had gesteld voor euthanasie.[8] Volgens de KNMG kan er bij een stapeling van ouderdomsklachten zóveel lijden bestaan dat een verzoek om euthanasie ingewilligd kan worden, ook zónder dat er een duidelijke diagnose is gesteld. De KNMG gaf tevens aan dat een arts zijn patiënt mag wijzen op de mogelijkheid om zelf het levenseinde te bespoedigen door te stoppen met eten en drinken of door een dodelijk middel te verzamelen en in te nemen (zie hierover hoofdstuk 15). Uit onderzoek was gebleken dat deze twee wegen naar een humane zelfgekozen dood niet zelden voorkomen.[1,9]

In het Nederlandse euthanasiedebat heeft dokterseuthanasie altijd centraal gestaan. Daarom is het voor artsen en verpleegkundigen even wennen dat je als professional aan hoogbejaarden met een doodswens die om euthanasie vragen, informatie mag geven over een andere route naar de dood waarbij de patiënt zelf de verantwoordelijkheid neemt voor het overlijden. Bij een dergelijke 'zelfeuthanasie' verandert de rol van de hulpverleners ingrijpend: er is geen sprake van een dodelijke handeling, maar van goede palliatieve zorg. Indien de hulpverlener die zorg principieel niet wil verlenen, blijft hij verantwoordelijk voor palliatieve zorg totdat de overdracht is geregeld. Het overlijden is een natuurlijke dood en wordt als zodanig bij de lijkschouw gemeld.

Artsen blijken onvoldoende bekend met een goede begeleiding van deze stervensweg in eigen regie van de patiënt. Een breed samengestelde commissie van artsen schreef samen met vertegenwoordigers van de beroepsvereniging voor verpleegkundigen en verzorgenden (V&VN) en van ouderenbonden een handreiking hoe dit goed voorbereid en begeleid kan worden.[5] In box I noemen wij veelgestelde vragen en antwoorden, die deels hieronder ter sprake komen.

Box I Veel gestelde vragen en antwoorden met de pagina's van de KNMG-handreiking waar dit wordt besproken.[5]

BESLUITVORMING over de wens van patiënt te stoppen met eten en drinken om het levenseinde te bespoedigen.	
Hoe vaak komt dit voor?	De schattingen lopen uiteen van 600 tot 2100 keer/jaar in Nederland HR p 15
Moet er een ziekte zijn voordat de arts begeleiding start?	Nee. Zodra medische begeleiding wordt gegeven, geldt de WGBO als wettelijk kader HR p 9
Hoe zit het bij hongerstaking en anorexia nervosa	De handreiking gaat uitdrukkelijk niet over hongerstakers en anorexia nervosa-patiënten HR p 7
Mag de arts er zelf over beginnen?	Ja, soms moet dat zelfs zoals in de casus: na de afwijzing van euthanasie heeft patiënt informatie nodig om zijn sterven in regie te kunnen nemen HR p 20

Hoe lang duurt het?	Is afhankelijk van of er nog gedronken wordt; bij strikt dorsten maximaal 17 dagen, anders langer. Bij ernstige ziekte vaak veel korter HR p 17
Wilsbekwaamheid vereist?	Ja. Wilsbekwaamheid is altijd aanwezig, tenzij de arts het tegendeel aannemelijk maakt HR p 20
Wilsverklaring schriftelijk vooraf?	Van groot belang voor familie en verzorging, onder andere om vast te leggen hoe te handelen als patiënt vraagt om water HR p 30
Wijkverpleging en thuiszorg?	Tijdig bespreken hoe deze tegen dit proces aankijken en morele bezwaren signaleren HR p 30

Terug naar de casus

Zowel bij de besluitvorming als de uitvoering is er in het geval van meneer Claesen veel mis gegaan. De SCEN*-arts meende dat meneer Claesen eerst de 'onverwerkte rouw' diende te verwerken en wat meer onder de mensen moest komen, alvorens aan de zorgvuldigheidseisen kon worden voldaan. Een half jaar na de dood van zijn vrouw was bij deze zorgbehoeftige parkinsonpatiënt nog niet aan de wettelijke voorwaarde van uitzichtloos lijden voldaan, aldus de consulent. Een andere* SCEN*-arts had mogelijk wel groen licht gegeven.*

In het verpleeghuis stelde meneer Claesen direct zijn doodswens aan de orde. Het valt goed te begrijpen dat de specialist ouderengeneeskunde hem eerst beter wilde leren kennen alvorens te besluiten of zij op zijn verzoek in zou gaan. Zijn dochter beschrijft hoe dwingend haar vader kon zijn als hij zijn zinnen op iets had gezet.

Zowel de huisarts als de verpleeghuisarts hadden hem direct kunnen wijzen op de mogelijkheid om zelf de regie te nemen door te stoppen met eten en drinken. Vreesden zij misschien de patiënt met deze informatie op een idee te brengen? Wij menen dat juist zijn vertrouwen was gewonnen door zijn doodswens serieus te nemen en hem de regie te geven. Mogelijk had dit vertrouwen hem doen wachten tot de arts na de feestdagen terug zou zijn.

De lijdensweg die zijn stervensweg de eerste vijf dagen inhield, is dan ook niet veroorzaakt door het stoppen met eten en drinken, maar door het ontbreken van open communicatie over de mogelijkheid om zelf zijn doodswens te realiseren. Een tweede reden voor zijn lijden aan dorst was dat het team niet op de hoogte bleek van het belang van mondverzorging en dus aan zijn kinderen niet liet zien hoe zij hiermee hun vader konden helpen.

Stoppen met eten en drinken kan behalve in een instelling ook in de thuissituatie voorkomen. Tegen de achtergrond van wat er bij meneer Claesen mis ging, bespreken wij nu allereerst de besluitvorming in samenspraak tussen patiënt en arts. Tijdens deze fase is er ook al een voorbereidende rol voor verpleegkundigen en verzorgenden. Daarna komt de uitvoering aan de orde die is onderverdeeld in een beginfase en een midden- en eindfase.

Besluitvorming en voorbereiding

Bij de besluitvorming rond het levenseinde lijken verpleegkundigen en verzorgenden een bescheiden rol op de achtergrond te spelen. De praktijk leert anders. Als een van hen dieper ingaat op het levensverhaal, zal deze vaak als eerste een doodswens signaleren.

Het is wel aan de arts om het gesprek te voeren over het besluit tot levensbeëindiging door stoppen met eten en drinken. Een verpleegkundige of verzorgende die als contactpersoon is aangewezen, kan patiënt na afloop van dat gesprek met de arts helpen bij het afwegen van de voor- en nadelen van stoppen met eten en drinken.

Daarbij is het van het groot belang dat er binnen het team één contactpersoon wordt aangewezen voor de patiënt, diens naasten en bij de zorg betrokken hulpverleners. Niet zelden gebeurt het dat zorgverleners de patiënt en zijn naasten in verwarring brengen met verschillende informatie.

Bij meneer Claesen heeft de contactpersoon nagelaten het gesprek met de nieuwe bewoner aan te gaan over het verlies van zijn vrouw en over zijn boosheid na het afwijzen van zijn euthanasiewens door de huisarts en door de specialist ouderengeneeskunde. Deze contactpersoon had de verstoorde communicatie met de arts weer op gang kunnen helpen.[10] Bijvoorbeeld door de wensen en verwachtingen van de patiënt met de behandelend arts te bespreken en hierover ook met naasten van de patiënt te praten. Verpleegkundigen behoren de arts te informeren over de worsteling van een patiënt met zijn verlangen te sterven en mogen de arts attent maken op de KNMG-handreiking.[5]

Als het besluit om te stoppen met eten en drinken is genomen dienen alle betrokken zorgverleners – inclusief fysiotherapeut, geestelijk verzorger, vrijwilligers en gastvrouwen – daarvan op de hoogte te zijn. Zij moeten ervoor zorgen dat ook bezoekers, buren of medebewoners weten dat zij geen eten en drinken moeten aanbieden. Helaas gebeurt dit in de praktijk soms toch.

Het zorgplan voor begin-, midden-, en eindfase

Het zorgplan is erop gericht om mogelijke problemen te voorkomen (preventie) en symptomen te signaleren. We bespreken nu eerst de maatregelen die in alle drie de fasen aan de orde zijn.

Mondverzorging is de belangrijkste verpleegkundige interventie als een patiënt bewust niet meer drinkt om het levenseinde te bespoedigen. Al voordat er gestopt wordt met drinken dient zowel aan patiënt als familie uitgelegd te worden dat dorst veroorzaakt wordt door uitdroging van de mondholte. De mondverzorging is bedoeld om een droge mond te voorkomen. Dat moet al op de eerste dag starten vóórdat de patiënt last krijgt. Wat houdt dat concreet in?

Pufjes water met een kleine plantenspuit geven direct verlichting van het dorstgevoel. De patiënt zelf kan dit enkele keren per uur doen zonder dat hij veel vocht binnen krijgt. Dat geldt ook voor het zuigen op ijsschilfers in een gaasje. Suikervrije kauwgom stimuleert in de eerste dagen de speekselproductie en dus ook uitdroging van het mondslijmvlies. Om uitdroging tijdens de slaap te voorkomen moet een familielid of verzorgende met een handschoen kunstmatig speeksel op tong en gehemelte aanbrengen. In het bijzonder een kunstgebit kan veel problemen geven en daarom is uitleg nodig dat dit het ontstaan van wondjes in een droge mond bevordert en beter uit gelaten kan worden. Voor de komst van bezoekers kan het kunstgebit desgewenst weer worden ingebracht. Tijdens de slaap kan de lucht met een vernevelaar boven het bed bevochtigd worden. Ten slotte is regelmatig reinigen van de mond met een vochtig gaasje nodig om schimmelinfectie te voorkomen.

Om te controleren of de mondverzorging adequaat gebeurt, dient de mondinspectie dagelijks meerdere malen plaats te vinden. Het mondverzorgingsprotocol wordt hierbij toegepast.[11] Bij afwijkingen is overleg met de arts noodzakelijk.

Naast mondverzorging is ook huidverzorging essentieel om het comfort van de patiënt te verhogen. Smetten, doorligplekken en wondjes moeten voorkomen worden met een antidecubitusmatras en -kussen, ook in de stoel. Een comfortabele houding en regelmatige verandering daarvan bij de bedlegerige patiënt vergen aandacht.

Orale verstrekking van medicatie is tijdens het gehele proces niet meer van toepassing, omdat daarbij gedronken wordt. Pijnmedicatie kan via pleisters, subcutaan, onder de tong of in de wangzak worden toegediend. Rectale toediening is onaangenaam en moet ontraden worden. Pijnklachten ontstaan meestal door kloofjes in de mond of als gevolg van doorliggen.

Als de patiënt stopt met eten en drinken, zal na enkele dagen obstipatie optreden. Naarmate een patiënt in de loop van het proces verzwakt, worden klysma's een belasting. Daarom kunnen deze beter in de beginfase worden gegeven om de dikke darm preventief te ledigen. Bij geringe urineproductie is een blaaskatheter niet meer nodig en kan worden volstaan met incontinentiemateriaal.

Problemen in de beginfase

In de eerste dagen staat het gevecht met de dorst centraal. Nu blijkt of het de patiënt ernst is met de eigen regie over zijn sterven. Niet zelden komt een patiënt terug op het besluit te stoppen met eten en drinken. Uit Amerikaans onderzoek blijkt dat dit in hospices in één op de zes gevallen voorkomt, niet zelden op aandrang van familie die nog niet toe is aan het afscheid.[2]

Vaak komt er een moment dat iemand vraagt om water. Voor naasten en zorgverleners kan het dan moeilijk zijn om aan dit verzoek geen gehoor te geven. Het is essentieel dat degene aan wie deze vraag is gericht, direct aan de patiënt vraagt of deze zich heeft bedacht en terugkomt op zijn besluit om te sterven. Als dat zo is, geef hem of haar dan een glas water. Want op elk moment mag de patiënt op het besluit terugkomen!

Als de patiënt twijfelt of tegenstrijdige reacties geeft, kan de familie of zorgverlener pufjes water geven of ijssplinters om zo dit moeilijke moment de baas te worden. Afleiding met muziek, voorlezen of een verhaal vertellen kan iemand helpen het vol te houden. Speciale aandacht is nodig voor de naasten die hun dierbare direct water geven als deze daarom vraagt en daarmee diens eerdere besluit doorkruisen.

De arts of de aangewezen contactpersoon kan met patiënt en familie nagaan of er inderdaad sprake is van een omslag ten aanzien van het besluit. Zijn er naasten die moeite hebben met het naderende afscheid en erop aandringen om het overlijden uit te stellen? Of is de doodswens (tijdelijk) verdwenen omdat iemand plots beseft dat hij of zij nog iets belangrijks wil meemaken?

Een bijzonder probleem doet zich voor als de arts het verzoek om euthanasie heeft afgewezen en de patiënt of een familielid zich daar niet bij neer wil leggen. Dan ontstaat er makkelijk strijd over een afgewezen verzoek die de vorm aanneemt van verwijten: 'Kijk eens wat een lijden u onze moeder aandoet!' Dit is een test voor verzorgenden, verpleegkundigen en arts: is het besluit van patiënt goed in het team doorgesproken? Zitten zij op één lijn? Of zijn er dissidenten in het team die toch ('s nachts!) water geven?

Als onderdeel van deze strijd wordt door de familie soms al in de beginfase aangedrongen op continue sedatie. Als een van hen problemen heeft met het afscheid, kan hij of zij verdriet en machteloosheid toedekken door druk op de arts uit te oefenen het proces niet te laten voortduren. Echter, als de mondverzorging goed is, hoeft de dorst niet onduldbaar te zijn. De eis om te starten met sedatie kan ook betekenen dat de familie de verantwoordelijkheid voor het sterven liever bij de dokter legt dan bij hun dierbare die ervoor heeft gekozen om de regie over zijn dood in handen te nemen. De arts dient goed en bij herhaling uit te leggen waarom er (nog) geen indicatie voor continue sedatie bestaat. Het hangt af van de gesprekken tijdens de besluitvorming of er voldoende vertrouwen is gegroeid om deze verwijten in gesprek met de arts en de contactpersoon te bedaren.

De arts kan zich door dit soort verwijten gaan afvragen: moet ik nu toch tot euthanasie overgaan? Echter, euthanasie is uitdrukkelijk geen normaal medisch handelen. Het eigen geweten van de arts mag richtsnoer zijn bij de afweging of hij een dodelijk middel zal verstrekken. De grens waar hij nog wel bereid is een dodelijke handeling te verrichten en waar niet, mag hij nauwer trekken dan wat de wet toelaat. Wat andere collega's doen of wat de toetsingscommissie euthanasie in andere gevallen als zorgvuldig heeft beoordeeld, kan voor het eigen geweten een brug te ver zijn. Niet alles wat mag binnen de wet hoeft de arts ook te doen. Wel behoort hij bij zijn weigering van euthanasie ook zijn persoonlijke morele grenzen duidelijk aan te geven aan de patiënt en diens naasten.

Problemen in de midden- en eindfase

De duur van de middenfase varieert al naar gelang de patiënt vocht tot zich neemt. Als iemand (beperkt) blijft drinken kan deze fase wekenlang duren. Als er weinig of niet wordt gedronken, krijgt de palliatieve medicatie en het voorkomen van bijwerkingen daarvan, al gauw een steeds grotere plaats. Een dagelijkse visite van de arts, die niet aarzelt bij twijfel een palliatief specialist te raadplegen, zal veel vertrouwen geven.

Iedereen, in het bijzonder ook de naasten, moeten voorbereid zijn op mogelijke signalen van een beginnend delier. Door de combinatie van uitdroging en verzwakking is de kans hierop groot. Hoe eerder dit wordt gesignaleerd, hoe groter de kans dat het delier met haloperidol doorbroken kan worden. Als patiënt na een aantal uren nog delirant blijft, kan sedatie worden gestart binnen de daarvoor geldende richtlijn. Immers, de levensverwachting is minder dan twee weken en het delier is therapieresistent omdat het behandelverbod het geven van water uitsluit. Natuurlijk moet altijd bedacht worden dat een volle blaas oorzaak kan zijn van onrust en een delier.

De *eindfase* verschilt niet van de stervensfase bij andere ziekten. Omdat verpleegkundigen en verzorgenden frequenter contact hebben met de patiënt, herkennen zij vaak eerder dan de arts dat de stervensfase, waarbij patiënt binnen enkele dagen zal overlijden, is aangebroken. Het Zorgpad Stervensfase is hierbij tot steun.[12] Continue aanwezigheid van de naasten bij toerbeurt is nu van groot belang voor de rouwverwerking later.

Morele grenzen bij de naasten en de zorgverleners

Net als bij de heer Claessen weten de naasten vaak niet hoe zij het proces van stoppen met eten en drinken kunnen verzachten. En als zij dat wel hebben gelezen in het boek *Uitweg*, dan zullen zij eerst door hun dierbare overtuigd willen worden dat er geen andere oplossing meer is dan de dood. De naasten zullen niet willen meewerken aan de begeleiding zolang hen niet duidelijk is dat de doodswens van hun dierbare consistent en duurzaam is.

Ook voor een arts is niet elke duurzame doodswens invoelbaar. Een belangrijke wettelijke voorwaarden is dat 'arts en patiënt tot de gezamenlijke overtuiging komen dat er geen redelijke andere oplossing is'. Zolang de arts die overtuiging niet heeft, is niet voldaan aan deze voorwaarde. Wanneer het euthanasieverzoek over zijn morele grenzen heen gaat, kan hij de mogelijkheid van stoppen met eten en drinken noemen en palliatieve begeleiding aanbieden.

Wanneer de arts levensbeëindiging door bewust stoppen met eten en drinken onverstandig vindt, kan een patiënt toch besluiten om eten en drinken te weigeren om het levenseinde te bespoedigen. Die weigering dient gerespecteerd te worden, net als het weigeren van een therapie die volgens de arts nog zinvol is.

Dit besluit van patiënt kan weerstand oproepen wanneer er bij de arts of binnen het team een morele veroordeling bestaat van de keus van ouderen of ernstig zieken om hun leven te beëindigen. Dat oordeel wordt vaak niet uitgesproken en verstoort een goede begeleiding. Met name bij een patiënt die dood wil omdat hij het leven als 'voltooid' beschouwt terwijl zijn lijden voor sommige zorgverleners niet invoelbaar is, speelt deze morele veroordeling van levensbeëindiging een rol. Daardoor kan er verdeeldheid in het team ontstaan. Een moreel beraad kan de arts en het team helpen om hierover helderheid te krijgen en te voorkomen dat de palliatieve begeleiding tekortschiet.[13]

Aanbevelingen voor de praktijk

- Voor een goed verloop van ten dode stoppen met eten en drinken hebben de naasten een onmisbare rol bij de besluitvorming en de uitvoering.
- Dorstgevoelens zijn voor ernstig zieken en ouderen draaglijk te maken door goede mondverzorging. Deze omvat het opfrissen met een waterverneveler; speekselstimulatie met kauwgom, kunstmatig speeksel inbrengen voor het slapengaan en het schoonmaken van mondholte en tong ter voorkoming van schimmelinfecties.
- Voor veel medicijnen vervalt de indicatie nadat is gestopt met eten en drinken.
- Houdt rekening met de grote kans op een delier door de combinatie van vaak hoge leeftijd, dehydratie, opioïden en de naderende dood.
- Overlijden door dehydratie (uitdroging) geldt als een natuurlijke dood en hoeft niet gemeld aan de lijkschouwer.

Literatuur

1. Chabot B. Auto-euthanasie. Verborgen stervenswegen in gesprek met naasten. Dissertatie Universiteit van Amsterdam. Amsterdam: Uitgeverij Bert Bakker; 2007.
2. Chabot B, Braam S. Uitweg. Een waardig levenseinde in eigen hand. Handboek. Amsterdam: Nijgh en Van Ditmar; 2010, 2014 9^e herziene druk.
3. Chabot B. film op dvd. Sterven in eigen regie. Stichting waardig levenseinde, Amsterdam, 2013. www.eenwaardiglevenseinde.nl.
4. KNMG 2012. Handreiking: Tijdig spreken over het levenseinde.
5. KNMG 2014. Zorg voor mensen die bewust afzien van eten en drinken om het levenseinde te bespoedigen. Handreiking KNMG & V&VN. www.knmg.nl.
6. Hooff A van. Zelfdoding in de antieke wereld. Nijmegen: SUN; 1990.
7. Bernat BL, Gert B, Mogielnicki RP. Patient refusal of hydration and nutrition. An alternative to physician-assisted suicide or active euthanasia. Arch Intern Med. 1993;153:2723-2728.
8. KNMG 2011. De rol van de arts bij het zelfgewilde levenseinde.
9. Heide A van der, Brinkman-Stoppelenburg A, Delden JJM van, Onwuteaka-Philipsen, BD. Sterfgevallenonderzoek 2010. Euthanasie en andere medische beslissingen rond het levenseinde. Den Haag: ZonMw; 2012.
10. V&VN Palliatieve verpleegkunde. Competentiebeschrijving voor de verpleegkundige in de palliatieve zorg. Utrecht: V&VN Palliatieve verpleegkunde; 2010.
11. IKNL. Richtlijn Mondklachten. In: Palliatieve zorg, richtlijnen voor de praktijk. 2010.
12. IKNL. Richtlijn Stervensfase. In: Palliatieve zorg, richtlijnen voor de praktijk. 2010. www.zorgpadstervensfase.nl.
13. Bree M de, Veening E. Handleiding moreel beraad. Praktische gids voor zorgprofessionals. Assen: Van Gorkum; 2012.

POLYFARMACIE SYMPTOOMCONTROLE AANPASSEN MEDICATIEBELEID

22 MEDICATIEAFBOUW
Minder is vaak meer

Rob van Marum

Casus
Mevrouw Jansen, 90 jaar oud, is enkele weken geleden opgenomen geweest op de afdeling interne geneeskunde van het nabijgelegen ziekenhuis in verband met een longontsteking. Het is inmiddels de derde longontsteking in twee jaar tijd. Mevrouw woont in het verzorgingshuis. Zij is al lange tijd weduwe. Na het ontslag uit het ziekenhuis knapt mevrouw niet meer op naar het functionele niveau van voor de opname. Zij is snel vermoeid en heeft meer hulp van de verzorging nodig bij activiteiten van het dagelijks leven zoals douchen, aan- en uitkleden. Ze loop nog maar korte stukjes met haar rollator en gaat weinig meer van de kamer af. De verzorging maakt zich zorgen. Zij zien mevrouw langzaam wegglijden ondanks al hun inspanningen.

De huisarts kent patiënte goed. Zij is bij hem bekend met meerdere chronische aandoeningen. De diagnoselijst vermeldt diabetes mellitus type 2, licht hartfalen bij atriumfibrilleren, inspanningsgebonden angina pectoris, hypertensie, nierfunctiestoornissen (laatste EGFR 35 ml/min/1,73m^2), polyartrose en klachten van depressiviteit. Voor opname gebruikte mevrouw als medicatie: furosemide, spironolacton, perindopril, acenocoumarol, metoprolol, citalopram, simvastatine, metformine, gliclazide en paracetamol.

Tijdens de opname is de medicatie weer uitgebreid. Omdat mevrouw op de thoraxfoto ook ingezakte wervels bleek te hebben, is osteoporoseprofylaxe toegevoegd (alendroninezuur, calcium en vitamine D). Tevens zijn omeprazol en ferrofumaraat toegevoegd omdat patiënte een iets verlaagd Hb bleek te hebben (6,5 mmol/l) en maagklachten had waarvoor in samenspraak met patiënte verder geen onderzoek wordt verricht.

Mevrouw Jansen geeft aan dat ze weinig energie meer heeft. Ze wil weliswaar nog niet dood, maar veel plezier beleeft ze niet meer aan het leven. Ze voelt zich eenzaam, heeft nog maar weinig eetlust en heeft een weerzin ontwikkeld tegen al die pillen die ze dagelijks moet innemen. Samen met patiënte en haar eerst verantwoordelijke verzorgende neemt de huisarts de medicatie nog eens door. Zij gebruikt inmiddels vijftien verschillende geneesmiddelen. Veel van deze middelen gebruikt zij al jaren. Het lijkt de huisarts dat voor alle voorgeschreven medicatie een goede indicatie bestaat. Mevrouw wordt netjes volgens de geldende richtlijnen voor cardiovasculair risicomanagement en osteoporose behandeld en het ging al jaren redelijk goed. Toch voelt ook de huisarts zich ongemakkelijk bij de lange lijst geneesmiddelen. Hij beseft dat de kans op bijwerkingen bij deze patiënte met multimorbiditeit en polyfarmacie en een beperkte levensverwachting erg groot is en vraagt zich af of de balans tussen goeddoen en schade veroorzaken bij deze patiënte nog wel positief is. De verzorgende geeft aan dat patiënte niet alle medicatie trouw inneemt. Zij vinden nogal eens niet ingenomen tabletten bij het afruimen na de maaltijd. Het innemen van de alendroninezuur (een half uur voor het ontbijt, rechtop zittend met een glas water) blijkt moeizaam te gaan.

De huisarts worstelt met de vraag van patiënte om minder pillen. De bestaande richtlijnen en standaarden geven hem weinig houvast bij de besluitvorming.

Hij besluit niet ineens alles af te bouwen. Met mevrouw Jansen spreekt hij af dat de osteoporoseprofylaxe wordt gestaakt omdat hij verwacht dat deze medicatie weinig profijt zal geven. Met de apotheker spreekt hij af om de medicatie door te nemen waarna hij over enkele weken opnieuw met patiënte mogelijke wijzigingen zal bespreken. Aan de verzorging wordt gevraagd de bloeddruk een aantal malen te meten.

Beschouwing

Farmacotherapie bij ouderen is aanzienlijk ingewikkelder dan bij jongere volwassen leeftijdsgroepen. Op hogere leeftijd neemt de kans op het gelijktijdig aanwezig zijn van meerdere, veelal chronische aandoeningen sterk toe. Omdat voor iedere separate diagnose of risicofactor (denk aan hypertensie, hypercholesterolemie) volgens richtlijnen farmacotherapeutische behandelingen zouden moeten worden voorgeschreven, is de kans groot dat de oudere patiënt ook meerdere geneesmiddelen tegelijk gebruikt (polyfarmacie). Ongeveer 40% van de patiënten ouder dan 70 jaar gebruikt vijf of meer chronische geneesmiddelen. Een overzicht van de meest gebruikte geneesmiddelen staat in tabel 1.

Tabel 1 Top tien van meest gebruikte geneesmiddelgroepen bij 65-plussers. Bron: Stichting Farmaceutische Kengetallen, 2013

Rang	Geneesmiddelengroep	Rang bij alle leeftijden	Aandeel 65+ bij alle leeftijden
1	Inhalatie sympathicamimetica gecombineerd met corticosteroïd	1	45%
2	Cholesterolverlagers	2	62%
3	Trombocytenaggregatieremmers	5	70%
4	Maagzuurremmers (PPI's)	3	57%
5	Inhalatieparasympathicolytica	6	66%
6	Selectieve bètablokkers	8	69%
7	Calciumantagonisten	14	69%
8	RAS-remmers	13	65%
9	Langwerkende insulines	7	48%
10	ACE-remmers	16	67%

Geneesmiddelen kunnen grofweg worden ingedeeld in drie groepen: middelen voor symptoomcontrole (denk aan pijnmedicatie, luchtwegverwijders), middelen voor het behandelen van ziekten (antibiotica, bloedglucoseverlagende medicatie)) en preventieve middelen (vaccins, statinen).[1] Binnen de laatste groep kan onderscheid gemaakt worden tussen primaire preventie (het voorkomen van ziekte bij gezonde mensen, veelal bij aanwezigheid van risicofactoren voor deze ziekte of aandoening (hypertensie, hypercholesterolemie)), secundaire preventie (het voorkomen van nieuwe ziekte-episodes in vroege fase van ziekte of na doorgemaakt event (hartinfarct, CVA)) en tertiaire preventie (het voorkomen van verergering of complicaties bij aanwezigheid van chronische ziekte).

Het onderscheid tussen de verschillende groepen medicatie is niet altijd duidelijk te maken. Zo zal de behandeling met bloedglucoseverlagende medicatie zowel op behandeling gericht zijn (verlagen van bloedglucose)) als op preventie (bijvoorbeeld het voorkomen verdere achteruitgang van met name cardiovasculaire complicaties van diabetes mellitus). Zoals tabel 1 laat zien is de meerderheid van de farmacotherapie bij ouderen in de eerste lijn gericht op preventie. Naarmate het levenseinde nadert mag echter verwacht worden dat het aandeel van preventieve farmacotherapie zal afnemen. Uiteindelijk zal in de terminale fase geen zinvolle bijdrage meer kunnen worden verwacht van farmacotherapie gericht op met name primaire en secundaire preventie en zal alle therapie gericht zijn op management van symptomen van ziekte.[2,3]

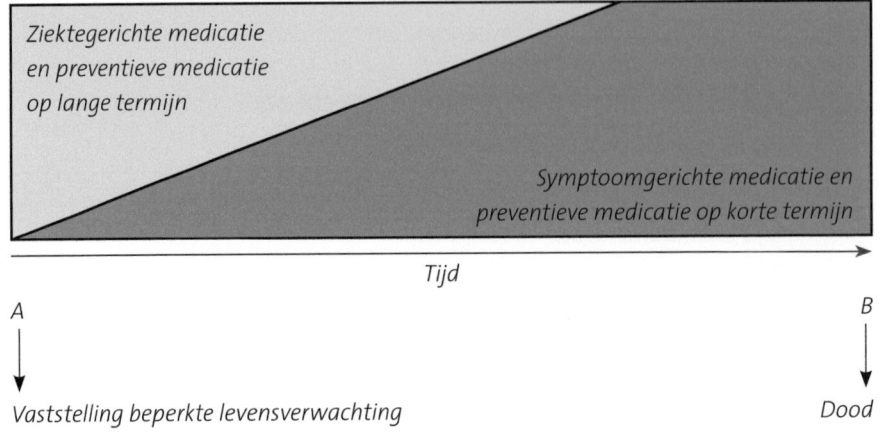

Figuur 1 Transitie van farmacotherapie bij beperkte levensverwachting. A: Het doel van de zorg gaat verschuiven richting terminale zorg. B: Behandeldoel is nog enkel gericht op goede symptoomcontrole. Alle preventieve medicatie op lange termijn en ziektegerichte medicatie wordt gestaakt (naar: Maddison et al.)[4]

Opvallend genoeg laten veel studies zien dat dit theoretische schema in de praktijk niet altijd wordt uitgevoerd. Veel preventieve medicatie (denk bijvoorbeeld aan statinen, trombocytenaggregatieremmers, anti-osteoporosemedicatie) blijkt ook wanneer het overlijden op middellange of korte termijn verwacht mag worden (bij bijvoorbeeld eindstadium dementie of kanker) doorgegeven te worden.[5-7] Zoals ook de casus laat zien vinden artsen het eenvoudiger om medicatie voor te schrijven dan om medicatie weer te stoppen. Dit is niet verwonderlijk wanneer men zich realiseert dat richtlijnen zich met name richten op het vaststellen van indicaties voor farmacotherapie (START-criteria) en zelden op het vaststellen van STOPP-criteria.[8]

Veranderingen in metabolisme van geneesmiddelen bij veroudering en in de laatste levensfase

De werking van geneesmiddelen wordt bepaald door farmacokinetische (effect van lichaam op het geneesmiddel) en farmacodynamische (effect van het geneesmiddel op het lichaam) factoren. Bij veroudering maar ook in de terminale fase treden hierin veranderingen op.[1,9] Zo zal de glomerulaire filtratiesnelheid (EGFR) in de loop der jaren geleidelijk afnemen waardoor geneesmiddelen die renaal worden geklaard, lager gedoseerd moeten worden om bijwerkingen te voorkomen. Door wisselende inname van vocht kan de EGFR sterk fluctueren waardoor geneesmiddelenspiegels (denk aan digoxine en lithium) ook kunnen fluctueren en zelfs tot waarden kunnen stijgen waarbij toxische effecten kunnen worden verwacht. Geneesmiddelen uit de casus die bij een EGFR kleiner dan 30 ml/min/1,73m2 gecontra-indiceerd zijn, zijn alendroninezuur, metformine en gliclazide. De door mevrouw Jansen gebruikte furosemide verhoogt verder de kans dat bij een toch al verminderde vochtinname een toestand van dehydratie en verlaagde EGFR ontstaat.

Ook de metabole capaciteit van de lever neemt iets af waardoor de eliminatie van geneesmiddelen die via het cytochroom P450 enzymsysteem worden gemetaboliseerd (omgezet in inactieve of soms actieve metabolieten) kan veranderen. Dit kan leiden tot verminderde werking of juist het optreden van bijwerkingen. Daarnaast kunnen veranderingen in vet-waterverhouding en veranderingen in absorptie van geneesmiddelen (bijvoorbeeld door verandering van zuurproductie in de maag) optreden. Bij het relatief geleidelijke verouderingsproces kan een voorschrijver met enige kennis van zaken hier de medicatie op aanpassen. In de laatste levensfase en met name de laatste weken tot maanden van het leven kunnen deze veranderingen nog verder worden versterkt. Door cachexie en ziekte zal de albumineconcentratie gaan dalen hetgeen de vrije concentratie van sterk eiwitgebonden geneesmiddelen kan verhogen. Het overslaan van maaltijden of minder gaan eten kan de absorptie van sommige geneesmiddelen (bijvoorbeeld sommige parkinsonmedicatie) beinvloeden. De gevoeligheid voor effecten van geneesmiddelen kan in de laatste levensfase door toegenomen kwetsbaarheid ook sterker zijn geworden. Zo kunnen bijvoorbeeld de negatieve effecten van antihypertensiva of orthostatische hypotensie bevorderende geneesmiddelen (veel psychofarmaca en alfablokkers) versterkt worden met toegenomen kans op vallen (en dus fracturen).

De arts zal daarbij ook aandacht moeten hebben voor de mogelijkheid van interacties tussen geneesmiddelen onderling of tussen geneesmiddel en aandoening die kunnen leiden tot bijwerkingen. Veel van deze bijwerkingen kunnen ten onrechte worden toegeschreven aan de verslechterende lichamelijke conditie passend bij de laatste levensfase. De combinatie van diuretica en een SSRI zoals in de casus leidt bijvoorbeeld regelmatig tot hyponatriëmie met moeheid, algehele malaise, sufheid of zelfs coma als resultaat. De combinatie van een ACE-remmer met spironolacton en een bètablokker kan leiden tot hyperkaliëmie met algehele malaiseklachten. De bètablokker bij mevrouw Jansen kan eventuele waarschuwingssymptomen van een hypoglykemie (bijvoorbeeld door verminderd eten en wel doorgaan met de glucoseverlagende medicatie) maskeren. De statine kan zorgen voor moeheid en spierpijn/spierzwakte.

Het maken van keuzes met de patiënt

Voor het opstellen van een goed farmacotherapeutisch behandelplan is het cruciaal om samen met de patiënt vast te stellen wat de problemen en behandelwensen zijn. Dit proces start met het goed in kaart brengen van de huidige farmacotherapie. De patiënt geeft vervolgens aan welke klachten voor hem belangrijk zijn, wat zijn behandelwensen zijn, welke problemen hij ervaart met de huidige medicatie, hoe hij zijn medicatie gebruikt, enzovoort. Samen met de arts wordt vastgesteld wat het overkoepelende behandeldoel is en welke specifieke deelbehandeldoelen daarbij passen. Curatieve intenties zullen dan vaak worden verlaten en de farmacotherapie kan meer gericht worden op symptomatische effecten.[10] Zo kan bijvoorbeeld worden besloten dat strakke instelling van het serumglucose bij diabetes mellitus om langetermijncomplicaties te voorkomen minder gewenst is gezien het daarmee gepaard gaande risico op kwaliteit van leven verminderende hypoglykemieën. In de casus kan de gliclazide mogelijk worden gestaakt en kan getracht worden om met alleen metformine (dat geen hypoglykemie geeft) hyperglykemie als symptoom te voorkomen. Rekening houdend met de onderliggende aandoeningen en de te verwachten complicaties en farmacotherapie kan de patiënt bijvoorbeeld aangeven in hoeverre sedatieve bijwerkingen van medicatie eventueel gewenst of ongewenst zijn, of pijn ondanks bijwerkingen medicamenteus onderdrukt moet worden of dat enige pijn nog acceptabel is als daarmee bijwerkingen van medicatie kunnen worden voorkomen. Dit moment biedt de ruimte voor het samen met de patiënt opstellen van een behandelplan.

De medicatieanalyse

Een medicatieanalyse vraagt kennis die veelal niet volledig bij de arts aanwezig is. Het is daarom cruciaal dat bij een uitgebreide medicatieanalyse de arts samenwerkt met de apotheker. Onderling kan worden afgesproken wie van hen voor iedere stap in de analyse verantwoordelijk is. Het is aan te raden allereerst te kijken of er geen sprake is van onderbehandeling van voor de patiënt relevante problemen. Het is een bekend gegeven dat bij polyfarmacie en multimorbiditeit, maar zeker ook in de terminale fase vaak sprake is van onderbehandeling (bijvoorbeeld van pijn en stemmingsstoornissen).[11] In de laatste levensfase zal de focus met name moeten liggen op adequate symptomatische behandeling van pijn, misselijkheid, obstipatie, dyspneu, delirium, enzovoort. Bij een iets langere levensverwachting (maanden tot enkele jaren) wordt nagegaan of de levensverwachting van de patiënten nog lang genoeg is om baat te hebben bij een behandeling. Veel medicatie zal wel snel een effect hebben op intermediaire uitkomstmaten (bijvoorbeeld verlaging cholesterol of bloeddruk), maar voor veel preventieve geneesmiddelen geldt dat het klinisch gewenste effect (bijvoorbeeld verlaging kans op beroerte of hartinfarct) niet direct maar pas na enkele jaren wordt bereikt. Het is met name bij starten van medicatie dus belangrijk om een idee te hebben van deze tijd tot klinisch gewenst effect (*time until benefit*) en de levensverwachting.[10] Bij een levensverwachting korter dan de tijd tot effect is het starten van preventieve medicatie zinloos. De tijd tot effect in een optimale situatie kan vaak uit de aan behandelrichtlijnen ten grondslag liggende studies worden afgeleid. Deze gegevens dienen echter voor de individuele patiënt gewogen te worden. Voor de patiënte uit de casus lijkt een schatting van de levensverwachting van maximaal 1 tot 2 jaar realistisch. Dit betekent dat het starten van osteoporosepreventie, waarvoor een time until benefit van ongeveer 0,5-1 jaar geldt, theoretisch nog valt te rechtvaardigen.

De lastigste vraag voor de arts is vaak welke medicatie zonder problemen gestaakt kan worden. Juist voor de preventieve medicatie geldt dat de patiënt deze al jaren gebruikt en ooit van de voorschrijver heeft gehoord dat deze medicatie erg belangrijk is. Zeker wanneer de patiënt al eerder een hartinfarct of beroerte heeft doorgemaakt zal er angst zijn om de medicatie te staken. Er zijn echter voldoende handvatten om medicatie te beoordelen.[8,10] De veronderstelde effectiviteit van een behandeling kan door bijvoorbeeld toename van multimorbiditeit verminderd zijn. Verder dient overwogen te worden of er voor de bestaande, met name preventieve, medicatie voldoende bewijs is voor positieve effecten bij een beperkte levensverwachting en multimorbiditeit. Een groot deel van de medicamenteuze behandeling is gebaseerd op de bewezen effecten van geneesmiddelen in grote gerandomiseerde, placebogecontroleerde studies. De effecten van deze studies zijn echter niet zonder meer te vertalen naar patiëntenpopulaties met multimorbiditeit en een beperkte levensverwachting. Verwacht kan worden dat de effectiviteit van het geneesmiddel op klinisch relevante eindpunten vaak minder is dan in de studie (waarin strikte inclusiecriteria zijn gebruikt die in de klinische praktijk veelal niet worden gehanteerd) en de bijwerkingen door toegenomen kwetsbaarheid frequenter en ernstiger. Er zal dan dus sprake zijn van een hogere *number needed to treat* (NNT: gedefinieerd als het aantal patiënten die behandeld moeten worden gedurende een bepaalde tijdsperiode om één uitkomst te vermijden (=100/absoluut risicoverschil tussen placebo- en interventiegroep)) en een lagere *number needed to harm* (NNH). Het is daarbij ook goed om je te realiseren dat voor veel preventieve medicatie de NNT sterk kan variëren en kan oplopen tot ruim 100. Zo geeft de toevoeging van de trombocytenaggregatieremmer dipyridamol aan acetylsalicylzuur volgens de ESPRIT-studie een jaarlijkse absolute risicoreductie op een recidief beroerte van 1% (NNT=100) en geeft behandeling met de cholesterolverlager pravastatine als primaire of secundaire preventie bij ouderen volgens de PROSPER-studie na drie jaar een absolute risicoreductie op grote cardiovasculaire uitkomsten van 2,1% (van 16,2 naar 14,1%), dus een NNT van 48. Helaas worden NNT en NNH in studies zelden ook voor subpopulaties en verschillende tijdsduur van behandeling vermeld. Verwacht mag worden dat bij het ontstaan van een levensbekortende aandoening de NNT van de behandeling van comorbiditeit voor de resterende periode sterk zal toenemen. Het stoppen van deze medicatie bij een individuele patiënt zal, zelfs als de effecten uit de studies geëxtrapoleerd mogen worden, het risico op een belangrijke gebeurtenis als myocardinfarct of beroerte slechts marginaal verhogen.[12]

Om te beoordelen of met name de oudere patiënt medicatie gebruikt waarbij de potentiële nadelen groter zijn dan de gewenste voordelen, kan gebruik worden gemaakt van controlelijsten voor potentieel ongewenst medicatie zoals de STOPP/START-criteria of de Beers-criteria. Het verdient aanbeveling eventuele medicatie die op deze lijsten voorkomt te staken of te vervangen om de kans op bijwerkingen te verkleinen.[13,14]

Bij de patiënte uit de casus zou overwogen kunnen worden de preventieve medicatie waarvan geen direct effect op de symptomen kan worden verwacht (spironolacton, alendroninezuur, vitamine D, calcium, perindopril en simvastatine) geleidelijk te staken. Staken van metoprolol, furosemide en bloedglucoseverlagende medicatie zou echter kunnen leiden tot ongewenste symptomen (tachycardie, dyspneu, hypoglycemische symptomen). De toegevoegde waarde van omeprazol in de casus is moeilijk te bepalen omdat het middel vanwege, aspecifieke, maagklachten werd voorgeschreven.

Medicatiebeoordeling in de laatste levensfase

Medicatiebeoordeling bij patiënten in de laatste levensfase met multimorbiditeit en polyfarmacie is een ingewikkeld proces waarbij het gewenst is dat arts, patiënt en apotheker nauw samen werken om te komen tot een set van gewenste medicamenten.

Het is daarbij goed om dit proces te structureren aan de hand van een vast stappenplan:[8]

1 Maak een overzicht van het huidige medicatiegebruik met indicatie en doelstelling.

2 Spreek met de patiënt en probeer met behulp van een gestructureerde medicatieanamnese zicht te krijgen op onder andere het werkelijk medicatiegebruik, de wensen met betrekking tot de behandeling, enzovoort.

3 Doe een analyse van de huidige en gewenste medicatie en betrek hierin aspecten als: onderbehandeling, ineffectieve behandeling, NNT, NNH, levensverwachting, time until benefit, potentiële interacties en bijwerkingen. Doe dit samen met de apotheker.

4 Realiseer je dat het stoppen van preventieve medicatie het risico op

een belangrijke complicatie zoals beroerte of hartinfarct slechts zeer licht verhoogt.
5 Formuleer samen met de apotheker een concept behandelplan.
6 Stel samen met de patiënt het definitieve behandelplan vast.
7 Verander niet alles in één keer. Bij problemen is anders niet meer vast te stellen welke medicatiewijziging het probleem veroorzaakt.
8 Stel een monitoringsplan op. Evalueer op gezette tijden de effecten van de wijzigingen.

Aanbevelingen voor de praktijk

- In de praktijk blijkt dat het stoppen van medicatie in de laatste levensfase voor artsen moeilijk is.
- Hierdoor blijven geneesmiddelen die gericht zijn op secundaire of tertiaire preventie vaak gebruikt worden tot aan het overlijden zonder dat van deze geneesmiddelen in deze fase een zinvolle bijdrage aan levensverlenging of kwaliteit van leven mag worden verwacht.
- De balans tussen werkzaamheid en veiligheid van veel geneesmiddelen verandert in de laatste fase van het leven.
- Van individuele voorschrijvers mag worden verwacht dat zij in deze fase kritisch kijken naar de noodzaak van door hen al gestarte of nog te starten farmacotherapie en zich rekenschap geven van mogelijke bijwerkingen.
- Het is belangrijk dat de hoofdbehandelaar in deze fase (veelal de huisarts) de coördinatie rondom de farmacotherapie voert en tijdig het initiatief neemt voor uitvoering van een totale medicatiebeoordeling. Dit vraagt een proactieve opstelling van de arts waarbij niet gewacht moet worden tot patiënt of familie met vragen naar aanleiding van ervaren problemen komt.
- Bij een medicatiebeoordeling zal altijd sprake moeten zijn van inbreng van arts, patiënt en apotheker. Alleen met betrokkenheid van al deze partijen kan een optimaal farmacotherapeutisch beleid worden verkregen.

Literatuur

1 Geijteman E, Arevalo J, Huisman B, et al. Minder medicijnen in de laatste levensfase. Med Contact. 2014;14:721-723.
2 Stevenson J, Abernethy AP, Miller C, et al. Managing comorbidities in patients at the end of life. Review. Br Med J. 2004;329(7471):909-912.
3 Nordennen RT van, Lavrijsen JC, Vissers KC, Koopmans RT. Decision making about change of medication for comorbid disease at the end of life: an integrative review. Drugs Aging. 2014;31:501-512.
4 Maddison AR, Fisher J, Johnston G. Preventive medication use among persons with limited life expectancy. Prog Palliative Care. 2011;19:15-21.

5   Raijmakers NJ, Zuylen L van, Furst CJ, et al. Variation in medication use in cancer patients at the end of life: a cross-sectional analysis. Support Care Cancer. 2013;21:1003-1011.
6   Currow DC, Stevenson JP, Abernethy AP, et al. Prescribing in palliative care as death approaches. J Am Geriatr Soc. 2007;55(4):590-595.
7   Vollrath AM, Sinclair C, Hallenbeck J. Discontinuing cardiovascular medications at the end of life: lipid-lowering agents. J Palliative Med. 2005;8:876-881.
8   Nederlands Huisartsen Genootschap. Multidisciplinaire richtlijn Polyfarmacie bij ouderen. Utrecht: NHG; 2012.
9   Mangoni AA, Jackson SH. Age-related changes in pharmacokinetics and pharmacodynamics: basic principles and practical applications. Review. Br J Clin Pharmacol. 2004;57:6-14.
10 Holmes HM, Hayley DC, Alexander GC, et al. Reconsidering medication appropriateness for patients late in life. Arch Intern Med. 2006;166:605-609.
11 Kuijpers MAJ, Marum RJ van, Egberts ACG, et al. Relationship between polypharmacy and underprescribing. Br J Clin Pharmacol. 2008;65:130-133.
12 Garfinkel D, Mangin D. Feasibility study of a systematic approach for discontinuation of multiple medications in older adults: addressing polypharmacy. Arch Intern Med. 2010;170:1648-1654.
13 Vermeulen Windsant-van den Tweel AM, Verduijn M, Derijks J, et al. STOPP/START criteria: een nieuwe standaard voor detectie van ongewenst geneesmiddelgebruik bij ouderen? Ned Tijdschr Geneeskd. 2011;155(36):A3802.
14 American Geriatrics Society 2012 Beers Criteria Update Expert Panel. American Geriatrics Society updated Beers Criteria for potentially inappropriate medication use in older adults. J Am Geriatr Soc. 2012;60(4):616-631.

23 STOP DE ICD

Lieselot van Erven

Casus

Mevrouw Jaspers was een 80-jarige vrouw met een uitgebreide cardiovasculaire voorgeschiedenis. Zij kreeg een myocardinfarct toen ze 61 jaar was. Hierna bleef ze klachten houden van angina pectoris en er volgde een bypassoperatie. Het ging jarenlang redelijk goed, tot ze last kreeg van aanvallen van duizeligheid waarbij het soms, heel kort, zwart voor haar ogen werd. Ze was van plan geweest om hiermee naar de huisarts te gaan. Dat was er nog niet van gekomen, toen ze plots collabeerde aan de zijlijn van het hockeyveld, waar ze naar een wedstrijd van haar kleinkind aan het kijken was. Omstanders begonnen met reanimeren waarbij de aangesloten AED een shock afgaf, waarna ze bijkwam. In het ziekenhuis bleek bij het uitlezen van de AED dat sprake was geweest van ventrikelfibrilleren. Er werd uitgesloten dat de ritmestoornis een gevolg was geweest van een acuut hartinfarct of zuurstoftekort van de hartspier. Op de echo van het hart was het vroeger doorgemaakte hartinfarct te zien met nu ook belangrijke beperking van de pompfunctie van het hart. De ritmestoornissen werden geduid als late kamerritmestoornissen na een eerder hartinfarct en ze onderging een ICD-implantatie in het kader van secundaire preventie van plotselinge hartdood. Op de ingestelde medicatie reageerde ze aanvankelijk goed, maar nadat ze toch ICD-shocks had gekregen voor kamerritmestoornissen, werd besloten deze met katheterablatie te behandelen. Hierna ging het haar lange tijd goed en functioneerde ze naar wens. Toen ze 78 jaar was werd op een thoraxfoto bij toeval een longtumor geconstateerd waarvoor behandeling volgde. In het beloop hierna kreeg ze echter hersenmetastasen, waarvoor radiotherapie volgde, en later ook levermetastasen. Er werd toen besloten tot een palliatief beleid gericht op pijnstilling en andere symptoomverlichting. Ze wilde graag thuis blijven en haar kinderen waren in staat haar daar te verzorgen. Omdat zij een ICD had, nam de huisarts contact op met de cardioloog en afgesproken werd dat een ICD-technicus binnen enkele dagen langs zou gaan om de shockfunctie van de ICD te deactiveren. Ze verslechterde echter sneller dan verwacht en de kinderen vroegen de huisarts om langs *te komen. Toen hij samen met haar dochter naar haar toe ging, begon haar lichaam plotseling te bewegen waarbij ze zich uitstrekte en kreunde. Eerder had ze al pijnstilling gekregen waardoor ze versuft was, maar nu leek ze toch weer even wat helderder te worden. De huisarts en haar dochter schrokken enorm, maar beseften dat dit een ICD-shock geweest moest zijn. Terwijl de dochter probeerde haar moeder gerust te stellen, belde de huisarts naar het ziekenhuis. Ondertussen volgden nog enkele shocks, waarna ze niet meer aanspreekbaar was. De huisarts stelde de dood vast. Toen op een later tijdstip de ICD door de technicus werd uitgelezen bleek dat zich inderdaad kamerritmestoornissen hadden voorgedaan die de ICD aanvankelijk succesvol had beëindigd. Hierna waren nog vijf shocks afgegeven die de ritmestoornissen niet meer leken te beïnvloeden. Uiteindelijk ontstond een beeld van pacing zonder dat het hart hierdoor daadwerkelijk elektrisch geactiveerd werd: mevrouw Jaspers was overleden.*

Implanteerbare cardioverter defibrillator (ICD)

ICD's zijn apparaten die worden geïmplanteerd bij patiënten die een verhoogde kans hebben op potentieel levensbedreigende hartritmestoornissen en plotselinge hartdood. De grootste groep patiënten die een ICD krijgen, hebben in het verleden een hartinfarct gehad. Soms hebben patiënten dergelijke ritmestoornissen al gehad, zoals ook bij mevrouw Jaspers het geval was. Dan wordt gesproken van secundaire preventie. De grootste groep ICD-dragers krijgt de ICD echter zonder ooit eerder deze ritmestoornissen te hebben gehad. Dit wordt primaire preventie genoemd. De ICD houdt continu het hartritme in de gaten. Doet zich een snelle kamerritmestoornis voor, dan kan de ICD een shock afgeven tot maximaal ongeveer 750 Volt. Daarnaast hebben ICD's, net als pacemakers, de mogelijkheid om het hart te stimuleren bij een traag hartritme. In Nederland zijn naar schatting 30.000 patiënten met een ICD.

Pacemakers/cardiale resynchronisatietherapie

Pacemakers hebben niet de mogelijkheid om shocks af te geven, maar zorgen dat het hartritme steeds boven een geprogrammeerde ondergrens blijft. Bij patiënten met hartfalen is soms een extra geleidedraad aanwezig om de linkerventrikel gelijktijdig met de rechter- te stimuleren. Dit wordt 'biventriculair pacen' of 'cardiale resynchronisatietherapie' (CRT) genoemd. CRT kan zowel gecombineerd zijn met een pacemaker als met een ICD. In Nederland zijn naar schatting 80.000 mensen met een pacemaker.

Optreden van ICD-shocks in de stervensfase

Als patiënten met een ICD door cardiale of andere aandoeningen in de laatste levensfase komen, kunnen deze shocks afgeven, zoals helaas ook bij mevrouw Jaspers gebeurde. Pacemakers hebben de mogelijkheid van shockafgifte niet en zullen daarom het overlijdensproces niet verstoren. Er zijn geen systematische studies gedaan naar het voorkomen van ICD-shocks rondom het overlijden. De meeste ICD-dragers krijgen geen shocks rondom het overlijden. Op grond van enkele case reports en observationele studies wordt geschat dat ruim 10% van de overleden patiënten met een ICD wel één of meerdere shocks krijgt kort voor overlijden.[1,2]

Als niet of te laat wordt gedacht aan de mogelijkheid om de shockfunctie van de ICD te deactiveren of als er wel aan wordt gedacht maar toch wordt besloten de ICD niet te deactiveren, kan de patiënt tijdens de stervensfase onnodig lijden als gevolg van ICD-shocks, die onaangenaam en pijnlijk kunnen zijn en die het stervensproces bovendien onnodig kunnen verlengen. Ook voor de omstanders die de afgifte van shocks kunnen waarnemen, kan dit een traumatische ervaring zijn die het rouwproces ernstig kan verstoren.[3] Het is dus in het belang van de patiënt en de naasten dat de ICD wordt gedeactiveerd.

Bespreek op tijd

Met het optreden van ernstige aandoeningen zoals maligniteiten, CVA of dementie, of met progressie van het onderliggend hartlijden, waardoor het einde van het leven in zicht komt, kan de behandeling met de ICD in een ander daglicht komen te staan. De ICD heeft voor de patiënt altijd een levensreddend karakter gehad, terwijl bij de aanwezigheid van een ziekteproces dat uiteindelijk zal leiden tot de dood, met name palliatie, van belang is. Deactivatie van de ICD kan de patiënt het gevoel geven 'afgeschreven' te zijn. Tijdige communicatie is van belang om de patiënt te begeleiden naar de acceptatie van deactivatie van de ICD.

De afweging of tot deactivatie moet worden overgegaan kan daarnaast complex zijn, omdat hierbij diverse partijen betrokken kunnen zijn: naast de patiënt en de familie zijn dat ook de huisarts, de cardioloog en andere medisch specialisten. Niet-cardiologische zorgprofessionals zijn zich vaak niet bewust van de mogelijkheid van ongewenste ICD-shocks in de stervensfase. De cardioloog heeft echter vaak geen intensief contact meer met de patiënt als deze al jaren cardiologisch stabiel is, zoals ook bij mevrouw Jaspers het geval was. Tot slot kan de timing van deactivatie lastig zijn. Buiten het ziekenhuis is beperkte kennis en geen apparatuur aanwezig die nodig is voor eventuele deactivatie. Bij dit alles is van belang te realiseren dat deactivering van de ICD op het moment van de deactivering geen toename van cardiale klachten geeft. Voor pacemaker of pacemakerfunctie is dat anders, omdat de patiënt in meer of mindere mate hiervan afhankelijk is voor het hebben van hartritme. In de praktijk wordt deactivatie hiervan daarom niet geadviseerd, ook omdat zoals al aangegeven een pacemaker het stervensproces niet verstoord door shockafgifte.

In de multidisciplinaire richtlijn Pacemaker en ICD in de terminale levensfase wordt ervoor gepleit het beleid omtrent ICD en pacemaker als onderdeel van *advance care planning* op te nemen.[4] De richtlijn bevat een praktisch stappenplan waarin beschreven wordt wie, in welke fase, wát bespreekt met patiënt en mantelzorger. De richtlijn besteedt uitgebreid aandacht aan voorlichting van de patiënt in de fase waarin het levenseinde nog niet in zicht is. Op diverse momenten is het van belang deskundige en tijdige communicatie tussen professionals en patiënt te bewerkstelligen over de wenselijkheid van (het continueren van) de ICD-therapie. Dit hoort al aan de orde te komen bij de implantatie, maar ook als de batterij aan vervanging toe is en de ICD gewisseld zou moeten worden. Zeker zou het onderwerp van gesprek moeten zijn als een diagnose wordt gesteld waardoor het leven bekort wordt en als de patiënt de palliatieve fase ingaat. Doel is dat deactivatie van de ICD kan plaatsvinden als de patiënt nog mobiel is, zodat de laatste levensfase en de overlijdensfase zo rustig mogelijk en zonder angst voor shocks kan worden doorgemaakt. Indien de patiënt echter niet meer in staat is om naar het ziekenhuis te komen, kan deactivatie alleen nog plaatsvinden via een noodprocedure. Een ziekenhuismedewerker zal dan naar de patiënt toe moeten gaan om de ICD te deactiveren. Dit kan echter veelal niet direct plaatsvinden, zoals ook bij mevrouw Jaspers het geval was. Is de patiënt stervende en is de ICD nog actief dan kan een sterke magneet op de huid ter plaatse van de ICD worden geplaatst. Zolang deze aanwezig is, is kunnen geen shocks afgegeven worden. In de richtlijn wordt dit gedetailleerd beschreven.

In de richtlijn worden ook de juridische en ethische achtergronden van deactivatie besproken. Deactivatie komt overeen met het staken van een behandeling.

Beschouwing casus

Mevrouw Jaspers werd vele jaren nadat zij een hartinfarct had doorgemaakt succesvol gereanimeerd bij ventrikelfibrilleren. Ventrikelfibrilleren kan voorkomen in de acute fase van een hartinfarct of bij ischemie als gevolg van coronairlijden. Na de acute fase van het hartinfarct of na behandeling van de ischemie met bijvoorbeeld een dotterprocedure is de herhalingskans klein en in dat geval is er dan ook géén indicatie voor de implantatie van een ICD. Na ventrikelfibrilleren zal daarom altijd aanvullend onderzoek gedaan worden om een hartinfarct of een reversibele oorzaak uit te sluiten. Bij patiënte waren de hartenzymen niet verhoogd en ze had dus geen acuut hartinfarct. Bij hartkatheterisatie werden de natieve kransslagaders en de bypasses bekeken en er werden geen vernauwingen gevonden die aanleiding waren om te denken dat sprake was geweest van ischemie. Andere aandoeningen als oorzaak werden uitgesloten of zeer onwaarschijnlijk geacht. Het ventrikelfibrilleren werd verondersteld te zijn veroorzaakt vanuit het littekengebied van het oude hartinfarct, dat ook op echo werd gezien. Er werd derhalve een ICD geïmplanteerd ter preventie van de potentiële dodelijke gevolgen van opnieuw optredende kamerritmestoornissen.

Hoewel ze in de loop van haar verdere leven baat had van de effectieve shocktherapie van de ICD, waren de shocks die zij aan het eind van haar leven kreeg haar en haar omgeving tot last. Dit had voorkomen kunnen worden. Maar blijkbaar was bij patiënte ook nadat een maligniteit was vastgesteld en duidelijk was geworden dat zij hieraan zou overlijden, de ICD-functie niet gedeactiveerd.

In de praktijk is het ook niet eenvoudig. De hoofdbehandelaar zou het gesprek over deactiveren van de ICD bij een verslechterend levensperspectief moeten voeren. In het geval van mevrouw Jaspers was dit allereerst de longarts, die op dat moment haar hoofdbehandelaar werd, en later ook de huisarts. De hoofdbehandelaar moet zich dan wel de aanwezigheid van een ICD realiseren en moet over voldoende kennis hierover beschikken, wat niet altijd het geval is. De cardioloog echter, die verantwoordelijk is voor controle van de geïmplanteerde ICD, blijkt in de praktijk niet altijd op de hoogte van de (later ontstane) comorbiditeit of van de hierdoor veranderde prognose. De richtlijn adviseert daarom ook goede voorlichting aan de patiënt zelf, waarbij een voorlichtingsfolder ondersteuning kan bieden.[5]

Als bij mevrouw Jaspers de beslissing tot deactivatie tijdig in de palliatieve fase was genomen was de onrust op het sterfbed voorkomen. Tijdige communicatie blijkt in de praktijk toch minder eenvoudig te zijn, want hoewel het begin van de palliatieve fase vaak wel duidelijk is, is de duur ervan onbekend. Een 'lastig' gesprek over deactivatie kan dan gemakkelijk vooruit worden geschoven, waardoor geen beslissing wordt genomen en de ICD geactiveerd blijft. Bij mevrouw Jaspers is dit helaas ook het geval geweest. Hoewel ze diverse keren in het ziekenhuis was tijdens de verschillende oncologische behandelingen werd zij in deze periode niet door de cardioloog gezien. In een late fase, toen zij inmiddels bedlegerig was en thuis verbleef, werd het ICD-centrum gevraagd de ICD thuis te komen deactiveren. Voordat dit kon gebeuren trad de stervensfase sneller in dan gedacht en kreeg zij kamerritmestoornissen. De ICD functioneerde zoals normaal gesproken wenselijk: de ritmestoornissen werden gedetecteerd en de ICD probeerde deze te termineren door afgifte van shocks. In dit geval echter was de ICD-draagster stervende.

Het staken van een dergelijke therapie zou dus onderdeel van advance care planning moeten zijn. Het bespreken op een moment dat de daadwerkelijke beslissing nog niet hoeft te worden genomen, zal dit gesprek op een later moment voor alle partijen minder beladen maken. Advance care planning, het tijdig bespreekbaar maken van het levenseinde, staat gelukkig volop in de belangstelling sinds in 2012 onder leiding van de KNMG het document 'Spreek op tijd over uw levenseinde' is opgesteld.

Aanbevelingen voor de praktijk
- Deactivatie van implanteerbare cardioverterdefibrillators (ICD's) voorkomt ongewenste shocks en onnodig lijden bij patiënten in de terminale levensfase.
- Een functionerende pacemaker/cardiale resynchronisatietherapie kan belangrijk zijn voor het comfort.
- Adviezen omtrent deactivatie van een ICD zijn heel anders dan omtrent deactivatie van een pacemaker.
- Patiënt en behandelaar dienen alert te zijn op de wenselijkheid of mogelijkheid van deactivatie van de ICD en het moet worden meegenomen als onderdeel van advance care planning.
- Bespreek al in een vroeg stadium de mogelijkheid van deactivatie van een ICD met de patiënt.
- Zorg ervoor dat wordt besloten de ICD-functie te deactiveren als de patiënt nog mobiel is.

Literatuur

1   Goldstein NE, Lampert R, Bradley E, et al. Management of implantable cardioverter defibrillators in end-of-life care. Ann Intern Med. 2004;141:835-838.
2   Kinch Westerdahl A, Sjöblom J, Mattiasson AC, et al. Implantable cardioverter-defibrillator therapy before death: high risk for painful shocks at end of life. Circulation. 2014;129:422-429.
3   Nambisan V, Chao D. Death and defibrillation: a shocking experience. Palliat Med. 2004;18:482-483.
4   www.nvvc.nl onder 'richtlijnen' en op www.pallialine.nl.
5   De patiëntenfolder 'Implanteerbare Cardioverter Defibrillator (ICD) en het levenseinde'. Stichting ICD-dragers Nederland, www.stin.nl.

MORFINE ALS 'DOODSKLOK' HET DUBBELEFFECT

24 MORFINE IN DE LAATSTE LEVENSFASE

Dick Willems

Casus

In een gehucht in het noorden van het land woont het echtpaar Brands. Zij woont in het huis waarin ze is geboren, hij komt uit een dorp zo'n vijftien kilometer verderop. Ze zijn beiden 67 jaar oud. Mevrouw Brands kreeg vier jaar geleden borstkanker. Na een operatie volgde een intensieve behandeling met radio- en chemotherapie om haar kans op genezing zo groot mogelijk te maken. Na ruim twee jaar bleek zij echter levermetastasen en een metastase in de wervelkolom te hebben. Opnieuw kreeg zij chemotherapie nu om de uitzaaiingen te behandelen. Dit had goed effect, maar ze had ook veel last van de chemotherapie. Recentelijk is vastgesteld dat de ziekte weer is toegenomen. Ondanks potentiële – palliatieve – behandelopties besluit ze om zich niet meer in het ziekenhuis te laten behandelen. Ze heeft nu weinig klachten. De huisarts gaat er eens per maand op bezoek. Mevrouw Brands heeft herhaaldelijk gezegd dat die bezoekjes echt niet hoefden, want 'U hebt het al druk genoeg, dokter. Als er iets is, dan bellen we heus wel'.

Dat deden ze inderdaad op een maandagochtend om vijf over acht, de praktijk was net open en het ochtendspreekuur zou beginnen. Ze hadden geen waarnemer willen bellen, maar zeiden een afschuwelijke nacht achter de rug te hebben: vanwege de pijn had mevrouw Brands geen oog dicht gedaan, ze had in totaal zes paracetamoltabletten genomen, maar zonder veel resultaat. De huisarts besluit meteen langs te gaan en treft beiden angstig en onrustig aan. De pijn zit rechts boven in de buik en na een kort onderzoek zegt de huisarts dat het waarschijnlijk met de uitzaaiing in de lever te maken heeft. Paracetamol is niet genoeg meer; hij stelt verder diagnostisch onderzoek voor en wil voor de acute pijn een morfine-injectie geven. Daar schrikken beiden hevig van. Meneer Brands stamelt 'Morfine? Is het dan al zó ver, dokter?'

In de korte tijd die hij heeft (het ochtendspreekuur zit te wachten) exploreert de huisarts de zorgen rond morfine. Voor het echtpaar is dat het teken dat het einde nabij is; ze hebben het bij twee vrienden meegemaakt. Toen die met morfine begonnen, duurde het nog maar een paar dagen. Allebei waren ze ook nog erg in de war geweest, volgens hun huisarts een gevolg van de verhoging van de morfine. De huisarts biedt aan later op de dag nog eens langs te komen om de zorgen uitgebreid te bespreken. Dan accepteert mevrouw Brands de injectie.

Aan het eind van de ochtend blijkt de pijn nog steeds goed te reageren op de morfine. In aanwezigheid van de enige dochter van het echtpaar, die met haar gezin in een naburig dorp woont, bespreekt de huisarts nog een keer wat volgens hem nu het beste is: beginnen met een lage dosis morfine in tabletvorm, niet meer op geleide van de pijn, maar regelmatig. Hij gaat in op de zorgen rond morfine. Mevrouw Brands blijkt bang voor verslaving: 'Ik wil niet als een junkie mijn laatste dagen slijten, dokter'. En, zegt ze, morfine is toch een laatste redmiddel, dus als dat niet meer helpt, dan is er niets meer wat nog kan helpen – beiden zouden het geven van morfine liever willen uitstellen. Vooral de opmerking van de huisarts dat hij meerdere patiënten heeft gehad die maanden tot jaren hebben geleefd op een stabiele dosis morfine, maakte de mogelijkheid bespreekbaar voor het echtpaar en hun dochter. Tijdens dit gesprek stelt de huisarts de vraag hoe zij het verdere verloop voor zich zien en wat ze dan zouden willen. Beide echtelieden maken duidelijk dat ze tegen euthanasie zijn, maar dat ze wel heel graag willen dat mevrouw Brands thuis blijft en geen onnodige pijn zal lijden. Daar zal de huisarts zijn best voor doen, zo nodig in overleg met de specialist. Aan het eind van het gesprek zei mevrouw Brands dat ze toch liever eerst nog met dagelijks zes tabletten paracetamol doorging, maar als dat niet genoeg zou zijn, over zou gaan op morfine.

Vier maanden later is de conditie van de patiënte duidelijk achteruitgegaan. De pijn is goed in de hand te houden met 2 × 20 milligram morfine retardtabletten per dag zonder last van bijwerkingen zoals obstipatie (dankzij een preventief laxeermiddel). Dan herhaalt de episode van hevige pijn zich: meteen om acht uur belt meneer Brands dat de nacht heel verschrikkelijk is geweest, dat de extra morfine die ze mag nemen slechts kort heeft geholpen, en vraagt wat er nu verder moet gebeuren. Weer gaat de huisarts meteen kijken. De pijn blijkt de laatste twee dagen nogal te zijn toegenomen, maar vooral vannacht niet goed meer te harden te zijn geweest. Sinds zijn vorige bezoek vier dagen geleden (hij gaat er nu wekelijks langs) is de eetlust ook verder afgenomen en voelt mevrouw Brands zich bijna te moe om haar bed uit te komen. Meneer Brands is bang dat zijn vrouw toch nog opgenomen zal moeten worden, vooral omdat hun dochter herhaaldelijk heeft gezegd dat 'het zo niet langer gaat'. Ze is bij vlagen misselijk en ziet er soms nogal tegenop om haar medicijnen in te nemen. Eten heeft ze niet meer gedaan, drinken nog wel een beetje. De huisarts onderzoekt haar en stelt voor om, uitgaande van de veronderstelling dat de pijn wordt veroorzaakt door leverkapselspanning, dexamethason te geven, en om de dosering van de mor-

fine te verhogen. Hij vindt het beter om de morfine nu met een pompje toe te dienen. Hij regelt een morfinepomp waarmee mevrouw Brands dagelijks vijftien milligram morfine krijgt; zo nodig kan haar man haar een extra dosis van twee milligram geven.

Als de huisarts de volgende dag weer komt, is mevrouw Brands wat suffer dan voorheen, maar zegt geen pijn meer te hebben. Een gesprek met het echtpaar en de dochter lucht allen erg op: hun dochter zegt er alles voor over te hebben dat ze thuis kan blijven. Enkele dagen later (de huisarts komt nu dagelijks) blijkt er toch weer een periode met heftige pijn te zijn geweest. De dochter (die er nu eigenlijk steeds is) neemt de huisarts apart en vraagt of de morfinedosis niet fors verhoogd kan worden, dan zou ze misschien wat eerder uit haar lijden verlost worden, want 'dit wens je toch je ergste vijand niet toe'. De huisarts zegt zich toch te willen houden aan een reguliere verhoging. Hij legt aan het echtpaar uit dat verhoging van de dosis nodig is. De dosis wordt met 50% verhoogd waarop de pijn verdwijnt. De volgende dag is opnieuw een verhoging nodig; de daaropvolgende dag overlijdt zij in aanwezigheid van haar echtgenoot en haar dochter.

Beschouwing

Het eerste probleem dat zich in het traject van mevrouw Brands voordeed was angst voor morfine, die nog steeds veel voorkomt. Van de Britse specialist palliatieve zorg Robert Twycross wordt gezegd dat hij, toen hij in de jaren 60 van de vorige eeuw voor het eerst in de vs landde, zei 'I smell the fear of morphine'. Morfine is waarschijnlijk het meest beladen geneesmiddel in de geschiedenis.[1] Opium en het rond 1800 daaruit gedestilleerde morfine (afgeleid van Morpheus, de Griekse god van de slaap) hebben eeuwenlang bekendgestaan als 'joy plants', onder andere verheerlijkt in de romantische literatuur van schrijvers als De Quincey, William Blake en Baudelaire. Sinds enkele millennia voor Christus worden opiaten ook gebruikt voor pijnbestrijding. De verslavende werking van opiaten is al even lang bekend. Dat opiaten dodelijke slachtoffers maken, blijkt in de 19[e] eeuw uit de slachtingen in opiumoorlogen tussen Engeland (volgens sommigen het grootste drugkartel dat er ooit geweest is) en China; oorlogen die Engeland voerde om de markt voor opium uit West-Azië open te houden, een markt die in China leidde tot massale verslaving. Naar schatting 30% van de Chinese mannen was in de 19[e] eeuw verslaafd aan opium. De angst die veel patiënten voor het middel hebben, heeft dus sterke historische en culturele wortels.[2]

Voor veel mensen klinkt, net als voor het echtpaar Brands, het woord morfine als een doodsklok: het beginnen met morfine betekent het begin van het einde – iedereen kent daar voorbeelden van. Toch kan die zorg ontzenuwd worden door erop te wijzen, zoals de huisarts van mevrouw Brands deed, dat het gebruik van morfine helemaal niet beperkt is tot de laatste fase van het ziekteproces, maar dat veel patiënten langdurig (maanden tot soms jaren) morfine gebruiken.

Een angst die daarmee samenhangt, is dat er na de maximumdosering morfine niets meer is. Het heeft de naam het laatste redmiddel te zijn, de allerzwaarste vorm van pijnbestrijding, dus daar moet je zo laat mogelijk je toevlucht toe nemen. Echter, morfine heeft geen algemeen geldende maximumdosering, alleen een maximumtoename van dosering: wanneer de dosisstijging zorgvuldig wordt getitreerd (meestal 50% toename per keer) zijn ernstige bijwerkingen, met name de zo vaak genoemde ademdepressie, doorgaans te vermijden.[3,4] Een geleidelijke toename kan doorgaan tot hoge dagdoseringen, soms van enkele grammen – de enige beperking is het optreden van bijwerkingen. En als morfine niet meer werkt of te veel bijwerkingen heeft, zijn er beslist alternatieven in de vorm van andere opiaten of combinaties met niet-opioïde pijnbestrijding.[5]

Een belangrijke zorg van patiënten en familie is dat morfine leidt tot verslaving en tolerantie. Morfine is natuurlijk een verslavend middel: lichamelijke afhankelijkheid is onvermijdelijk. Toch zijn op deze angst twee goede antwoorden. Ten eerste kunnen mensen die morfine gebruiken voor pijn het gebruik doorgaans zonder moeite afbouwen als de pijn over is; psychische afhankelijkheid speelt bij hen kennelijk niet zo'n rol. Maar zelfs als er verslaving zou optreden, is het de vraag hoe erg dat is voor mensen die het middel nodig zullen blijven hebben. Want wat is er erg aan verslaving? Dat je er niet meer mee kunt stoppen? Maar dat is bij deze patiënten meestal niet relevant. Gewenning en steeds hogere doseringen? Dat lijkt niet te gelden wanneer morfine gebruikt wordt voor symptoombestrijding, zelfs niet bij patiënten met een geschiedenis van verslaving.[6] Of het verlies van waardigheid – maar dat is een sociaal bijverschijnsel van de verslaving dat bij terminale patiënten niet optreedt. De maatschappelijke uitstoting – hier evenmin relevant.

Een laatste niet geheel ongefundeerde zorg is dat morfine leidt tot verwardheid of sedatie. Dit kan inderdaad een gevolg van morfinegebruik zijn, meestal vooral in de beginfase, maar is, als het langer duurt, goed te behandelen door te switchen naar een ander opiaat of door antipsychotica te geven.

Kortom: de angst voor morfine kan goed 'behandeld' worden. Het voorbeeld van het echtpaar Brands laat zien dat het zinvol kan zijn om al vroeg in het ziekteproces de mogelijkheid van het gebruik van morfine uit te leggen, zodat dat niet in een acute pijnsituatie hoeft te gebeuren.

Het tweede probleem in relatie tot morfine deed zich voor toen de dochter van mevrouw Brands vroeg om een verhoging die misschien ook zou kunnen zorgen voor een eerder overlijden. Dit valt in de ethische literatuur onder het begrip 'dubbel effect': een ongewenst effect (bijvoorbeeld het versnellen van het overlijden) is acceptabel als het een onbedoeld neveneffect is van een behandeling die nodig is voor een gewenst effect (bijvoorbeeld pijnbestrijding). Deze redenering wordt in de geneeskunde veel gebruikt (daarom accepteren we bijwerkingen van behandelingen), maar heeft in de geschiedenis van de ethiek een geur van hypocrisie gekregen, omdat ze, vooral in de redeneringen van jezuïtische geleerden, werd gebruikt om allerlei afwijkingen van de knellende kerkelijke regels goed te praten zonder die regels zelf te veranderen.

Het 'dubbeleffect' kent, wanneer het wordt gebruikt voor de rechtvaardiging van het handelen, twee basisproblemen: wie bepaalt welk effect gewenst dan wel ongewenst is en hoe weten we of het ongewenste effect echt onbedoeld was, met andere woorden: wat zijn intenties precies en hoe betrouwbaar zijn ze als rechtvaardiging van het handelen? In het geval van mevrouw Brands was versnelling van het overlijden zeker niet volgens iedereen een ongewenst effect. En bovendien: morfine, mits juist gedoseerd, werkt waarschijnlijk niet levensbekortend en wellicht zelfs levensverlengend[7] – en juist levensverlenging zou door betrokkenen als een ongewenst effect kunnen worden beschouwd.

De redenering van het 'dubbeleffect' leunt sterk op de intentie van de arts: het mag, als de dokter maar de juiste bedoelingen had. Intenties zijn belangrijk als reden om te handelen, maar niet erg geschikt als rechtvaardiging ervan. Ten eerste zijn intenties rekbaar en oncontroleerbaar. Zo zei de Amerikaanse 'doctor death', Jack Kevorkian, dat hij met het toedienen van koolmonoxide de intentie had de pijn van zijn patiënten te bestrijden, maar dat ze er helaas aan overleden. Ten tweede bleek in alle onderzoeken naar het handelen van artsen rond het levenseinde dat een flink deel van de artsen het levensbekortende effect van morfine overschat. Artsen dichtten zichzelf vaak een zwaardere intentie toe dan paste bij hun handelen (de 'artsenversie' van de angst voor morfine?).[8] De dubbel-effectregel heeft nog een laatste nadeel: ze gaat ervan uit dat artsen één bedoeling hebben (in dit geval pijnbestrijding). Wie een beetje om zich heen kijkt, weet dat mensen vaak meerdere bedoelingen met een handeling hebben, en vaak meer hopen op een bepaald effect, of het op de koop toe nemen, dan dat ze het echt bedoelen. De dokter van mevrouw Brands vond het waarschijnlijk niet erg als ze na de verhoging van de morfinedosering rustig zou wegglijden, hij hoopte het misschien wel, maar het was niet zijn doel, of hoogstens een beetje. Voor dat soort nuances biedt de dubbel-effectregel geen ruimte. De conclusie moet zijn dat de dubbel-effectregel niet bruikbaar is als rechtvaardiging van het gebruik van morfine met een mogelijk levensbekortend effect aan het einde van het leven.

In 2013 meldden onderzoekers dat in Nederland jaarlijks 550 patiënten overlijden nadat hun arts hen een overdosis morfine had toegediend, dat wil zeggen een hogere dosis dan voor pijnbestrijding nodig was.[9] De onderzoekers spreken van 'verborgen euthanasie'. Zoals gezegd, kan het in een deel van deze gevallen gaan om een overschatting van de effecten van morfine, maar een substantiële overdosering is als manier om het leven te bekorten (als dat de bedoeling is) niet geschikt. Daarvoor is het effect te onzeker en de kans op bijwerkingen zoals delier te groot. In het geval van mevrouw Brands die zich expliciet tegen levensbeëindiging had verklaard, zou dat al helemaal niet te rechtvaardigen zijn geweest.

Aanbevelingen voor de praktijk

- Wees je bewust van de verschillende zorgen van patiënten over morfine; realiseer je de historische en culturele wortels van de *fear of morphine*.
- Bespreek die zorgen vroeg in een traject waarin te verwachten is dat morfine ooit nodig zal zijn, om te vermijden dat het in een spoedsituatie moet.
- Maak duidelijk dat verslaving niet zal optreden, en dat het niet relevant is.
- Maak duidelijk dat morfine niet het allerlaatste redmiddel is en dat er geen voor iedereen geldende maximumdosering bestaat.
- Maak duidelijk dat het starten met morfine niet het begin van het einde is.
- Een verhoging van de morfinedosering conform de richtlijn[2] leidt niet tot levensbekorting. Het is belangrijk dit aan patiënten en naasten te vertellen, zeker als zij zo nodig extra doses toedienen en zich schuldig kunnen voelen als de patiënt kort na een extra toediening overlijdt.[10]
- De intentie van de toediening of verhoging van morfine is niet relevant voor de rechtvaardiging ervan, de gebruikte doseringen wel.
- Morfine is een slecht middel voor sedatie...
  ... en voor levensbeëindiging.

Dankwoord

Ik dank Marijke van Daelen voor haar commentaar op een eerdere versie van dit hoofdstuk.

Literatuur

1 Booth M. Opium: A History. Londen: St. Martin's Press; 1999.
2 Flemming K. The use of morphine to treat cancer-related pain: a synthesis of quantitative and qualitative research. J Pain Symptom Manage. 2010;39:139-154.
3 Dahan A, Overdyk F, Smith T, et al. Pharmacovigilance: a review of opioid-induced respiratory depression in chronic pain patients. Pain Physician.

2013;16:E85-94.
4 www.pallialine.nl/index.php?pagina=/richtlijn/item/pagina.php&id=28431&richtlijn_id=619; geraadpleegd 6 mei 2014.
5 Khan MI, Walsh D, Brito-Dellan N. Opioid and adjuvant analgesics: compared and contrasted. Am J Hosp Palliat Care. 2011;28:378-383.
6 Kirsh KL, Passik SD. Palliative care of the terminally ill drug addict. Cancer Invest. 2006;24:425-431.
7 Thorns A, Sykes N. Opioid use in the last week of life and implications for end-of-life decision-making. Lancet. 2000;356:398-399.
8 Heide A van der, Delden JJM van, Geijteman E, et al. Frequentie en kenmerken van gebruik van morfine in de stervensfase. Een dwarsdoorsnede-onderzoek. Ned Tijdschr Geneeskd. 2014;158:A6857
9 http://nieuwsuur.nl/onderwerp/483353-morfine-gebruikt-voor-verborgen-euthanasie.html; geraadpleegd 6 mei 2014.
10 'Feiten en fabels over morfine' Een folder voor patiënten en familie: www.netwerkpalliatievezorg.nl/Portals/102/fabels-en-feiten.pdf.

SEDATIE ALS DOEL   SEDATIE ALS MIDDEL   TRANSPARANTE VERANTWOORDING

25 PALLIATIEVE SEDATIE
Soms een sluiproute naar euthanasie?

Marian Verkerk

Casus
Een half jaar geleden kreeg zij de vernietigende diagnose te horen: uitgezaaide baarmoederhalskanker. Mevrouw Ten Hove is getrouwd en heeft twee inmiddels uit huis wonende kinderen. Zij heeft altijd parttime gewerkt en ziet zichzelf als een vrouw die altijd zo veel mogelijk de regie over haar eigen leven heeft willen houden. Hoewel onmiddellijk duidelijk was dat genezing niet meer mogelijk was, heeft ze aanvankelijk nog wel palliatieve radiotherapie gehad. De oncoloog in het ziekenhuis heeft haar steeds verzekerd dat zij haar zo comfortabel en pijnvrij mogelijk zullen proberen te houden.
  Een tijdlang ging het redelijk met haar, maar sinds een paar weken gaat het in een rap tempo bergafwaarts. Met de afdeling oncologie in het ziekenhuis is besproken dat mevrouw naar huis gaat om daar te sterven. Zowel zijzelf als haar beide dochters en man willen die laatste paar weken het liefst met elkaar doorbrengen. Afgesproken wordt dat de huisarts de verdere begeleiding van mevrouw zal overnemen.
  Eenmaal thuis wordt ze snel bedlegerig en krijgt ze ook meer pijn. Vanwege die toenemende pijn besluit de huisarts tot het geven van pijnmedicatie (morfine) via een pomp. Pas vanaf dit moment raak ik als verpleegkundige in de thuiszorg betrokken bij de zorg voor mevrouw. Iedere dag bezoek ik haar vanwege de pijnstilling en verdere verzorging.
  Tijdens mijn bezoeken leer ik mevrouw kennen als iemand die helder kan verwoorden wat ze wil. De regie die zij graag over haar eigen leven wilde voeren, blijkt ook nu van toepassing als het gaat over haar sterfbed. Ze vertelt me dat ze graag euthanasie wil en dat zij dat ook kenbaar heeft gemaakt aan haar huisarts. Ook haar man en kinderen weten van haar verzoek en staan er achter. Ik begrijp echter ook van haar dat de communicatie met haar huisarts weliswaar in het algemeen goed is, maar dat deze op het punt van actieve levensbeëindiging lijkt dicht te klappen. Ze krijgt ontwijkende antwoorden zoals 'Zover is het

nog niet' en 'Ik laat u echt niet in de steek', die zij zelf niet als echt geruststellend ervaart. Ik dring er bij haar op aan toch het gesprek met de huisarts aan te blijven gaan. Desnoods zou ze hem kunnen vragen de hulp in te roepen van een andere huisarts wanneer hij zelf morele problemen ervaart. Ze zei me dat ze het zou proberen, maar dat ze er een hard hoofd in had.

Opeens gaat het slechter met haar. Ze eet en drinkt niet meer en valt bij tijd en wijle wat weg. De huisarts belt me in de namiddag op om te zeggen dat hij enkele aanpassingen in de medicatie heeft uitgevoerd. Hij was bij mevrouw langs geweest. Ze had veel pijn die niet had gereageerd op ophoging van de morfinepomp. Daarop had hij besloten mevrouw te gaan sederen. Het nieuwe recept voor de medicatiecassette had hij uitgeschreven en naar de apotheek gefaxt.

Als ik de volgende dag bij mevrouw thuis kom, zie ik dat zij stervende is. Ze heeft cheyne-stokesademhaling en is eigenlijk niet meer aanspreekbaar. Ik tref een huis vol familie aan die allemaal langs zijn gekomen om afscheid van haar te nemen. De huisarts heeft hun verteld dat zij niet meer wakker zal worden nu ze deze medicatie zal krijgen.

Als ik op de medicatiecassette kijk, zie ik dat de hoeveelheid morfine verdubbeld is en dat er nu ook 300 mg midazolam (Dormicum®) in zit, die in korte tijd toegediend zal worden. Omdat ik denk dat er een vergissing in het spel is – misschien bedoelde de huisarts 30 mg en heeft hij per ongeluk 300 mg geschreven – bel ik de apotheek en daarna de huisarts. Zij verzekeren mij echter dat de hoeveelheid klopt. De huisarts voegt daar nog aan toe dat dit beleid volgens de wens van mevrouw en haar man en kinderen is. Immers, zij wilde haar einde niet nodeloos rekken en zo is dit het beste voor allen. Ik heb de cassette aangesloten en aan het einde van de middag overlijdt mevrouw. De familie is nogal beduusd en begrijpt eigenlijk niet goed wat er nu allemaal is gebeurd. Het ging opeens wel heel erg snel. Zij vragen zich af of mevrouw nu de euthanasie kreeg die zij wilde. Zij zijn wel blij dat mevrouw uit haar lijden verlost is. Ik blijf me er echter heel onbehaaglijk onder voelen.

Beschouwing

In Nederland blijkt dat bij ongeveer vier op elke tien sterfgevallen één of meer beslissingen over medische behandeling worden genomen die (mogelijk) bespoediging van het levenseinde tot gevolg hebben.[1] Het gaat dan om medische beslissingen zoals het staken van behandelingen, niet-reanimeerbeslissingen, het intensiveren van symptoombestrijding, het afzien van kunstmatige vochttoediening, palliatieve sedatie en actieve levensbeëindiging. Deze medische bemoeienis met het levenseinde is niet uniek voor Nederland, maar geldt voor meer westerse landen. Wat Nederland echter wel uniek maakt, is de nadruk op transparantie en openlijke verantwoording met betrekking tot dit soort beslissingen. Met name onze regeling rond actieve levensbeëindiging (Wet toetsing levensbeëindiging op verzoek en hulp bij zelfdoding) is een duidelijk voorbeeld van openlijke en maatschappelijke toetsing. Immers, de toetsingscommissie die achteraf de voltrokken euthanasie of hulp bij zelfdoding beoordeelt, bestaat uit 'leken' die als het ware de samenleving vertegenwoordigen en die aan de hand van heldere zorgvuldigheidsvoorwaarden tot een oordeel behoren te komen. Hiermee voeren de leden van de toetsingscommissie – een arts, een jurist en een ethicus – in juridische termen lekenrechtspraak uit.

Eenzelfde behoefte aan transparante verantwoording geldt voor beslissingen rondom palliatieve sedatie. In 2005 verscheen de eerste KNMG-richtlijn Palliatieve sedatie die tot doel had te komen tot een heldere begripsomschrijving en indicatiestelling voor palliatieve sedatie bij doodzieke mensen.[2] Aanleiding toentertijd voor het maken van een richtlijn was de discussie over het onderscheid tussen terminale sedatie en actieve levensbeëindiging. Er waren geruchten dat dokters onder het mom van terminale sedatie actieve levensbeëindiging uitvoerden. Sommige dokters gaven in de publieke media toe dat zij daarmee de 'administratieve rompslomp' rond euthanasie wilden omzeilen.

Met de richtlijn werd ingezet op een duidelijk onderscheid tussen beide en moest voorkomen worden dat palliatieve sedatie een sluiproute werd voor euthanasie. Palliatieve sedatie werd gedefinieerd als 'normaal medisch handelen' dat ingezet kan worden om ondraaglijk lijden als gevolg van onbehandelbare symptomen te verlichten. Euthanasie daarentegen is 'buitengewoon medisch handelen' dat erop gericht is het lijden op te heffen door het leven te beëindigen.

Maar zoals het verhaal van mevrouw Ten Hove laat zien: de praktijk laat zich niet naadloos sturen door een richtlijn. En dat kan ook niet. Een richtlijn is er om toegepast te worden en die toepassing vooronderstelt een bepaalde praktijk van 'goed dokteren' of van 'goed hulpverlenen'. Een praktijk van goede zorg is méér dan de optelsom van een aantal protocollen. Het vraagt ook om communicatief vaardige, zelfkritische en moreel competente hulpverleners. Het waren precies die aspecten waaraan het ontbrak in de situatie van mevrouw Ten Hove. Maar wat ging er dan precies mis?

Goed sterven vraagt om het gesprek

In het verleden kon je nog wel eens de uitspraak horen: 'Hij is een goede dokter, maar communiceren met zijn patiënten kan hij niet.' Vandaag de dag wordt dat inzicht niet meer gedeeld: zonder communiceren is goed dokteren niet mogelijk en dat geldt zeker voor zorg rond het levenseinde (zie bijvoorbeeld de zogenoemde CanMEDS-rollen binnen de geneeskundeopleiding). De huisarts van mevrouw Ten Hove had het daar klaarblijkelijk moeilijk mee. Misschien had hij gewetensbezwaren wanneer het gaat om actieve levensbeëindiging. Of behoorde hij tot die mensen die het kwetsbare gesprek over vergankelijkheid en de dood maar moeilijk voeren kan. In ieder geval leek hij onvoldoende open te staan voor de noden en wensen van mevrouw. Overigens moet daarbij in het oog worden gehouden dat mevrouw geen recht heeft op euthanasie, maar wel een recht op een gesprek daarover. Goede stervenszorg is aandachtig en responsief reageren en handelen op dat wat de patiënt aangeeft. Door uitspraken zoals 'Het komt wel goed' of door zelfs te doen alsof je de patiënt niet echt hoort, maakt een arts zich er te gemakkelijk af en laat hij patiënten in de steek.

De huisarts had het gesprek met mevrouw moeten aangaan en daarmee ook een start moeten maken met palliatieve en in dit geval zelfs terminale zorg. Die zorg is een zich door de tijd heen ontvouwend proces. Allen – patiënt, familie, hulpverleners – groeien toe naar het onvermijdelijke einde. De huisarts heeft de professionele verantwoordelijkheid de patiënt daarin zo goed als mogelijk te begeleiden. Professionaliteit vraagt daarbij ook dat hij zijn eigen grenzen verkent en erkent. Wanneer je als arts voelt of merkt dat je er niet 'goed instaat' en dat je met onoplosbare gewetensnood kampt, dan is het je morele – en zelfs professionele – verantwoordelijkheid een deel van de zorg over te dragen aan een ander. Dat veronderstelt echter wel dat je bereid bent je eigen grenzen te leren kennen. Het niet overdragen aan een collega is precies wat de huisarts achterwege liet.

Palliatieve sedatie

De huisarts liet de dingen op zijn beloop en leek zich vooral te concentreren op medische interventies, zoals pijnbestrijding. Toen het einde naderde, ging het weer fout. Onder het mom van sedatie, werd alsnog de route van levensbeëindigend handelen gekozen. Overigens was het waarschijnlijk toen al te laat om het hele proces rond euthanasie, inclusief de zorgvuldigheidsvoorwaarden, nog op te starten. Mevrouw leed ondraaglijk als gevolg van pijn en er moest iets gedaan worden.

Volgens de geldende richtlijn moet palliatieve sedatie gezien worden als een vorm van normaal medisch handelen dat kan worden ingezet bij het einde van het leven. Palliatieve sedatie wordt dan ook omschreven als 'het opzettelijk verlagen van het bewustzijn van een patiënt in de laatste levensfase'. Het doel van sedatie is het lijden te verlichten. Het bewustzijn verlagen is een middel om dat te bereiken.

Het is van groot belang dat palliatieve sedatie op de juiste indicatie, proportioneel en adequaat wordt toegepast. Niet de mate van bewustzijnsverlaging, maar de mate van symptoomcontrole bepaalt de dosering, de combinatie en de duur van de inzet van de medicamenten. Palliatieve sedatie is aan de orde in de laatste levensfase, als de dood op korte termijn wordt verwacht.

Toen mevrouw Ten Hove hevige pijn kreeg die niet meer goed te verlichten was door morfine alleen, was palliatieve sedatie zeker geïndiceerd. Immers wanneer de pijn onbehandelbaar wordt (lees: een refractair symptoom wordt) en leidt tot ondraaglijk lijden, dan kan diepe en continue sedatie een antwoord zijn. Er moet echter wel proportioneel gesedeerd worden – zoveel als nodig is om het lijden te verlichten. De verpleegkundige was daarom terecht verontrust toen zij de hoge begindoses op de cassette zag. Haar vermoeden dat het om iets anders ging dan proportioneel sederen bleek terecht. Hier was iets anders aan de hand dat wat de richtlijn beoogt.

De sluiproute

Bij tijd en wijle duiken er berichten op dat palliatieve sedatie ondanks het bestaan van een richtlijn soms als sluiproute naar de dood wordt gebruikt. In oktober 2013 meldde het IKNL onzorgvuldigheden bij het toepassen van palliatieve sedatie (*de Volkskrant* 8 oktober 2013). Direct gaf staatssecretaris Van Rijn aan dat hij dit zou laten onderzoeken.

In diezelfde Volkskrant schatte hoogleraar Zorg en besluitvorming rond het levenseinde, Agnes van der Heide, dat er jaarlijks bij ongeveer 1700 sedaties iets mis gaat. Daarnaast schat ze in dat in ten minste 550 gevallen per jaar artsen een hogere dosering morfine toedienen dan nodig voor symptoomverlichting om daarmee het einde te bespoedigen. Klaarblijkelijk loopt de praktijk niet synchroon met de richtlijn, die ook nog eens aangeeft dat morfine niet het geëigende middel is om sedatie te bewerkstelligen.

In de richtlijn wordt benadrukt dat palliatieve sedatie zich onderscheidt van euthanasie. In de tweede versie van de richtlijn in 2009 wordt zelfs een korte appendix aan beide vormen van (buitengewoon) medisch handelen gewijd. Opnieuw wordt daarin benadrukt dat 'continu (en diep) sederen zich onderscheidt van euthanasie doordat continu sederen niet gericht is op het bekorten van het leven. Er zijn geen aanwijzingen dat lege artis toegepaste continue sedatie het leven bekort. Dit betekent dat sedatie en euthanasie duidelijk van elkaar moeten worden onderscheiden. Met instemming wordt de uitspraak van Broeckaert over palliatieve sedatie geciteerd: 'Er wordt gestorven, niet gedood'.[3]

Existentieel lijden als indicatie?

In het geval van mevrouw Ten Hove was duidelijk dat zij geen palliatieve sedatie maar juist euthanasie wenste. Ze had aan de verpleegkundige te kennen gegeven dat zij bij de arts had aangegeven euthanasie te willen wanneer het lijden ondraaglijk werd. Een patiënt kan goede redenen hebben om aan euthanasie de voorkeur te geven boven palliatieve sedatie, bijvoorbeeld omdat hij in de laatste dagen van zijn leven wil blijven communiceren met zijn naasten en daarom niet wil komen in een situatie van verlaagd bewustzijn of omdat de patiënt niet wil sterven in een gesedeerde toestand. Of dit ook de redenen waren voor mevrouw Ten Hove vertelt het verhaal nu niet. Feit is wel dat zij een wens had het gesprek over en het proces naar euthanasie te willen aangaan met haar arts. Het had zeker zo kunnen zijn dat in het gesprek aan mevrouw duidelijk was gemaakt dat ook palliatieve sedatie een keus kan zijn: de patiënt wil niet langer lijden, maar wil zijn leven ook niet (laten) beëindigen. Maar zelfs dat gesprek lijkt de huisarts niet te zijn aangegaan.

Het is echter een misvatting te denken dat patiënten een *recht* hebben op palliatieve sedatie. Palliatieve sedatie is een medische handeling die alleen maar geboden kan worden als deze ook medisch geïndiceerd is. De wens van sommige patiënten om niet 'aan de naald' te sterven maar zachtjes in te slapen, kan niet beantwoord worden met palliatieve sedatie. Alleen wanneer er sprake is van onbehandelbare symptomen, is palliatieve sedatie als medische handeling geïndiceerd. De enkele wens niet meer te willen leven omdat dat leven ondraaglijk is geworden – existentieel lijden –, kan nimmer reden zijn tot palliatieve sedatie. Dat betekent niet dat existentieel lijden niet onderdeel en gevolg kan zijn van bepaalde refractaire symptomen.

Existentieel lijden als niet-lineaire optelsom
Na het verschijnen van de KNMG-richtlijn in 2005 ontstond er discussie over de vraag of existentieel lijden niet ook een indicatie kon zijn voor palliatieve sedatie. Immers ook existentieel lijden kan, net zoals pijn, onderdeel uitmaken van refractaire symptomen die leiden tot ondraaglijk lijden van de patiënt. In zo'n geval valt het existentiële lijden niet meer te verlichten met bijvoorbeeld communicatie of spirituele ondersteuning. Vaak gaat het dan om patiënten die al veel achter de rug hebben, die – zoals het in de richtlijn van 2009 staat omschreven, waarin existentieel lijden opgenomen is als een indicatie voor palliatieve sedatie – 'als het ware naar continue sedatie zijn "toegegroeid"'. Deze patiënten zijn vaak ernstig ziek, bijzonder zwak, dicht bij de dood en hebben diverse, vaak ernstige lichamelijke klachten. Het lichaam van de patiënt is letterlijk en figuurlijk aan het einde en alles is al gezegd. Deze patiënten willen soms de laatste dagen niet meer meemaken en kunnen vragen continu gesedeerd te worden. De door de patiënt ervaren zinloosheid c.q. leegheid van het bestaan (existentieel lijden) kan dan aanleiding geven tot ondraaglijk lijden. Het gaat hierbij om de zinloosheid van het bestaan in het perspectief

van een overlijden dat binnen een tot twee weken wordt verwacht. Het gaat immers om patiënten die zeer ernstig ziek zijn, een combinatie van klachten hebben, die veelal niet meer eten en drinken en waarbij de lichaamsfuncties afnemen. Het gaat dus nooit om patiënten die uitsluitend existentieel lijden (zie ook hoofdstuk 5).

De context is palliatieve zorg

Of bij ondraaglijk lijden nu besloten wordt tot euthanasie of tot palliatieve sedatie, in beide gevallen staat voorop dat die besluitvorming plaatsvindt in een proces van palliatieve zorg. Palliatieve zorg is zorg voor de patiënt met een levensbedreigende ziekte, die niet (meer) kan genezen en uiteindelijk aan zijn of haar ziekte zal overlijden. Meer inhoudelijk wordt palliatieve zorg als volgt omschreven door de Wereldgezondheidsorganisatie: *'Palliatieve zorg is een benadering die de kwaliteit van leven verbetert van patiënten en hun naasten die te maken hebben met een levensbedreigende aandoening, door het voorkómen en het verlichten van lijden door middel van een vroegtijdige signalering en zorgvuldige beoordeling en behandeling van de pijn en andere problemen van lichamelijke, psychosociale en spirituele aard.'* [4]

Palliatieve zorg stelt de behoeften van de patiënt en diens naasten centraal. Palliatieve zorg is daarom niet beperkt tot louter medische zorg en wordt in principe door elke zorgverlener die met patiënten met levensbedreigende ziekten te maken heeft, verleend, bijvoorbeeld de huisarts, medisch specialist, verpleeghuisarts, verpleegkundige, maatschappelijk werker, psycholoog, geestelijk verzorger, vrijwilliger en naasten, het liefst in gezamenlijkheid en aanvullend op elkaar.

Uit de bovenstaande omschrijving van palliatieve zorg blijkt wel hoe de huisarts in de casus de plank heeft misgeslagen. Hij stond niet open voor het gezamenlijk met de verpleegkundige onderzoeken wat voor mevrouw 'goed sterven' zou kunnen betekenen, maar beperkte zich vooral tot het bieden van medische zorg in de vorm van pijnbestrijding. Toen die pijn niet meer te bestrijden bleek met de geëigende middelen, nam hij zijn toevlucht tot een onzorgvuldige sedatie die nadrukkelijk het bekorten van het leven nadrukkelijk tot doel had. Een geïsoleerde interventie ook, die geen onderdeel uitmaakte van het proces en traject van palliatieve zorg.

Zorg voor zorgenden

Palliatieve zorg betekent ook zorg voor de zorgenden waarbij het niet alleen om familie gaat, maar ook om de andere professionals die betrokken zijn zoals de verpleegkundige. Ook op dat vlak miste de huisarts de boot. Hij lichtte weliswaar de verpleegkundige in over het veranderde medicatieschema, maar had verder geen enkel oog voor wat dit alles voor haar zou betekenen. Zij werd slechts geïnformeerd over een veranderd medicatieschema dat zij vervolgens geacht werd uit te voeren. Toen ze daarover belde, kreeg ze de onderliggende intentie te horen.

Verpleegkundigen staan vaak dichter bij de patiënt en hun familie en hebben een belangrijke signalerende functie, ook voor de arts. Dat zien we ook terug in de situatie van Mevrouw Ten Hove, die de verpleegkundige in vertrouwen nam. Kenmerkend voor palliatieve zorg is juist die multidisciplinaire aanpak. Het is de huisarts dus ook aan te rekenen dat hij de professionaliteit van de verpleegkundige hier niet erkende (zie ook hoofdstuk 7).

Sluiproutes in de zorg voor patiënten in de laatste levensfase ontstaan wanneer huisartsen niet in staat zijn om die aandachtigheid en responsiviteit naar de patiënt op te brengen waar goede palliatieve zorg om vraagt. De huisarts had die context niet op het netvlies waardoor hij bleef steken in het reageren met geïsoleerde medische interventies. Toen het eigenlijk al veel te laat was om duidelijk de opties met mevrouw te bespreken, restte hem alleen een snelle en disproportionele sedatie die – potentieel – levensbekortend was.

Aanbevelingen voor de praktijk

- Zorg voor het levenseinde kan het best gezien worden als een dynamisch zorgproces dat zich ontvouwt in de tijd.
- Het gesprek over het naderende levenseinde dient zo vroeg mogelijk te starten en vraagt om een communicatief vaardige en kritisch reflectieve hulpverlener die ook bereid is zijn eigen grenzen te verkennen en te erkennen.
- Het bestaan van richtlijnen is een noodzakelijke maar niet voldoende voorwaarde voor goede palliatieve zorg. Het gesprek en de context van palliatieve zorg, inclusief de zorg voor de zorgenden, zijn even zeer noodzakelijk.
- Het gevaar dat palliatieve sedatie uitmondt in een sluiproute naar euthanasie is levensgroot wanneer de context van een palliatieve zorgbenadering wordt veronachtzaamd.
- Palliatieve sedatie is aan de orde in de laatste levensfase, als de dood op korte termijn wordt verwacht. Het wordt op de juiste indicatie, proportioneel en adequaat toegepast. Niet de mate van bewustzijnsverlaging, maar de mate van symptoomcontrole bepaalt de dosering en de combinatie van de medicamenten.
- Continu (en diep) sederen onderscheidt zich van euthanasie doordat continu sederen niet gericht is op het bekorten van het leven, maar op het verlichten van het lijden.

- Palliatieve sedatie is uitsluitend aangewezen op basis van een medische indicatie. Existentieel lijden is alleen een indicatie als het een gevolg of onderdeel is van een of meerdere refractaire symptomen.

Literatuur

1 Wal G van der, Heide A van der, Onwuteaka-Philipsen B, Maas P van der. Medische besluitvorming aan het einde van het leven – De praktijk en de toetsingsprocedure euthanasie. Utrecht: De Tijdstroom-Uitgeverij; 2003, p. 66.
2 KNMG richtlijn palliatieve sedatie, 2005 en 2009.
3 Broeckaert B. Palliatieve zorg en euthanasie: alternatieven? In: Adams M, Griffth J, Hartogh D den (red.), Euthanasie; nieuwe knelpunten in een voortgezette discussie. Kampen: Kok; 2003.
4 www.who.int/cancer/palliative/definition/en.

EUTHANASIE   SCEN-ARTS   MEDISCH ZORGVULDIG

26 DE ROL VAN DE ONAFHANKELIJKE SCEN-ARTS

Sytske van der Meer

Casus

De 51-jarige heer Jansen is gitaarleraar en getrouwd met Julia, actrice van beroep. In 2008 werd bij de heer Jansen blaaskanker geconstateerd. Hij is daarvoor behandeld met bestraling, operatie en brachytherapie. In februari 2013 is hij in Rotterdam geopereerd aan een hersenmetastase. Na de operatie kon de dexamethason worden afgebouwd en ging het een tijdje goed.

Afgelopen weekend heeft hij een groot epileptisch insult gekregen. Sindsdien is hij aan de linkerkant verlamd.

Als hij terugkomt uit het ziekenhuis vraagt hij zijn huisarts om langs te komen. Hij heeft al vaker met zijn huisarts over euthanasie gesproken. Hij vraagt nu aan de huisarts of de SCEN-arts kan komen, hij wil de euthanasie 'vast geregeld hebben, want hij is bang dat hij straks misschien de goede woorden niet meer kan vinden'.

Nog dezelfde avond bezoekt de SCEN-arts de heer Jansen thuis. Hij ligt op de bank voor het raam en als hij wil gaan zitten, moet zijn echtgenote die bij het gesprek aanwezig is, hem helpen overeind te komen. Hij vertelt erg moe te zijn en ook depressief. De depressie komt door de lokalisatie van de tumor, maar ook door zijn nu toch wel uitzichtloze situatie.

Tijdens het gesprek is er veel affectie merkbaar tussen de heer Jansen en zijn vrouw. Beiden zijn erg verdrietig dat er zo snel een eind aan zijn leven lijkt te komen. Ze vertellen dat ze ondanks de zware behandelingen in de afgelopen jaren nog een goede tijd samen hebben gehad.

Na het gesprek schrijft de SCEN-arts haar verslag. Het lijden van de patiënt is volgens haar ondraaglijk. Of het lijden uitzichtloos is, is niet helemaal duidelijk, hij heeft binnenkort nog een afspraak met zijn neuroloog.

De conclusie in haar verslag is dat 'het hier gaat om een vrijwillig en weloverwogen verzoek om euthanasie bij een 52-jarige man met een blaascarcinoom met hersenmetastasen, die het afgelopen jaar heen en weer geslingerd is tussen hoop en vrees, maar nu de strijd bijna op moet geven. Het lijden is op dit moment ondraaglijk en wordt veroorzaakt door zijn totale afhankelijkheid vanwege zijn onlangs ontstane halfzijdige verlamming. Er is nog een kleine kans dat opnieuw starten van de dexamethason dit lijden iets zal verlichten. Hij wil dit nog een kans geven. We spreken af dat hij met zijn huisarts in gesprek blijft over euthanasie en mocht het zover komen, dan word ik opnieuw benaderd door zijn huisarts en zal ik indien nodig de heer Jansen opnieuw bezoeken.'

Pas een half jaar later belt de huisarts de SCEN-arts opnieuw.

De neuroloog had besloten om toch te bestralen, met het risico dat deze behandeling te heftig zou zijn. Dat bleek niet het geval: de behandeling sloeg buiten verwachting aan en de tumor bleek op de CT-scan met 2/3 geslonken te zijn. In het gesprek met de SCEN-arts vertelt de vrouw van de heer Jansen dat het klinisch beeld totaal niet overeen kwam met het beeldvormend onderzoek: hij werd toenemend vermoeid, begon steeds slechter te lopen. Een paar maanden later bleek dit wel te kloppen: de tumor was weer volledig terug gekomen. De beleving van de heer Jansen is heel anders: hij heeft een uitstekende zomer gehad, de halfzijdige verlamming was weg en hij voelde zich gelukkig. Beiden denken dat de dexamethason de oorzaak is van zijn paradoxale gevoel van welbehagen.

De heer Jansen zegt dat hij nu nog voldoende kwaliteit van leven heeft en dat hij hoopt dat hij de zomer nog haalt en dat hij dan op een stretcher in de tuin het spuitje van zijn huisarts kan ontvangen. Zijn vrouw vertelt dat ze haar man voor een groot deel al kwijt is. Ze vindt dat zijn persoonlijkheid veranderd is en dat wat hij nu voldoende kwaliteit van leven vindt, een jaar geleden een reden zou zijn geweest voor euthanasie. Zij is hier emotioneel onder, zegt dat ze hem echt niet kwijt wil, maar dat ze bang is dat dit proces doorgaat en dat hij op een gegeven moment in een situatie komt te zitten waarvan zij weet dat hij dat nooit gewild zou hebben, maar dat hij dat dan niet meer weet en geen euthanasie meer zal willen. De conclusie is dat dat niet helemaal te voorkomen is.

Waar voor de heer Jansen de grens ligt, kan hij niet heel duidelijk aangeven. Wel is op dit moment voor hem totale afhankelijkheid niet acceptabel, maar hij sluit niet uit dat hij ook die grens nog zal verleggen.

Zes weken later wordt de SCEN-arts opnieuw om een consultatie gevraagd. De afgelopen weken is de heer Jansen geleidelijk verder achteruitgegaan. De dag ervoor heeft hij voor het eerst sinds lange tijd weer insulten gehad en nu is hij opnieuw halfzijdig verlamd. Hij is extreem vermoeid en volledig afhankelijk van zorg en dat maakt dat hij nu euthanasie wil.

Hij en zijn vrouw zijn blij dat ze deze beslissing nog samen hebben kunnen nemen.

Een paar dagen later belt de huisarts de SCEN-arts om te vertellen dat de euthanasie is uitgevoerd.

Beschouwing
Onafhankelijkheid

In 1997 startte het SCEA-project in Amsterdam (SCEA = steun en consultatie bij euthanasie in Amsterdam). Uit jurisprudentie was duidelijk geworden dat euthanasie niet strafbaar werd bevonden mits er een consultatie was door een onafhankelijke tweede dokter. De praktijk was tot dan toe geweest dat er vaak duo's waren: twee (huis)artsen, die de consultatie voor elkaar deden, vaak zaten ze in dezelfde waarneemgroep. Daarmee was de onafhankelijkheid (vaak) ver te zoeken. Een aantal Amsterdamse dokters (merendeels huisartsen, maar ook bijvoorbeeld verpleeghuisartsen) werden opgeleid om deze onafhankelijke mening op de juiste manier gestalte te geven en daarover een goed verslag te schrijven. De taak van de SCEN-arts bestond, naast het beoordelen van de patiënt, ook uit het beoordelen van de zorgvuldigheid van de procedure die de behandelend arts had gevolgd: Heeft hij niets over het hoofd gezien? Is hij niet in een tunnelvisie geraakt? Er werd een centraal telefoonnummer ingesteld. Een dokter die van zins was een euthanasie uit te voeren, belde dit centrale nummer en werd vervolgens teruggebeld door de dienstdoende SCEA-arts. Daarmee was de onafhankelijkheid gegarandeerd: de uitvoerend arts weet van te voren niet welke SCEA-arts hij toegewezen krijgt.

Het SCEA-project was een groot succes en van 1999 tot 2003 werden in heel Nederland SCEN-artsen opgeleid (Steun en Consultatie bij Euthanasie in Nederland).

In bovenstaande casus schrijft de SCEN-arts in haar verslag waarom ze denkt onafhankelijk te zijn in haar beoordeling: ze kent de aanvragend arts, heeft eerder een SCEN-consultatie voor hem gedaan, maar ze zitten niet in dezelfde waarneemgroep en ze is niet met hem bevriend. Ze kent de patiënt niet, en is dus ook niet bij zijn behandeling betrokken geweest.

In deze casus is er voornamelijk sprake van consultatie. Soms is er meer of zelfs alleen maar sprake van steun. Een dokter kan bijvoorbeeld een SCEN-arts bellen om te vragen of een euthanasie wel mag, of er nog meer nodig is om aan de zorgvuldigheidseisen te voldoen of om steun te vragen omdat hij/zij zich onder druk voelt staan door de patiënt en/of zijn familie.

Een vrijwillig en weloverwogen verzoek

Eén van de zorgvuldigheidseisen die in de wet staan is dat de arts tot de overtuiging heeft moeten komen dat het verzoek om euthanasie/hulp bij zelfdoding vrijwillig en weloverwogen moet zijn. Dus is het ook aan de SCEN-arts om te beoordelen of dat het geval is.

Vrijwillig betekent in dit geval: het verzoek is niet ontstaan onder druk van anderen. Daarom worden SCEN-artsen ook geacht, naast een gesprek samen met de naasten, ook onder vier ogen met de patiënt te spreken. Naarmate ik meer ervaring krijg, doe ik dat steeds minder: ik heb nog nooit meegemaakt dat de patiënt om euthanasie vraagt omdat zijn naasten genoeg van hem hebben, zelfs niet omdat de zorg te zwaar voor ze wordt. Eigenlijk is het altijd zo dat de echtgenoot, kinderen en andere naasten de patiënt niet kwijt willen, maar dat ze het lijden niet meer aan kunnen zien en dus diens wens respecteren.

Het verzoek moet ook weloverwogen zijn en is dat ook meestal: vaak gaat er een lang traject aan de uiteindelijke uitvoering vooraf: meerdere gesprekken met de uitvoerend arts, een voortdurende afweging of het nog gaat en of de grens van wat nog acceptabel is bereikt is. Vaak vindt het eerste gesprek plaats als de patiënt te horen heeft gekregen dat hij kanker heeft of als verteld is dat er geen (palliatieve) behandelmogelijkheden meer zijn.

De SCEN-arts beschrijft in het verslag hoe de besluitvorming tot stand is gekomen.

Uitzichtloos en ondraaglijk lijden

Bij de eerste consultatie in bovenstaande casus is het lijden ondraaglijk. De SCEN-arts beschrijft in haar verslag waarom ze dat vindt.

De ondraaglijkheid van het lijden is per definitie een subjectief gegeven: er is er maar één die dit kan bepalen en dat is de patiënt zelf. De dokter kan het invoelen en meestal is dat ook geen probleem. Vaker denken SCEN-artsen: 'Hoe heeft hij het zo lang vol kunnen houden?' Vaak is het belangrijk om de biografie van de patiënt erbij te betrekken (de toetsingscommissies vinden dit ook belangrijk): waarom is dit voor deze patiënt op dit moment ondraaglijk, en is het misschien voor iemand met een andere karakterstructuur nog goed te doen? De patiënt die om euthanasie vraagt, is vaak iemand die zijn hele leven de regie heeft gehad: over zijn leven, zijn werk en vaak ook in het gezin. Voor zo iemand is het ondraaglijk als alles voor hem wordt bepaald, hij kan het niet verdragen de regie uit handen te moeten geven, terwijl er ook mensen zijn die zich goed voelen in de rol van patiënt.

De uitzichtloosheid was bij het eerste gesprek niet duidelijk omdat hij nog een afspraak heeft met zijn neuroloog. Achteraf was het misschien handiger geweest om de consultatie pas te vragen na het consult bij de neuroloog, maar de paniek was groot na het insult en de heer Jansen was erg bang dat hij, mocht hij nog een insult krijgen, de woorden niet meer zou kunnen vinden om zijn euthanasievraag toe te lichten.

Bij het tweede consult bleek de heer Jansen zijn grenzen voor wat betreft de ondraaglijkheid van het lijden verlegd te hebben. Het tweede gesprek van de SCEN-arts met het echtpaar ging meer over het verdriet van de partner dan dat van de patiënt zelf: zij vond dat ze hem al voor een groot deel kwijt was en hij vond zijn huidige leven voldoende kwaliteit hebben om het nog een tijdje vol te houden, terwijl hij dit leven een jaar daarvoor niet de moeite waard zou hebben gevonden. Tijdens dit gesprek was de SCEN-arts een steun voor de partner, zij bedankte haar na afloop voor dit goede gesprek.

Zijn situatie was nu eigenlijk wel uitzichtloos, er was geen enkele kans op verbetering en de kans op genezing was al heel lang verkeken.

De uitzichtloosheid is meestal een objectief gegeven: de dokter is in staat om de kans op verbetering te beoordelen op grond van zijn medische kennis. De overgrote meerderheid van de SCEN-consultaties vindt plaats bij patiënten met een ongeneeslijke ziekte, meestal een maligniteit met metastasen. Vaak zijn patiënten al terminaal op het moment van de consultatie en hebben ze het al veel langer volgehouden dan ze van te voren hadden kunnen bedenken. Ook bij een progressieve spierziekte is het niet moeilijk om te constateren dat de situatie (op den duur) uitzichtloos is.

Bij dementie, de laatste jaren toenemend een reden voor een vraag om euthanasie, is de uitzichtloosheid voor iedereen duidelijk: het zal alleen maar achteruitgaan. Bij dementie is geen genezing mogelijk. De ondraaglijkheid van het lijden is hier de moeilijkheid: het is niet eenvoudig om het juiste moment te kiezen: de patiënt is nog helder genoeg om onder woorden te brengen wat voor hem het leven zo moeilijk maakt, maar het moet ook erg genoeg zijn om euthanasie te rechtvaardigen.

Euthanasie bij psychiatrie, de laatste jaren eveneens toenemend een reden voor hulp bij zelfdoding, levert weer andere problemen op: hier is de uitzichtloosheid de grootste moeilijkheid. Psychiaters hebben zich lang verscholen achter het argument dat er misschien ooit nog wel een nieuw antidepressivum gevonden zou worden, dat hij/zij een keer meegemaakt had dat iemand na vele jaren toch nog uit een depressie kwam, enzovoort. Inmiddels is voor veel psychiaters (en daarmee ook voor de Nederlandse Vereniging voor Psychiatrie) duidelijk dat een aantal van hun patiënten in een uitzichtloze situatie zit en extreem lijdt. Sinds de zaak Chabot (1991) is duidelijk dat psychisch lijden ook ondraaglijk kan zijn en dus ook een reden kan zijn voor euthanasie.

De patiënt is goed voorgelicht over de situatie waarin hij zich bevindt en over zijn vooruitzichten en de arts moet tot de overtuiging zijn gekomen dat er geen redelijke andere oplossing is.

Deze zorgvuldigheidseis lijkt voor zichzelf te spreken: je kan alleen maar een weloverwogen beslissing nemen, als je goed op de hoogte bent van de (on)mogelijkheden.

Dit is één van de aspecten die aan de orde komen in het gesprek met de SCEN-arts. Ook moet beoordeeld worden of er nog behandelmogelijkheden zijn.

Er wordt gekeken naar de proportionaliteit van een eventuele behandeling en de resterende kwaliteit van leven. Als de betreffende behandeling alleen maar een verlenging of zelfs verergering van het ziek zijn en het lijden oplevert, heeft de patiënt alle recht om dit te weigeren.

De ervaring leert dat degenen die een verzoek om euthanasie hebben, meestal goed genformeerd zijn. Als dit niet zo is, heeft de uitvoerend arts zijn consultatieverzoek te vroeg gedaan. Het is niet de taak van de SCEN-arts om de noodzakelijke informatie alsnog te geven, dan is er nog niet aan de zorgvuldigheidseisen voldaan en moet de aanvragend arts opnieuw aan de slag.

De uitvoerend arts moet ten minste één andere, onafhankelijk arts raadplegen, die de patiënt gezien moet hebben en schriftelijk zijn oordeel moet geven over de zorgvuldigheidseisen.

In 98% van de gemelde levensbeëindigingen is dit de SCEN-arts. De toetsingscommissies zijn over het algemeen erg te spreken over de kwaliteit van de verslagen van de SCEN-artsen.[1] Het is overigens niet wettelijk verplicht om voor de tweede mening een SCEN-arts te vragen, iedere onafhankelijk arts is toegestaan. Hoewel er dus altijd een tweede arts gevraagd moet worden die zijn oordeel geeft, hoeft de arts die de euthanasie wil uitvoeren dit oordeel niet te volgen. Het is dan natuurlijk wel belangrijk dat de arts kan uitleggen waarom hij vindt dat zijn inschatting anders is dan die van de tweede mening.

De levensbeëindiging of hulp bij zelfdoding dient medisch zorgvuldig uitgevoerd te worden.

In augustus 2012 is een vernieuwde KNMG/KNMP-richtlijn Uitvoering euthanasie en hulp bij zelfdoding uitgekomen.[2] Een aantal van de door de toetsingscommissie als onzorgvuldig beoordeelde meldingen van euthanasie/ hulp bij zelfdoding heeft ermee te maken dat de uitvoering niet volgens deze richtlijn is gedaan. Ook al heeft de uitvoerend arts er in zijn ogen goede argumenten voor, de toetsingscommissies beoordelen de uitvoering alleen maar als zorgvuldig als zij dit ook goede argumenten vinden. In de praktijk houden zij eigenlijk altijd de dosering en de samenstelling van de euthanatica volgens deze richtlijn aan.[1]

De SCEN-arts wordt dus ook geacht dit na te vragen bij de consultvragend arts en hem erop te wijzen dat hij het echt volgens de regels dient te doen omdat hij anders in de problemen komt. Apothekers die de middelen moeten leveren hebben soms ook de neiging om hiervan af te wijken. De uitvoerend arts dient deze er dus ook van te overtuigen dat het echt niet anders kan en mag.

Tijdstip van aanvraag van de consultatie door de SCEN-arts

In onze SCEN-groep hebben wij de laatste jaren het idee dat er meer dan vroeger op een vroeg tijdstip (zo niet te vroeg) consultatie gevraagd wordt 'om het maar geregeld te hebben'.

In bovenstaande casus is de SCEN-arts dus uiteindelijk driemaal geweest. Bij een hersentumor of hersenmetastasen is er iets voor te zeggen om vroeg te consulteren vanwege het risico op plotselinge achteruitgang door een insult of een bloeding.

Soms vinden wij het echt te vroeg: als er nog geen sprake is van ondraaglijk lijden of de procedure nog niet volledig is doorlopen. Dan is het niet zinvol om maar vast een consultatie te doen met de zekerheid dat dat later dan nogmaals zal moeten. De SCEN-arts zal de aanvragend arts dan moeten ondersteunen door samen met hem het juiste tijdstip van consultatie te bepalen. Het is niet geheel duidelijk hoe lang er tussen het SCEN-advies en de uivoering mag zitten. Meer dan vier weken zonder tussentijds overleg met de SCEN-arts wordt door de toetsingscommissies erg lang gevonden.

De consultatie is te laat als de patiënt ondraaglijk lijdend overlijdt, terwijl de SCEN-arts nog bezig is het verslag te schrijven. Soms is dit niet te voorkomen, er kan onverwacht een zodanige verslechtering optreden dat er haast geboden is. Dan kan palliatieve sedatie de oplossing zijn omdat euthanasie niet meer haalbaar is.

Het juiste tijdstip voor consultatie is dus als de uitvoerend arts samen met zijn patiënt de hele procedure heeft doorlopen, er al meerdere gesprekken zijn geweest over het naderende levenseinde van de patiënt, over wat hij nog wel en wat hij niet meer aanvaardbaar vindt, en de patiënt heeft aangegeven dat hij nu echt niet meer verder kan en wil. In het ideale geval hoeft de SCEN-arts dan alleen maar een oordeel te geven over de gevolgde procedure en of er nog zaken zijn die vergeten of over het hoofd gezien zijn.

Klachtencommissie

In 2008 is de klachtencommissie voor de SCEN opgericht. De klachtencommissie bestaat uit acht leden. De voorzitter is jurist. Verder zitten er vijf SCEN-artsen en twee vertegenwoordigers van het patiëntenperspectief in deze commissie.

Klachtgerechtigd zijn: alle artsen die de hulp hebben ingeroepen van een SCEN-arts, maar ook direct belanghebbenden (patiënten, nabestaanden, direct bij de zorg betrokken hulpverleners) en de inspectie voor volksgezondheid.

Aanbevelingen voor de praktijk
- De SCEN-arts is een onafhankelijk arts die is opgeleid om de wettelijk verplichte tweede mening te geven bij een aanvraag voor euthanasie en om steun te verlenen aan de arts die van plan is een euthanasie uit te gaan voeren. Het is zijn taak om te beoordelen of de uitvoerend arts de juiste procedure heeft gevolgd en of het euthanasieverzoek aan de zorgvuldigheidseisen voldoet.
- In 98% van de aanvragen voor euthanasie wordt deze tweede mening gevraagd aan een SCEN-arts, hoewel dit niet wettelijk verplicht is.
- De toetsingscommissies zijn over het algemeen goed te spreken over de kwaliteit van de beoordeling en de verslaglegging door SCEN-artsen.

Literatuur
1. Jaarverslagen van de regionale toetsingscommissies euthanasie.
2. KNMG/KNMP richtlijn Uitvoering euthanasie en hulp bij zelfdoding (augustus 2012).
3. Meer S van der, Wijlick E van. Ondraaglijk lijden door een huidziekte, het verhaal van een bijzondere SCEN-consultatie. Med Contact. 2010;670-673.
4. Meer S van der. Rol SCEN-arts te ruim opgevat. Med Contact. 2011;939-941.
5. Meer S van der. Lijden aan het leven is uitzichtloos genoeg. Med Contact. 2014;585-586.

MEDISCH CLASSIFICEERBARE AANDOENING   LIJDEN AAN LEVEN   DOODSWENS

27 KLAAR MET LEVEN

Suzanne van de Vathorst en Katja ten Cate

Casus
Mevrouw Smit, 93 jaar, woonde sinds enkele jaren in een verzorgingshuis. Vier jaar geleden kreeg zij een CVA, waar zij goed van herstelde. Ruim een half jaar geleden onderging zij een staaroperatie, die goed verliep, en waarna zij weer beter kon zien. Verder was zij betrekkelijk gezond. Zij ervoer haar leven echter als doelloos. Haar familie was overleden, haar goede vrienden ook. Zij had niemand meer om het leven mee te delen, ook niet op korte momenten. Zij had geen enkele reden om door te leven, geen doelen meer om te halen. Haar 'bucket'lijst was afgewerkt, zij was klaar met haar leven.

Zij zag haar huisarts niet zo vaak omdat zij zelden ziek was, maar als hij kwam vertelde ze hem dat het wat haar betreft wel afgelopen mocht zijn. De huisarts ging daar niet zo op in, zij was immers niet ziek, maar probeerde haar juist nog wat moed in te praten en te motiveren voor het leven. Zij kon immers nog wel genieten van wat het leven haar te bieden had, als lezen niet meer ging kon zij toch nog wel naar muziek luisteren, en zij kon toch nog meedoen aan diverse activiteiten.

Maar toen werd zij ziek, niet heel ernstig, een buikgriep. Door die buikgriep ervoer zij ineens hoe het was om ziek op bed te liggen, duizelig te zijn en een gevoel van malaise te hebben. Zij realiseerde zich dat zij op haar leeftijd eigenlijk alleen maar kon wachten op verdere aftakeling en de dood. Zij was daar nuchter over, maar had geen zin dit af te wachten, zeker niet in het zicht van haar doelloze bestaan. En daarom besloot zij, vastberaden, om te stoppen met eten en drinken. Door het stoppen met eten en drinken verzwakte zij, en de verzorgers uit het verzorgingstehuis riepen de huisarts erbij.

Mevrouw Smit lag op bed en legde de huisarts uit dat ze had besloten te sterven. Haar doodswens was nu niet meer een kwestie van 'niet meer hoeven', maar van 'echt niet meer willen'. Zij was heel vastberaden, heel stellig, en heel duidelijk. Zo duidelijk dat zij haar huisarts overtuigde. Hij besloot vervolgens dat hij haar wel wilde helpen bij haar wens om te sterven, en zette de procedure tot euthanasie in gang. Hij lichtte de directie en de verzorgers in, en benaderde een arts via het programma 'steun en consultatie bij euthanasie in Nederland', een zogenoemde SCEN*-arts. De* SCEN*-arts kwam de volgende dag en raakte ook overtuigd van de doodswens van mevrouw Smit. Hij concludeerde dat er wat hem betreft aan de zorgvuldigheidseisen was voldaan. Mevrouw Smit leed ondraaglijk en uitzichtloos: aan haar doelloze leven, aan het lijden dat het nieteten-en-drinken met zich meebracht (vooral verzwakking), en aan angst voor het lijden dat nog in het verschiet lag. Hij bracht een schriftelijk verslag uit, zoals dat door de Wet toetsing levensbeëindiging op verzoek en hulp bij zelfdoding vereist wordt.*

Nu ook een andere, onafhankelijke, arts ervan overtuigd was dat aan de zorgvuldigheidseisen was voldaan, besloot de huisarts tot uitvoer over te gaan.

De huisarts diende de dodelijke middelen toe, en mevrouw Smit stierf, 93 jaar oud, dankbaar en opgelucht dat haar verder lijden bespaard was gebleven. De huisarts verwittigde de gemeentelijk lijkschouwer die de papieren aan de Regionale Toetsingscommissie Euthanasie toestuurde.

Enkele maanden later kreeg de huisarts het verzoek zijn besluit toe lichten in de vergadering van de toetsingscommissie. De SCEN*-arts kreeg ook zo'n uitnodiging. Ter vergadering deelde men de huisarts mee dat de commissie de indruk had het lijden van mevrouw Smit geen lijden was dat voortkwam uit een 'medisch classificeerbare ziekte of aandoening'. Enkele weken later ontving de huisarts tot zijn verbijstering het bericht dat de commissie vond dat hij 'niet gehandeld heeft conform de zorgvuldigheidseisen', en dat het Openbaar Ministerie en de inspectie op de hoogte gesteld zijn. (Na een gesprek met de arts zag de inspectie van verdere maatregelen af, en ook het* OM *besloot niet te vervolgen. In de bijlage van het jaarverslag 2012 is dit uitgebreider beschreven.) (Vrij naar casus 6 uit het jaarverslag 2012, van de* RTE.[1]*)*

Beschouwing
Klaar met leven

De bekendste casus over 'klaar met leven' was wel die van de heer Brongersma.[2] Deze man van 86, oud-lid van de Eerste Kamer, leed aan allerlei ouderdomskwalen, maar vooral aan het feit dat hij vereenzaamde. Zijn beste vrienden waren overleden, en net als mevrouw Smit was hij het 'leven zat'. Zijn huisarts Sutorius gaf hem in 1998 hulp bij zelfdoding, nog voordat de Wet toetsing levensbeëindiging op verzoek en hulp bij zelfdoding (2002) (hierna afgekort als WTL), was aangenomen of in werking getreden. Omdat Brongersma niet uitzichtloos en ondraaglijk leed aan een fysieke of psychische aandoening van medische aard, condities waaronder hulp bij zelfdoding door een arts al langer onbestraft bleef, besloot de officier van justitie Sutorius te vervolgen.

Uiteindelijk sprak de Hoge Raad, ons hoogste rechtscollege, zich uit, en stelde vast dat hulp bij zelfdoding of euthanasie door een arts alleen was toegestaan als de aandoening die het lijden veroorzaakte, ook binnen het medisch domein viel ('het lijden moet zijn oorsprong in overwegende mate vinden in een medisch classificeerbare ziekte of aandoening').

Naar aanleiding van deze uitspraak van het hof en de discussie die deze opriep, installeerde de KNMG de commissie Dijkhuis die antwoord moest geven op de vraag wat de rol en de verantwoordelijkheid van de arts is bij patiënten die vooral 'lijden aan het leven'. Het rapport van deze commissie verscheen in 2004.[3] In het rapport betoogt de commissie dat artsen wel degelijk ook een verantwoordelijkheid hebben voor patiënten die lijden aan het leven. Een belangrijk argument hiervoor is dat de arts in de eerste plaats lijden behandelt, en dat de bron van dat lijden niet bepalend is voor de mate waarin dat lijden door de patiënt wordt ervaren. 'Bij alle patiënten – ook die met een classificeerbare somatische of psychische aandoening – wordt het lijden in belangrijke mate bepaald door de aard van de klachten en beperkingen in samenhang met de (resterende) draagkracht van de patiënt,' zo stelt de commissie in haar conclusie. Ook stelt de commissie dat artsen wel degelijk deskundig kunnen zijn op het gebied van 'lijden aan het leven' en bovendien van oudsher een rol hebben bij zaken van leven en dood. Tot een verandering in het beleid heeft het rapport echter niet geleid. Nog steeds wordt de uitspraak van de Hoge Raad als maatgevend gezien, ook door de Regionale Toetsingscommissies Euthanasie. De huisarts van mevrouw Smit heeft dat aan den lijve ondervonden.

Lijden en euthanasiewens

De commissie Dijkhuis wees er al op, mensen die wel een classificeerbare aandoening hebben, vragen ook pas om euthanasie als zij er ondraaglijk onder lijden. En dat lijden wordt niet door de ziekte alleen bepaald. Als de ziekte bepalend was, zou iedereen met een bepaalde ziekte op een gegeven moment ondraaglijk lijden, maar dat is niet zo. Een voorbeeld: in 2012 stierf zo'n 92,5% van de mensen die aan kanker overleden, *niet* door euthanasie.[4] Er zijn misschien wel meer mensen met kanker die euthanasie zouden hebben gewild, maar van wie de arts daar niet op in is gegaan. Maar zelfs als de helft van de mensen met kanker die euthanasie willen daar geen gehoor voor vindt bij hun arts, en dus 15% van de patiënten met kanker om euthanasie vraagt, overlijdt nog 85% zonder dat zij om euthanasie vroegen. Voor deze grote groep was de ziekte ongetwijfeld akelig, naar, pijnlijk, tragisch, maar het was niet zo ondraaglijk dat zij liever dood wilden zijn. De afweging of een bepaald lijden ondraaglijk is, is heel persoonlijk, en niet louter af te leiden uit de aandoening.

Voor veel aandoeningen geldt dat sommigen er ondraaglijk onder lijden en anderen niet. Er zijn mensen met ontstellend veel beperkingen, die niettemin gretig in het leven staan. Een voorbeeld is Sam, een jongen die doof, blind en verlamd was, maar die niettemin hongerde naar kennis en ervaringen. Hij is vereeuwigd in een documentaire die Ria Bremer over hem maakte, en die inzicht geeft in hoe moeilijk het voor iemand anders is om in te schatten of het leven nog draaglijk is (www.uitzendinggemist.nl/afleveringen/1047819). Tegenover Sam staan mensen die wanhopig proberen via de rechter het recht te krijgen op euthanasie. Zoals de Engelse Tony Nicklinson, die net als Sam verlamd was, maar die nog wel kon zien en horen (www.bbc.com/news/uk-england-19341722). Het feit dat Sam graag wilde leven, zegt niets over het lijden dat Tony Nicklinson ervoer. Voor Tony was het een ondraaglijk lijden, voor Sam niet. Dat heeft weinig te maken met de aard van hun aandoening, maar alles met hoe zij in het leven stonden, wat hun geschiedenis was, hoe zij zichzelf zagen.

Lijden aan het leven

Wat geldt voor kanker, en voor verlamming, geldt ook voor 'klaar met leven'. Niet alle mensen die hun leven als voltooid beschouwen, hebben een doodswens. Uit onderzoek van Rurup et al. blijkt dat de overgrote meerderheid van oude mensen nooit een doodswens gevoeld heeft (ruim 80%).[5] Het begrip 'doodswens' is bovendien, zoals Frederique Defesche schrijft, een verzamelnaam voor een heel scala aan wensen. Van denken dat het niet erg zou zijn als het overlijden nu zou komen, tot hopen dat het niet te lang meer duurt, tot een vurige wens nu snel te overlijden.[6] De wens kan bovendien constant aanwezig zijn, maar ook maar af en toe, kan verdwijnen, en weer terugkomen. Rurup et al. komen tot de bevinding dat 3,4% van de ouderen de afgelopen week een doodswens had.[5] Daar zal een deel van (tijdelijk) naar de achtergrond verdwijnen, een deel is ziek en zal daaraan overlijden of zal gehoor vinden bij hun arts bij euthanasieverzoek, maar een ander deel zal een actuele dringende doodswens hebben op grond van 'klaar met leven'.

Wat zijn de kenmerken van die mensen die een doodswens hebben? Van de ouderen met een doodswens heeft 75% een slechte gezondheid, zo slecht dat het normale activiteiten belemmert; 74% ervaart gebrek aan controle over de eigen situatie; 70% voelt zich eenzaam.[5] Ze lijken kortom op mevrouw Smit. Sommigen hebben meer last van een stapeling van aandoeningen dan mevrouw Smit, ze zijn bijvoorbeeld doof, blind, incontinent en immobiel. Allemaal aandoeningen die elk op zich nog wel overkomelijk zijn, maar bij elkaar, en in combinatie met de hoge leeftijd, het leven ondraaglijk maken. Anderen hebben minder last van aandoeningen en meer last van de uitzichtloosheid, zoals mevrouw Smit, voor wie de hoge leeftijd vooral betekent dat het alleen nog maar achteruit kan gaan. Het komt maar zelden voor dat een oudere helemaal geen gebreken heeft, zich gezond voelt, niet toenemend afhankelijk is en dan vanwege zijn 'voltooide' leven een persisterende doodswens heeft.

Euthanasie voor 'klaar met leven'?

Hoewel de commissie Dijkhuis er dus op wees dat artsen wel degelijk ook een verantwoordelijkheid hebben voor het verlichten van lijden dat door 'lijden aan het leven' wordt veroorzaakt, zijn artsen in de praktijk zeer terughoudend. Voor veel artsen blijkt het uit te maken of euthanasie wordt gevraagd naar aanleiding van een dodelijke ziekte, of op grond van lijden dat een andere oorzaak heeft. Bij een patiënt die kanker heeft, waar geen hoop op genezing meer is en die nu veel klachten heeft, kan 77% van de Nederlandse artsen zich voorstellen dat een arts ingaat op een verzoek om euthanasie.[7] Bij een korte beschrijving van een patiënt met een ernstige depressie die geen baat bij de langdurige behandelingen heeft, zegt 35% het goed te keuren op een euthanasieverzoek van deze patiënt in te gaan. (Een duidelijk hoger percentage (51%) gaf overigens aan dat zij wel inzagen dat patiënte ondraaglijk leed.) Bij een beschrijving van een oude patiënt die het leven moe was, maar wel in goede geestelijk en lichamelijk conditie verkeerde, verklaarde echter slechts 16% te vinden dat deze patiënt ondraaglijk leed, en kon 18% zich voorstellen dat euthanasie een goede oplossing was.[7] De meeste artsen zullen dus zeer terughoudend zijn met het inwilligen van een euthanasieverzoek bij oude mensen zonder terminale aandoening.

Er is dus een beperkte groep oude mensen die zo lijdt onder de slechte kwaliteit van hun leven dat zij een doodswens hebben. En een beperkte groep artsen is bereid in te gaan op een verzoek om euthanasie bij zo'n patiënt. Niettemin zijn er bij de toetsingscommissies euthanasie ook voorbeelden te vinden van euthanasie bij oude mensen die onder de categorie 'klaar met leven' geschaard zouden kunnen worden, en die als zorgvuldig zijn beoordeeld. De commissies spreken dan van 'een stapeling van ouderdomsklachten'. Het gaat dan om mensen die weliswaar veel aandoeningen hebben ('medisch classificeerbaar'), maar die naar verwachting niet aan die aandoeningen zullen overlijden. Bij deze casus lijken de fysieke klachten als bron van de beperkingen meer op de voorgrond te staan dan bij mevrouw Smit.

Tussen de gepubliceerde oordelen uit 2013 staat bijvoorbeeld:[8,9]

'Patiënte, een vrouw ouder dan 90 jaar, was slechthorend en zeer slechtziend en had als gevolg van polyartrose twee kunstheupen. Zij leed onder de beperkingen die haar aandoeningen met zich brachten. Haar mobiliteit was beperkt, communicatie met anderen verliep moeizaam en bezigheden die afleiding

konden geven, waren niet meer mogelijk. Patiënte voelde zich opgesloten in een machteloos lichaam.'

En:

'Patiënt, een man van 80-90 jaar, leed aan maculadegeneratie, glaucoom, sensibele polyneuropathie en hypertensie. Kort voor overlijden liep hij bij een val een collumfractuur op. Zijn lijden bestond vóór de val uit vrijwel totale blindheid, ernstige duizeligheid en een grote mate van afhankelijkheid. Ná de val was hij volledig bedlegerig en maximaal afhankelijk van anderen. Zinvolle activiteiten waren toen helemaal niet meer mogelijk en patiënts kwaliteit van leven was tot nul gereduceerd.'

Buiten een arts om

Naast de groep mensen die daadwerkelijk euthanasie wenst, bestaat er een veel grotere groep ouderen die helemaal nu niet dood willen, maar die de zekerheid willen hebben dat zij euthanasie of hulp bij zelfdoding kunnen krijgen op het moment dat zij dat wel willen. Veel van deze mensen willen zelfs geen euthanasie, zij vinden dat een arts niets te maken heeft met hun hoogst persoonlijke wens om op een zelfgekozen moment uit het leven te stappen. De jurist Drion startte de discussie in 1991 door in het NRC Handelsblad een ingezonden artikel te publiceren met de titel 'Het zelfgewilde einde van oude mensen'.[10] Hij betoogde onder meer dat juist het kunnen beschikken over een dodelijk middel mensen rust zou brengen. Door de wetenschap dat zij eruit konden stappen als het echt niet meer zou gaan, konden zij het juist nog even volhouden. Dit is bekend komen te staan als de pil van Drion. Er is veel discussie over gevoerd door de jaren heen. Naast het voordeel dat het rust zou brengen, en het voordeel dat anderen niet belast hoeven te worden bij iemands doodswens kleven er uiteraard ook nadelen aan zo'n pil: er moet voorkomen worden dat deze impulsief ingenomen kan worden en dat je hem aan een ander kunt toedienen zonder diens uitdrukkelijke wens en toestemming. Chabot betoogt bovendien in twee andere hoofdstukken in dit boek dat zo'n 'laatste wilpil' niet nodig is: hoogbejaarden kunnen stoppen met eten en drinken, kunnen (eventueel met hulp van anderen) via andere wegen aan medicijnen komen of kunnen gebruikmaken van de heliummethode. (zie hoofdstuk 15 en 21) Alle drie deze methoden zijn echter niet zonder enige bezwaren.

Recentelijk hebben het burgerinitiatief 'Uit Vrije Wil' (2010) en de rechtszaak tegen Albert Heringa (2013), die zijn (stief)moeder op verzoek hielp sterven, het thema van (legale) mogelijkheden voor oude mensen om over hun eigen levenseinde te beschikken zonder tussenkomst van een arts weer op de politieke en maatschappelijke agenda gezet.[11,12] Critici wijzen er echter op dat het mogelijk maken van legale hulp bij zelfdoding buiten de euthanasiewet (WTL) om de euthanasiewet wel eens zou kunnen uithollen en daarmee een gevaar vormt voor een zorgvuldige en transparante euthanasiepraktijk in Nederland. Kortom, het laatste woord over 'klaar met leven' is nog lang niet gezegd.

Aanbevelingen voor de praktijk

- Er is een kleine groep ouderen in Nederland die een actuele doodswens heeft. Belangrijke factoren voor deze doodswens zijn vaak een combinatie van (een stapeling van) ouderdomsklachten, toenemende afhankelijkheid en eenzaamheid.
- Deze ouderen komen niet allemaal in aanmerking voor euthanasie, daar de Hoge Raad in het Brongersma-arrest heeft bepaald dat het lijden in overwegende mate zijn oorsprong moet vinden in een medisch classificeerbare aandoening of ziekte.
- Artsen zijn hierdoor zeer terughoudend als het gaat om het verlenen van euthanasie aan deze groep mensen. Bovendien beoordelen veel artsen het lijden van deze groep niet als ondraaglijk, een van de vereisten van de euthanasiewet (WTL).
- Er zijn maar weinig ouderen die in het geheel niet lijden aan een medisch classificeerbare aandoening en die toch een doodswens hebben. Bijna altijd zullen afgenomen mogelijkheden door lichamelijke of psychische gebreken een rol spelen bij het 'lijden aan het leven'.
- De ondraaglijkheid van het lijden wordt altijd bepaald door de draagkracht van de patiënt, ook in het geval van lijden aan een medische aandoening. Niet de oorsprong van het lijden, maar de manier waarop iemand in het leven staat, wie hij is en hoe hij zichzelf ziet, bepalen of het lijden nog draaglijk is of niet.
- De discussie over wanneer mensen die 'klaar met leven' zijn geholpen zouden kunnen worden binnen de euthanasiewet is volop gaande. De uitkomst van die discussie kan de grenzen verschuiven, mede afhankelijk van wat de beroepsgroep van artsen rekent tot haar taak en domein.
- Daarnaast is er over dit thema ook een maatschappelijke en politieke discussie, die zich lijkt te concentreren op de vraag of deze groep ouderen ook op legale wijze, buiten de WTL om (eventueel met hulp van anderen) over het eigen levenseinde zou moeten kunnen beschikken.

Literatuur

1. Regionale toetsingscommissies euthanasie. Jaarverslag 2012. Den Haag: 2013.
2. www.om.nl/actueel/de_officier_van/@123530/de_zaak_brongersma. Geraadpleegd op 18 augustus 2014.
3. KNMG. Op zoek naar normen voor het handelen van artsen bij vragen om

hulp bij levensbeëindiging in geval van lijden aan het leven; verslag van de commissie Dijkhuis. Utrecht: 2004.
4 Regionale toetsingscommisies euthanasie. Jaarverslag 2012. Den Haag: 2013. www.cbs.nl/nl-NL/menu/themas/bevolking/publicaties/artikelen/archief/2013/2013-3897-wm.htm. Geraadpleegd op 18 augustus 2014.
5 Rurup ML, Deeg DJH, Poppelaars JL, et al. Wishes to die in older people, a quantitative study of prevalence and associated factors. Crisis. 2011; 32:194-203.
6 Defesche F. Voltooid leven in Nederland. Assen: Van Gorcum; 2011.
7 Delden J van, Heide A van der, Vathorst S van de, et al. (red.). Kennis en opvattingen van publiek en professionals over medische besluitvorming en behandeling rond het einde van het leven: Het KOPPEL-onderzoek. Den Haag: ZonMw; 2011.
8 www.euthanasiecommissie.nl/doc/pdf/Oordeel%202013-87_40502.pdf. Geraadpleegd op 18 augustus 2014.
9 www.euthanasiecommissie.nl/doc/pdf/Oordeel%202013-88_40503.pdf. Geraadpleegd op 18 augustus 2014.
10 Drion H. Het zelfgewilde einde van oudere mensen. NRC. 19 oktober 1991.
11 www.uitvrijewil.nu. Geraadpleegd op 18 augustus 2014.
12 www.rechtspraak.nl/Organisatie/Rechtbanken/Gelderland/Nieuws/Pages/Hulp-bij-zelfdoding-verdachte-schuldig-,maar-geen-straf.aspx. Geraadpleegd op 18 augustus 2014.

SCHRIFTELIJKE WILSVERKLARING (VERMOEDEN VAN) DEMENTIE
ANTICIPERENDE ZORGPLANNING

28 DEMENTIE EN EUTHANASIE
Schrift grift, gepraat vergaat?

Cees Hertogh

Casus
Toen de broer van meneer Landman in een verpleeghuis aan dementie was overleden besloot hij voor zichzelf en zijn vrouw een euthanasieverklaring op te stellen. Hij werd daartoe lid van de NVVE (Nederlandse Vereniging voor een Vrijwillig Levenseinde), vroeg de benodigde documenten aan en vulde die voor hen beiden in. Dementie en het perspectief volledig afhankelijk te worden van anderen omschreef hij daarin als 'een leven niet waardig om geleefd te worden'. Naast de euthanasieverklaring ondertekenden zij beiden ook het behandelverbod en wezen zij elkaar aan als gevolmachtigde, met als tweede gevolmachtigde hun enige dochter. Een afschrift van de wilsverklaringen werd opgestuurd naar de huisarts.

Zo werden de zaken in huize Landman eigenlijk altijd geregeld. Meneer Landman, voormalig eigenaar van een door hem zelf opgebouwd bedrijf, nam in vrijwel alle zaken en beslissingen de leiding. Zijn vrouw, met wie hij ruim veertig jaar getrouwd was, zag hoog tegen hem op en sprak hem eigenlijk nooit tegen: vaders wil was wet en zijn standpunt was het hare. In de relatie tot hun dochter Maria had dat wel tot spanningen geleid. Deze had veel moeite met haar autoritaire vader en was al vroeg het huis uitgegaan. Met haar moeder was het contact goed, maar toch ook niet geheel vrij van ambivalentie, omdat zij nooit uit de schaduw van haar man trad om een eigen positie in te nemen, hoezeer Maria haar daar bij tijd en wijle ook toe had opgeroepen. Op advies van haar man, had Maria zich later neergelegd bij de situatie en de houding van haar moeder geaccepteerd als zijnde toch ook haar eigen keuze. Vanuit dat perspectief had zij ook ingestemd met de aan haar verleende volmacht en haar handtekening op de wilsverklaringen van haar ouders gezet. Wel met de stille hoop, dat het nooit zover zou komen...

Enkele jaren later, min of meer in aansluiting op het overlijden van haar jongere zus op wie zij zeer gesteld was, wordt mevrouw Landman steeds stiller en luste-

lozer. Zij is dan 78 jaar en wordt geplaagd door een pijnlijke artrose waarvoor zij met wisselend resultaat NSAID's als pijnstiller gebruikt. Ook hierdoor gaat zij al steeds minder de deur uit, maar nu valt het meneer Landman op dat zij ook het koken – ooit haar passie – gaat verwaarlozen en steeds eenzijdiger wordt in het kiezen en bereiden van maaltijden. De geconsulteerde huisarts vermoedt een depressie, maar een proefbehandeling met antidepressiva en een aanpassing van de pijnmedicatie brengen geen verbetering. Als vervolgens ook geheugenproblemen optreden volgt verwijzing naar de geheugenpolikliniek waar de diagnose ziekte van Alzheimer wordt gesteld. Voor meneer Landman, die zich veel zorgen maakte, valt nu alles op zijn plaats: aan de 'verstilling' en verandering ligt een ziekte, de gevreesde aandoening dementie, ten grondslag. Er volgt een familieberaad met dochter en schoonzoon, waarin meneer Landman indringend spreekt over het door de geriater geschetste vooruitzicht van verdere cognitieve achteruitgang. Gelukkig is daar echter de wilsverklaring waar zijn vrouw nog steeds achterstaat: 'Nee, nee, niet tussen die muren!', is haar reactie als meneer Landman haar het perspectief van verpleeghuisopname schetst. In één op één contacten met Maria uit zij zich evenwel minder uitgesproken en op de vraag wat te doen als vader haar niet meer verzorgen kan, lijkt zij verhuizing naar een zorginstelling niet onbespreekbaar te achten: 'Als het niet anders kan, dan moet het maar.' Zover wil meneer Landman het echter niet laten komen. Ondanks de twijfels van Maria zet hij door en legt contact met de huisarts om over de uitvoering van de euthanasieverklaring te overleggen. Deze spreekt uitgebreid met het echtpaar en dochter Maria en met mevrouw Landman afzonderlijk en ervaart daarbij eenzelfde discrepantie als Maria: in afwezigheid van haar man uit mevrouw zich veel weifelender dan in diens tegenwoordigheid. Bovendien geeft mevrouw Landman in het gesprek met de huisarts aan dat zij weliswaar 'kort van memorie' is, maar dat dit haar minder zwaar bedrukt dan de pijnlijke gewrichten. Door die pijn kan zij haar zus niet meer bezoeken, waarbij zij vergeten lijkt te zijn dat deze is overleden.

Het oordeel van de huisarts luidt dat er vooralsnog geen consistent verzoek om hulp bij levensbeëindiging van mevrouw Landman is en dat ook de lijdensdruk niet dusdanig is, dat van uitzichtloos en ondraaglijk lijden kan worden gesproken. Tegelijk acht zij mevrouw Landsman nog onvoldoende wilsonbekwaam om de wilsverklaring te volgen. Zij probeert haar visie zo goed mogelijk over te brengen aan meneer Landman en zegt hem toe met het echtpaar in gesprek te zullen blijven. Meneer Landman meent dat zijn vrouw inmiddels niet meer weet wat zij zegt, maar laat zich door de huisarts, zij het met enige moeite, overtuigen. Maar als in daaropvolgende gesprekken geen andere inzichten ter tafel komen, raadpleegt hij de NVVE. De vereniging adviseert hem contact te leggen met de levenseindekliniek, die speciaal voor het soort situaties als waarin hij en zijn vrouw zijn komen te verkeren, is opgericht. Dit contact komt echter *niet meer tot stand als gevolg van het geheel onverwachte overlijden van meneer Landman. Mevrouw Landman is hierdoor nogal ontredderd en haar dochter nauwelijks minder. Bij alles wat er nu aan zorgen op haar afkomt, ziet Maria zich acuut geplaatst voor het dilemma, dat de situatie van haar moeder opname in een zorginstelling vraagt, maar dat haar wilsverklaring zich daartegen verzet. Zij overlegt opnieuw met de huisarts van haar ouders en deze consulteert daarop de specialist ouderengeneeskunde van het naburige verpleeghuis. Besloten wordt, om mevrouw Landman, met haar instemming, toch naar het verpleeghuis te laten verhuizen en aldaar nauwgezet haar situatie te volgen. Mochten er signalen zijn, die in de richting van de in de wilsverklaring omschreven euthanasiewens wijzen, dan zal opnieuw overleg plaatsvinden. Dat blijkt echter niet meer nodig. Mevrouw Landman schikt zich in het opnamevoorstel en bloeit tot verrassing van Maria helemaal op in de kleinschalige zorgvoorziening. Zij pakt daar – binnen de grenzen van haar beperkte mogelijkheden – zelfs enige tijd het koken weer op. Met een fentanylpleister is ook haar gewrichtspijn beter te dragen. In gesprek met de specialist ouderengeneeskunde en Maria, waarin haar de eigen wilsverklaring in handen wordt gegeven, laat zij haar ogen over het document gaan en geeft het dan schouderophalend terug aan de arts met de woorden: 'Ach, iedereen gaat op zijn eigen tijd.'*

Mevrouw Landman overlijdt anderhalf jaar later aan de gevolgen van een symptomatisch behandelde longontsteking.

Beschouwing

In Nederland wordt al jaren gediscussieerd over de mogelijkheden van actieve levensbeëindiging bij dementie – al dan niet op grond van een wilsverklaring. Al in de jaren negentig van de vorige eeuw besteedden de KNMG en de Nederlandse Vereniging van Verpleeghuisartsen NVVA (thans: Verenso) aandacht aan dit vraagstuk in rapporten waarin de mogelijkheden en professionele grenzen van levensbeëindigend handelen bij dementie verkend werden.[1,2] De aandacht ging daarbij vooral uit naar de situatie van de wilsonbekwame patiënt en minder naar die van de (nog) wilsbekwame patiënt met beginnende dementie. Enerzijds waren er toen nog nauwelijks verzoeken vanuit die laatste groep, anderzijds werd aangenomen dat zulke verzoeken zouden passen binnen de vanuit de praktijk gegroeide zorgvuldigheidsvoorwaarden, hetgeen niet het geval werd geacht voor de schriftelijke doodsverlangens van wilsonbekwaam geworden mensen met dementie. De wens om ook voor deze groep mogelijkheden te openen is een van de redenen geweest waarom een wettelijke regeling van medische hulp bij levensbeëindiging zo lang op zich heeft doen wachten. Het was toenmalig minister van VWS Els Borst die deze regeling uiteindelijk tot stand bracht: in 2002 werd de Wet toetsing levensbeëindigend handelen en hulp bij zelfdoding (hierna afgekort als WTL) van kracht. Deze WTL gaat op één onderdeel nadrukkelijk verder dan artsen tot dan toe waren gegaan en waarvoor eerder geen steun was in bestaande jurisprudentie. Artikel 2, lid 2 van de WTL stelt namelijk dat in geval van wilsonbekwaamheid een schriftelijke euthanasieverklaring in de plaats kan treden van het mondelinge verzoek. In theorie is hiermee de ruimte voor levensbeëindigend handelen bij dementie verruimd; in de praktijk blijkt echter dat artsen daar niet of nauwelijks gebruik van maken. De casus van mevrouw Landman illustreert de complexiteit van het voorliggende vraagstuk en toont ons de afstand tussen regelgeving en praktijk. Zo roept de casus vragen op over de schriftelijke wilsverklaring en de mate waarin deze daadwerkelijk haar voorafgaande standpunt vertolkt – laat staan in hoeverre deze verklaring in overeenstemming is met haar huidige opvatting. Tevens toont de casus dat het dichotome onderscheid dat de wet maakt tussen wilsbekwaamheid en wilsonbekwaamheid nogal problematisch is en in de praktijk heel lastig door te voeren is. Hoe lang en hoe ver ga je als arts met de patiënt mee? Iemand mag toch van mening veranderen, ook al is er een wilsverklaring? Wanneer en op welke gronden laat je de wilsverklaring prevaleren boven het woord van de patiënt? Die vragen klemmen temeer wanneer gesproken woord en actueel gedrag niet in overeenstemming zijn met de schriftelijke verklaring en dat lijkt bij mevrouw Landman inderdaad het geval te zijn. En hoe toets je in zo'n situatie het lijden? In de wilsverklaring van mevrouw Landman gaat het daar overigens hooguit in afgeleide zin over. Het motief voor levensbeëindiging wordt hierin niet gebaseerd op een met dementie verondersteld gepaard gaand lijden, maar op de persoonlijke normatieve opvatting van het echtpaar Landman, dat een leven met (gevorderde) dementie geen waardigheid meer kent – 'niet waard is om geleefd te worden'. Maar waardigheid is geen term in de zorgvuldigheidsvoorwaarden.

Hieronder worden deze praktische dilemma's van een kader voorzien door een nadere beschouwing van de zorgvuldigheidsvoorwaarden voor hulp bij levensbeëindiging in relatie tot dementie.

Hulp bij levensbeëindiging: morele pijlers en zorgvuldigheidsvoorwaarden

Euthanasie komt van *eu thanatos*, hetgeen 'goede dood' betekent. Deze vorm van actieve medische stervenshulp is in Nederland mogelijk geworden doordat artsen bewust de (straf)wet zijn gaan overtreden, vanuit de overtuiging dat zij daarmee een goede dood konden bezorgen aan mensen die hen daar in uitzonderlijke omstandigheden dringend om verzochten. Bij dit handelen zijn een drietal ethische waarden betrokken.[3] De eerste is die van de autonomie van de patiënt, die zich vertaalt in het verzoek aan de arts en de persoonlijke keuze voor deze vormgeving van het eigen levenseinde. De tweede is die van barmhartigheid die vorm krijgt in de bereidheid van de arts om deze actieve stervenshulp daadwerkelijk te verlenen. De derde ethische waarde die bij levensbeëindiging op verzoek een centrale rol speelt, maar in de meeste beschouwingen hierover onderbelicht blijft, is de waarde van wederkerigheid. Elke arts die enige ervaring heeft met euthanasie, zal beamen, dat deze ultieme vorm van barmhartigheid alleen mogelijk is vanuit een door wederkerigheid gekenmerkte vertrouwensrelatie. Wederkerigheid duidt hier op een relatie van geven en ontvangen. Zo kan de Samaritaan uit de bekende parabel alleen hulpvaardig zijn als de gewonde reiziger naar Jericho open staat voor zijn hulpaanbod. Dat geldt voor het aanbieden van levenshulp, maar dat geldt zeker voor het type stervenshulp waar we hier over spreken. Met andere woorden barmhartigheid als gave kan niet zonder ontvankelijkheid en daarin schuilt precies het verschil tussen de dood geven en dood maken. Waar wederkerigheid ontbreekt wordt levensbeëindiging een hachelijke onderneming.

Deze drie waarden of principes vormen als het ware de pijlers onder de samenhangende zorgvuldigheidsvoorwaarden van de euthanasiepraktijk (zie kader). Daarmee zijn hier primair de eerste vier zorgvuldigheidsvoorwaarden bedoeld, die ook wel aangeduid worden als de inhoudelijke voorwaarden naast de vijfde en zesde, meer procedurele voorwaarden.

Zorgvuldigheidsvoorwaarden medische hulp bij levensbeëindiging

De zorgvuldigheidseisen, bedoeld in artikel 293, tweede lid, Wetboek van Strafrecht, houden in dat de arts:
1 de overtuiging heeft gekregen dat er sprake was van een vrijwillig en weloverwogen verzoek van de patiënt;
2 de overtuiging heeft gekregen dat er sprake was van uitzichtloos en ondraaglijk lijden van de patiënt;
3 de patiënt heeft voorgelicht over de situatie waarin deze zich bevond en over diens vooruitzichten;
4 met de patiënt tot de overtuiging is gekomen dat er voor de situatie waarin deze zich bevond geen redelijke andere oplossing was;
5 ten minste één andere, onafhankelijke arts heeft geraadpleegd, die de patiënt heeft gezien en schriftelijk zijn oordeel heeft gegeven over de zorgvuldigheidseisen, bedoeld in de onderdelen 1 tot en met 4; en
6 de levensbeëindiging of hulp bij zelfdoding medisch zorgvuldig heeft uitgevoerd.

Het is duidelijk dat deze inhoudelijke zorgvuldigheidsvoorwaarden geheel geënt zijn op de situatie van een wilsbekwame patiënt. Evenzeer is duidelijk dat ze elkaar ondersteunen. Men kan er niet zomaar een uit afzonderen zonder het geheel te ondermijnen. En dat is nu precies wat artikel 2, lid 2 doet. De wilsverklaring vervangt alleen het verzoek – de eerste zorgvuldigheidsvoorwaarde – maar de overige zorgvuldigheidsvoorwaarden blijven van 'overeenkomstige toepassing' zoals de cryptische juridische formulering luidt. Om aan die overige voorwaarden te kunnen voldoen is het contact met de patiënt echter van essentiële betekenis en precies de kwaliteit van dat contact is in het geding als de wilsverklaring van toepassing is. De patiënt is dan immers wilsonbekwaam en de arts kan in die omstandigheid niet meer toetsen of de verzoeker voldoende is voorgelicht over zijn situatie en vooruitzichten (de derde voorwaarde), of er nog andere, voor de patiënt acceptabele, oplossingen voor het lijden zijn dan actieve beëindiging van diens leven (de vierde voorwaarde) en zo niet, dat er dan inderdaad sprake is van uitzichtloos en ondraaglijk lijden (de tweede voorwaarde).

Nu zou nog kunnen worden aangenomen dat aan de derde eis al is voldaan ten tijde van het opstellen van de wilsverklaring; zoiets doen mensen immers niet zomaar. In het geval van mevrouw Landman is enige twijfel hier evenwel op z'n plaats, twijfel die niet kan worden weggenomen, omdat er indertijd geen enkel contact tussen haar en de huisarts is geweest: de ondertekende verklaring is per post naar de praktijk gestuurd en niemand is daarop teruggekomen. Het voldoen aan de overige zorgvuldigheidsvoorwaarden is in het geval van wilsonbekwaamheid nog ingewikkelder. Zo is het lijden immers alleen als 'uitzichtloos en ondraaglijk' te kwalificeren, als daarvoor 'geen redelijke andere oplossing' voorhanden is. En precies op het punt waar de vierde voorwaarde de tweede ondersteunt is ook de formulering een andere. Terwijl de eerste drie zorgvuldigheidsvoorwaarden zich uitsluitend tot de arts richten, wijst de vierde voorwaarde op het dialogische karakter van het besluitvormingsproces dat aan actieve stervenshulp ten grondslag ligt: de arts moet *met* de patiënt tot de overtuiging zijn gekomen dat er voor de situatie waarin deze zich bevindt geen redelijke andere oplossing voorhanden is. Dat dialogische karakter wordt nog eens benadrukt in de Memorie van Toelichting, waarin de verantwoordelijke bewindslieden uitleg geven aan de diverse wetartikelen. Hierin schrijven zij: 'Juist waar het gaat om de afweging of aan de voorwaarden voldaan is waaronder euthanasie mogelijk is, in het bijzonder of er geen andere uitweg meer is, achten wij de *samenspraak* tussen arts en patiënt van groot belang.'

In het geval van een wilsonbekwame patiënt met dementie is die samenspraak niet langer mogelijk: er is alleen de wilsverklaring en een eenzijdige beoordeling van het lijden door de arts, eventueel aangevuld met het oordeel van andere hulpverleners en naasten. Bovendien is het ook aan arts en familie, in het bijzonder aan de door de patiënt gevolmachtigde, om het proces te initiëren: een wilsverklaring voert immers niet zichzelf uit. Als dit bedoeld wordt met het 'van overeenkomstige toepassing' zijn van de zorgvuldigheidsvoorwaarden, wordt hier wel heel veel verantwoordelijkheid bij anderen gelegd, terwijl de in de praktijk gegroeide euthanasiepraktijk eigenlijk geheel wortelt in 'shared decision-making' van arts en patiënt.

Het is deze achtergrond die inzichtelijk kan maken waarom de KNMG op het standpunt staat dat wilsverklaringen wel een rol kunnen spelen bij euthanasieverzoeken, maar slechts voor zover de patiënt nog in staat is – hetzij verbaal of non verbaal – zijn wilsverklaring te bevestigen.[4] Dat is niet alleen van belang om een garantie te hebben dat er sprake is van een actueel verzoek; het is evenzeer van belang vanwege de wederkerigheid in de relatie, als morele mogelijkheidsvoorwaarde voor de uitvoering van de levensbeëindiging. In voorkomende gevallen kan een wilsverklaring zodanig ondersteunend zijn aan het gesprek tussen arts en patiënt, dat ook in iets meer gevorderde stadia van dementie gezamenlijke besluitvorming en wederkerigheid gerealiseerd kunnen worden, maar die mogelijkheid is duidelijk beperkt.[3]

Ten gevolge van deze standpuntinname van de KNMG is er thans sprake van een professionele norm die strikter lijkt dan de wet – en die ook strikter is dan de norm die de toetsingscommissies hanteren. Dat werd pijnlijk duidelijk toen deze commissies in 2011 in gezamenlijkheid een zeer uitzonderlijke casus van actieve levensbeëindiging als zorgvuldig beoordeelden, ondanks het feit dat de ziekte van Alzheimer waaraan deze patiënte leed zo ver zou zijn gevorderd, dat zij haar wilsverklaring niet meer kon bevestigen. Dit leidde in de media en in de vakpers tot een hevige discussie, temeer omdat de betrokken patiënte weerstand zou hebben geboden aan de uitvoering van de levensbeëindiging, waardoor zij eerst gesedeerd moest worden.[5] Onder de titel *Wils Verklaring* verscheen van de hand van haar echtgenoot Henk van Gelder een boekje waarin deze zijn verhaal doet over de levensbeëindiging van zijn vrouw Wil.[6] Els Borst schreef daarvoor het voorwoord. Hierin verwijt zij de artsenorganisatie voor een verwarrende situatie te hebben gezorgd, omdat het KNMG-standpunt zou verhinderen dat artsen de volle ruimte van de wet benutten. In haar bespreking van de zorgvuldigheidsvoorwaarden beperkt de oud-minister zich evenwel tot de eerste twee (die zij 'de belangrijkste' noemt) en gaat zij geheel voorbij aan de vierde zorgvuldigheidsvoorwaarde, die zozeer de gezamenlijkheid tussen arts en patiënt benadrukt en zonder welke de terughoudendheid die de KNMG-norm vertolkt niet begrepen kan worden. Een ambtelijke werkgroep met vertegenwoordigers van VWS, Justitie en Veiligheid en de KNMG buigt zich inmiddels over dit verschil tussen de professionele norm en de ruimte van de wet, met als doel om een handreiking te ontwikkelen voor zowel burgers als artsen waarin duidelijkheid wordt geboden over de betekenis van een wilsverklaring bij euthanasie. Bij het schrijven van deze bijdrage waren inhoud en strekking van deze handreiking nog niet bekend. De vraag die daarbij evenwel op voorhand al kan worden gesteld is, of de systematiek van de huidige zorgvuldigheidsvoorwaarden zich überhaupt wel leent om doorgetrokken te worden naar de situatie van de wilsonbekwame patiënt. Gezien de historische en conceptuele worteling van deze voorwaarden in de situatie van de competente patiënt valt dat te betwijfelen.

Er is in dat verband nog een tweede, in het debat veel vaker genoemd argument, waarom artsen schriftelijke euthanasieverklaringen bij dementie niet uitvoeren. Vrij algemeen wordt namelijk betwijfeld of mensen met een gevorderde dementie nog wel over voldoende cognitieve vaardigheden beschikken om 'ondraaglijk' te kunnen lijden vanwege een met de ziekte gepaard gaand verlies van ziekte-inzicht.[7,8] Hierdoor ontbreekt in de belevingswereld van de persoon met dementie het besef aan dementie te lijden en alles wat men daar in een schriftelijke wilsverklaring mee verbond, bijvoorbeeld in termen van verlies van persoonlijke waardigheid en identiteit. Een 'leven niet waardig om geleefd te worden', zoals de omschrijving in de wilsverklaring van het echtpaar Landman luidde, behelst vooral een voorafgaande beoordeling van een mogelijk toekomstig leven met dementie vanuit het perspectief van twee gezonde ouderen; het is echter geen ervaringscategorie van de persoon met dementie die mevrouw Landman naderhand is geworden. Dit voorafgaande oordeel zegt dan ook weinig over hoe zij haar actuele situatie beleeft en welk lijden zij daarin ervaart. Mevrouw Landman lijkt inderdaad meer gebukt te gaan onder de pijn en de bewegingsbeperking die de artrose haar oplegt (waardoor zij haar zus niet meer kan bezoeken), dan onder haar geheugenprobleem of het besef aan dementie te lijden. Haar lijdensdruk is derhalve van een andere aard en oorsprong dan de dementie waar het in de schriftelijke wilsverklaring over gaat.

Niet elke patiënt met dementie is echter zoals mevrouw Landman. Dementie kan met veel ontreddering en angst gepaard gaan, ook in situaties waarin ziekte-inzicht ontbreekt. Maar dat is toch iets anders dan uitzichtloos en ondraaglijk lijden in de zin van de WTL. Vanuit de bovengeschetste systematiek en onderlinge samenhang van de inhoudelijke zorgvuldigheidsvoorwaarden, heeft de term ondraaglijk lijden een evaluatieve betekenis. Het zijn arts en patiënt samen die op grond van zorgvuldige informatie (derde zorgvuldigheidsvoorwaarde) en een bespreking en weging van andere oplossingen (vierde zorgvuldigheidsvoorwaarde) tot het gedeelde inzicht komen dat zulke alternatieven voor deze individuele patiënt in diens specifieke situatie ontbreken (vierde zorgvuldigheidsvoorwaarde). Het is op grond hiervan dat geconcludeerd wordt, dat die situatie gekenmerkt kan worden als uitzichtloos en ondraaglijk.

Te vroege levensbeëindiging?
Mede vanwege de bovengeschetste praktische en morele beperkingen van de mogelijkheden tot actieve levensbeëindiging in meer gevorderde stadia van dementie, is er in de afgelopen jaren een verschuiving opgetreden naar een praktijk van hulp bij zelfdoding in vroege stadia, waarbij de patiënt nog over voldoende ziekte-inzicht beschikt om – paradoxaal geformuleerd – ondraaglijk te kunnen lijden aan het vooruitzicht van controleverlies en toekomstige geestelijke achteruitgang. Dit scenario was al in het rapport van de Gezondheidsraad over dementie uit 2002 voorzien,[7] maar werd vooral actueel na het overlijden van de Vlaamse schrijver Hugo Claus, die in 2008 hulp bij zelfdoding ontving vanwege een beginnende dementie. Sindsdien laten de jaarverslagen van de regionale toetsingscommissies een geleidelijke toename zien van het aantal gemelde gevallen van hulp bij zelfdoding in relatief vroege stadia van dementie. Hierbij speelt ook een rol, dat de diagnose dementie tegenwoordig steeds vroeger in het proces kan worden gesteld en ook daadwerkelijk gesteld wordt: vroegdiagnostiek is een belangrijk speerpunt van het huidige zorgbeleid. Een van de argumenten daarvoor is, dat de patiënt dan nog voldoende wilsbekwaam is om zijn zelfbeschikkingsrecht ten volle te benutten, ook waar het gaat om de vormgeving van het eigen levenseinde. Voorstanders van een verruiming van de mogelijkheden tot actieve levensbeëindiging bij dementie zijn hier evenwel niet onverdeeld gelukkig mee. Zo stellen de NVVE en ook Els Borst (in het hierboven aangehaalde voorwoord), dat de weigerachtigheid van artsen om gebruik te maken van de mogelijkheden die artikel 2 lid 2 van de WTL hen biedt, mensen met dementie dwingt om uit het leven te stappen op het moment dat zij er nog niet per se aan toe zijn. Zij moeten als het ware 'te vroeg' hulp bij zelfdoding te vragen, omdat artsen hen in latere stadia van dementie niet meer willen helpen.

Als alternatief wordt aangeraden om de wilsverklaring periodiek met betrokken hulpverleners te bespreken en te herbevestigen.[9] Dat is wat de NVVE haar leden adviseert en dat is ook wat uit oordelen van de toetsingscommissies kan worden opgemaakt. Hoewel de wet dit geenszins vereist (anders dan in België en Luxemburg is er in Nederland geen wettelijk vastgestelde geldingsduur van schriftelijke wilsverklaringen), ondersteunt zo'n periodieke herbevestiging de validiteit van de wilsverklaring. Vanwege het ontbreken van die periodieke herbevestiging beoordeelde de regionale toetsingscommissie de euthanasie van een huntingtonpatiënte uit 2005 als onzorgvuldig, terwijl de boven aangehaalde casus van de alzheimerpatiënte wel als zorgvuldig werd beoordeeld, omdat zij haar wilsverklaring bij herhaling geactualiseerd had.

Bij dat laatste oordeel moet hier echter toch een kanttekening worden geplaatst. Want hoewel periodieke herbevestiging van een wilsverklaring aan artsen zeker meer houvast kan bieden, is het wel de vraag welke waarde aan zo'n herbevestiging gehecht moet worden als bij de betrokkene eenmaal een diagnose dementie is gesteld, dan wel vermoed wordt – en zeker als het ziekteproces verder gevorderd is. Een gesprek over de betekenis van een eerdere wilsverklaring en de herbevestiging daarvan vraagt namelijk niet alleen goede gespreksvaardigheden. Vereist is ook dat men een goed inzicht heeft in de cognitieve problemen van de patiënt en in de mate waarin deze van invloed kunnen zijn op het verloop en de uitkomst van een dergelijk gesprek.

Wilsbekwaamheid en wilsbeschikkingen

Een wilsverklaring is bedoeld voor situaties van wilsonbekwaamheid. Maar om de validiteit van een wilsverklaring te kunnen (her)bevestigen is wel een zeker niveau van wilsbekwaamheid vereist. Zoals aangegeven is wilsbekwaamheid geen alles-of-nietsfenomeen. Het is een term die niet verwijst naar de toestand of de ziekte van de patiënt, maar naar diens vaardigheid om beslissingen te nemen. Naarmate beslissingen complexer en ingrijpender zijn, worden hogere eisen aan de wilsbekwaamheid gesteld en omgekeerd. Wilsbekwaamheid gaat dan ook niet zozeer over het al dan niet willen van iets, maar over de kwaliteit van de besluitvorming die aan dat willen ten grondslag ligt. Van de cognitieve functies die (in voorwaardelijke zin) daartoe van belang zijn, moeten hier in het bijzonder de executieve functies worden genoemd. Veel meer dan van geheugen en oriëntatie hangt wilsbekwaamheid af van deze hogere functies van planning, controle en doelgericht gedrag.[10,11] Als deze functies zijn aangedaan, wordt gedrag meer impulsief en ook meer omgevingsgestuurd. De regie komt sterker bij anderen te liggen, hetgeen de betrokkene bijzonder kwetsbaar maakt voor beïnvloeding en sturing. Het adequaat betrekken van mensen met dit soort beslisvaardigheidsbeperkingen (*decision making disabilities*, DDM) in relevante beslissingen vergt derhalve zorgvuldige diagnostiek en communicatie, teneinde voldoende structuur te kunnen bieden om de eigen regie te ondersteunen, zonder op de uitkomst van de beslissing te sturen. Dat luistert bijzonder nauw waar het gaat over het (her)bevestigen van eerdere wilsverklaringen. Zo is bekend dat mensen die te maken krijgen met een chronische aandoening frequent hun eerdere opvatting over een leven met ziekte en beperking herzien: het menselijk vermogen tot adaptatie stelt ons steeds weer voor verrassingen.[12] Onderzoek laat tevens zien, dat mensen met dementie op dit punt geen uitzondering vormen.[13] Maar door hun cognitieve kwetsbaarheid zijn zij verhoogd afhankelijk van hun omgeving, die enerzijds zeer wel ruimte kan bieden voor adaptatie en verandering van visie, maar die anderzijds ook kan aansturen op vasthouden aan de eerdere wilsverklaring. In de situatie van mevrouw Landman is duidelijk dat haar echtgenoot vooral op het laatste aanstuurt. In zijn tegenwoordigheid en onder zijn invloed uit mevrouw Landman zich anders dan in gesprek met de arts of met haar dochter. Dat kan te maken hebben met haar persoonlijkheid en het al langjarig bestaande patroon in de relatie tussen meneer en mevrouw Landman, maar het vermoeden is sterk dat hier inmiddels ook sprake is van verhoogde kwetsbaarheid van haar 'executieve vermogens'. Het valt in dit verband niet uit te sluiten dat iets dergelijks ook speelde in de situatie van de alzheimerpatiënte Wil van Gelder. Een punt van zorg is in elk geval, dat veel artsen – SCEN-artsen inbegrepen – onvoldoende deskundig zijn om de aanwezigheid van executieve functiestoornissen goed te beoordelen, laat staan in staat zijn om adequaat te communiceren met mensen met DDM. Meer gerichte aandacht voor de wilsbekwaamheid van mensen met dementie, ook in vroege stadia, is dan ook alleszins aangewezen.[14]

Aanbevelingen voor de praktijk

- Een wilsverklaring, omvattende een verzoek tot euthanasie, heeft beperkte waarde voor de praktijk van de levenseindezorg: het is een eenzijdige rechtshandeling die resulteert in een statisch document.
- Een wilsverklaring moet daarom worden beschouwd als het begin van (het denken en spreken over) levenseindezorg en niet als het eind daarvan.
- De huisarts heeft een belangrijke taak om het gesprek hierover te initiëren als patiënten zich met een schriftelijke wilsverklaring melden.
- Belangrijk daarbij is dat de huisarts zich vergewist van de beweegredenen van de patiënt en de weloverwogenheid daarvan.
- Het is in dat verband van groot belang dat artsen met hun patiënten een realistisch gesprek voeren over de mogelijkheden en beperkingen van een schriftelijke wilsverklaring bij dementie.
- Periodiek spreken met oudere patiënten over wensen en opvattingen rond het levenseinde is dienstig en aangewezen. Wilsverklaringen kunnen dit gesprek ondersteunen, maar belangrijker dan een wilsverklaring is een proactief zorgplan, waarin ook anticiperend beleid wordt vastgelegd.
- Bij mensen met (vermoeden op) dementie moet de aandacht niet alleen uitgaan naar de vaak op de voorgrond tredende geheugen- en oriëntatiestoornissen; ook is alertheid geboden voor cognitieve kwetsbaarheid ter zake van regievoering en besluitvorming. Om deze patiënten optimaal te laten participeren in relevante zorg- en beleidsbeslissingen is

een beoordeling van hun beslisvaardigheid door een daartoe deskundig arts aangewezen.

Literatuur

1. Commissie aanvaardbaarheid levensbeëindigend handelen (CAL) van de KNMG. Medisch handelen rond het levenseinde bij wilsonbekwame patiënten. Houten: Bohn Stafleu van Loghum, 1997.
2. Nederlandse Vereniging van Verpleeghuisartsen. Medische zorg met beleid. Utrecht: NVVA, 1997.
3. Hertogh CMPM. The role of advance directives as an aid to communication and shared decision-making in dementia. J Med Ethics. 2009;35:100-103.
4. Zie hiervoor: www.knmg.artsennet.nl, dossier wilsverklaring.
5. NRC, 4 februari 2012.
6. Smit H, Gelder H van. Wils verklaring. Arnhem: Aquazz; 2013.
7. Gezondheidsraad. Dementie. Den Haag: Gezondheidsraad; 2002.
8. Hertogh CMPM, Boer ME de, Droes RM, Eefsting JA. Would we rather lose our life than lose our self? Lessons from the Dutch debate on euthanasia for patients with dementia. Am J Bioethics. 2007;7:48-56.
9. Hartogh G den. Euthanasieverklaring vereist onderhoud: vraag is wel waar wilsbekwaamheid precies ophoudt. Med Contact. 2012;67:2140-2143.
10. Haeckens A. Beslissingsbekwaamheid in een gerontopsychiatrische context. Leuven: Leuven University Press; 1998.
11. Workman RH, McCullough LB, Molinari V, et al. Clinical and ethical implications of impaired executive control functions for patient autonomy. Psychiatr Serv. 2000;51:359-363.
12. Albrecht GL, Devlieger PJ. The disability paradox. High quality of life against all odds. Soc Sci Med. 1999;48:977-988.
13. Boer ME de, Droes RM, Jonker C, et al. De beleving van beginnende dementie en het gevreesde lijden. Een exploratieve studie. Tijdschr Gerontol Geriatrie. 2010;41:194-203.
14. Peisah C, Sorinmade OA, Mitchell L, Hertogh CMPM. Decisional capacity: toward an inclusionary approach. Int Psychogeriatr. 2013;25:1571-1579.

29 LEVEN NA DE DOOD
Morele dilemma's rond orgaandonatie

Gert van Dijk

Casus
Op de intensive care van een academisch ziekenhuis wordt de 52-jarige mevrouw Van den Bruggen binnengebracht met ernstig schedelletsel nadat zij op de fiets is aangereden door een automobilist. Omdat haar ademhaling onvoldoende is, wordt zij aan de mechanische beademing gelegd. Een operatie volgt, om te proberen de toenemende druk in haar hoofd te verlagen. Helaas heeft dit geen effect: twee dagen na het ongeluk reageert zij nog niet op externe prikkels. Haar Glasgow-comascore is 3, de laagst mogelijke. Haar pupillen reageren niet op licht, en ook de overige hersenstamreflexen, zoals pijn- of hoestprikkel, zijn afwezig. Er is geen spontane ademhaling. Dit zijn aanwijzingen dat zij hersendood is. De vooruitzichten van mevrouw zijn daarmee heel somber (infaust).

Zoals het protocol voorschrijft, raadpleegt de dienstdoende arts telefonisch het Donorregister om na te gaan of mevrouw als donor geregistreerd is. Gelukkig blijkt dat het geval: mevrouw Van den Bruggen heeft aangegeven dat zij na haar dood orgaandonor wil zijn. Dit betekent dat de naasten moeten worden geïnformeerd over, zoals het in de Wet op de orgaandonatie staat: 'de wijze waarop aan de toestemming gevolg wordt gegeven'. Dit betekent dat de organen in principe uitgenomen mogen worden zonder verdere toestemming van de familie.

De arts gaat het gesprek aan met de naasten. De familie krijgt het nieuws over de slechte prognose van mevrouw en ook wordt verteld dat zij als donor geregistreerd staat. De mogelijkheid van orgaandonatie komt ter sprake. De arts vertelt dat mevrouw waarschijnlijk hersendood is, maar dat er nog meer onderzoeken nodig zijn om dit definitief vast te stellen: er moet een EEG gedaan worden en een test om te beoordelen of het ademcentrum intact is (apneutest). Gelukkig gaat de familie akkoord met het nader onderzoek en – mocht mevrouw Van den Bruggen inderdaad hersendood zijn – met een eventuele orgaandonatieprocedure.

Uit het EEG blijkt echter dat er nog steeds geringe hersenactiviteit is. Dit betekent dat zij formeel niet hersendood verklaard kan worden. Hiervoor is het immers nodig dat er geen hersenactiviteit meer kan worden gemeten. Ook bij een tweede EEG is er nog geringe activiteit van de hersenen.

De artsen gaan opnieuw in gesprek met de familie. Mevrouw van den Bruggen is niet hersendood en hoewel er geen enkele kans op herstel is en de beademing wegens de slechte prognose zal worden gestaakt, is zij formeel nog niet overleden. Een hersendoodprocedure kan daardoor niet plaatsvinden. In plaats daarvan kan wel een non-heartbeating-procedure gestart worden. Hierbij zal de mechanische beademing worden gestopt en als vervolgens het hart stopt, kunnen dan alsnog de organen worden uitgenomen, zij het minder organen dan bij een hersendoodprocedure. Het nadeel is wel dat er geruime tijd (8-12 uur) overheen gaat voordat alles in gereedheid is gebracht en de procedure kan worden gestart. Gedurende die tijd zal de mechanische beademing worden voortgezet. Maar als na het staken van de beademing de circulatie niet snel genoeg stopt zullen de organen te weinig zuurstof krijgen en kan de orgaandonatieprocedure niet doorgaan.

De familie heeft echter, mede vanwege de lange wachttijd en de onzekere uitkomst, grote emotionele moeite met deze procedure en weigert toestemming te geven. De artsen twijfelen even of ze de orgaandonatie niet toch moeten laten doorgaan – omdat mevrouw Van den Bruggen als donor geregistreerd staat – maar ze besluiten dat niet te doen. Omdat verder medisch handelen medisch zinloos is, wordt de beademing alsnog gestopt. Enkele minuten later treedt een circulatiestilstand in en wordt de dood vastgesteld. De organen worden niet uitgenomen.

Beschouwing

De hierboven beschreven situatie komt met enige regelmaat voor in de Nederlandse ziekenhuizen. Nederland kent jaarlijks circa 250 postmortale orgaandonoren, waarmee rond de 700 transplantaties uitgevoerd worden. Ook weigeringen door nabestaanden komen regelmatig voor: als de potentiële donor niet is geregistreerd (zo'n 58% van de volwassen bevolking), dan weigeren de nabestaanden in 60-70% van de gevallen toestemming te geven voor orgaandonatie. Maar ook als de patiënt wel in het Donorregister heeft aangegeven donor te willen zijn, zoals bij mevrouw Van den Bruggen, dan gaat de donatie in circa 10% van de gevallen niet door wegens bezwaren van de nabestaanden. Dat is opmerkelijk, omdat bij een geregistreerde donor de wet formeel geen ruimte laat voor bezwaren van nabestaanden.[1]

In het navolgende wordt een antwoord gegeven op de volgende vragen. Was het terecht dat de artsen de registratie van mevrouw Van den Bruggen niet honoreerden omdat de nabestaanden zich daartegen verzetten? En wat als de wensen van de patiënt niet bekend zijn, wie beslist er dan over een eventuele orgaandonatie?

Hersendood

In het kader van postmortale orgaandonatie kan de dood op twee manieren worden vastgesteld: na hersendood – ook wel *heartbeating*, (HB) of *donation after braindeath* (DBD), genoemd, en na circulatiestilstand – ook wel *non-heartbeating* (NHB) of *donation after circulatory death* (DCD) genoemd. In het vervolg van dit artikel spreken wij van DBD-donoren (na hersendood) en DCD-donoren (na circulatiestilstand).

Doorgaans denken mensen bij orgaandonatie aan *hersendode* donoren. Hersendode donoren zijn tegenwoordig echter maar een beperkt deel van het aantal donoren. In 2013 bijvoorbeeld, waren er 105 hersendode donoren, 150 hartdode donoren en 520 levende (nier)donoren.[1] De afgelopen jaren vindt er een verschuiving plaats van hersendode donoren naar hartdode donoren. Dat gaat ten koste van het aantal transplantaties met postmortaal verkregen organen, omdat bij hartdode donoren minder organen kunnen worden uitgenomen. Deze verschuiving komt waarschijnlijk voor een deel door verbeterde chirurgische technieken die voorkomen dat mensen in een situatie van hersendood raken, maar ook doordat men in het verkeer beter beschermd is door bijvoorbeeld autogordels en airbags.

'Hersendood' is voor veel mensen een moeilijk concept. Doorgaans denken mensen bij 'dood' aan een koud lichaam zonder hartslag en ademhaling. Bij een hersendode patiënt zijn deze uiterlijke tekenen echter niet aanwezig: het lichaam is nog warm, door de mechanische beademing gaat de borstkas op en neer en ook het hart klopt nog. Alle gebruikelijke uiterlijke tekenen van 'dood' ontbreken. Dat maakt het voor de familie van een hersendode potentiële donor vaak moeilijk te accepteren dat iemand daadwerkelijk overleden is.

Hersendood wordt in Nederland gedefinieerd als het 'volledig en onherstelbaar verlies van de functies van de hersenen, inclusief de hersenstam en het verlengde merg'.[2] Deze definitie, ook wel het concept van *whole brain death* genoemd, is de meest stringente definitie van hersendood. In andere landen gebruikt men ook wel de definitie van 'hersenschorsdood', of 'hersenstamdood'.[3] Dit leidt tot de bijzondere situatie dat een patiënt die zich medisch gezien in dezelfde toestand bevindt, in het ene land dood zal worden verklaard, en in het andere land niet.

Hersendood wordt vastgesteld volgens een strikt protocol dat in drie fases is verdeeld: de allereerste voorwaarden (wat is de oorzaak van het verlies van bewustzijn?), klinisch-neurologisch onderzoek (de beoordeling van hersenstamreflexen zoals de pupilreflex) en tot slot aanvullend onderzoek om de hersendood definitief vast te stellen (EEG en apneutest).[4] Deze laatste fase vindt in Nederland om praktische redenen alleen plaats als iemand een potentiële orgaandonor is en er toestemming is voor orgaandonatie. Als bij mevrouw Van den Bruggen orgaandonatie niet aan de orde was geweest (bijvoorbeeld om medische redenen), was bij haar de beademing direct gestaakt zonder dat de hersendood formeel was vastgesteld.

Dat iemand hersendood is wil niet zeggen dat alle hersencellen daadwerkelijk zijn afgestorven. Door de hersenen gereguleerde lichaamsfuncties zoals temperatuur, urineproductie en bloeddrukregulatie blijven bijvoorbeeld regelmatig in stand en er zijn ook gevallen beschreven waarin zwangere vrouwen enkele weken of maanden beademd bleven om hun zwangerschap uit te dragen. In die situatie valt de geboorte van het kind dus enkele weken of maanden nadat de moeder formeel is overleden.

Dat iemand die hersendood is, 'dood' is, is niet onomstreden. Door een hersendode patiënt 'dood' te verklaren wordt een mens immers gelijkgesteld aan het functioneren van de hersens. Dat is niet voor iedereen vanzelfsprekend. Mensen hebben soms ook het idee dat een hersendood iemand niet *dood* is, maar *stervende*. Orgaandonatie zou volgens sommigen dit stervensproces kunnen verstoren.

Hartdood

De tweede, veel minder bekende vorm van het vaststellen van de dood bij patiënten die op een IC liggen, is die na een circulatiestilstand, de zogenoemde 'hartdode' of DCD-donoren. Het gaat hierbij in de meeste gevallen om patiënten, zoals mevrouw Van den Bruggen, met ernstig hersenletsel die echter niet hersendood zijn. Omdat de prognose van deze patiënten infaust is, is verder medisch handelen zinloos en zal de beademing worden gestaakt. Als de circulatie van deze patiënten binnen een bepaalde periode stopt na het staken van de beademing, kunnen na vijf minuten 'no touch' periode alsnog de organen worden uitgenomen, zij het minder dan bij een hersendoodprocedure. Bij hartdode donoren kunnen – in tegenstelling tot bij hersendode donoren – het hart en de dunne darm niet worden gedoneerd.

Net als bij hersendode donoren roepen ook hartdode donoren de nodige ethische vragen op. Bijvoorbeeld: is een patiënt na vijf minuten circulatiestilstand wel echt overleden? En als we een dergelijke patiënt 'overleden' noemen, waarom doen we dat dan? Is dat omdat we het hart dan niet meer zouden kunnen opstarten? Het is echter de vraag of dat inderdaad zo is. Of noemen we een dergelijke patiënt 'overleden' omdat iemand na vijf minuten circulatiestilstand hersendood is? Ook daarbij kunnen wetenschappelijke vragen gesteld worden.

Een ander probleem bij DCD-donatie is dat het nodig is om al voor de dood om toestemming te vragen voor orgaandonatie. Als de circulatiestilstand is ingetreden is er immers te weinig tijd om de nabestaanden te benaderen en hen om toestemming te vragen. Ook duurt het opstarten van een DCD-procedure vaak lang (8-12uur), en is de uitkomst onzeker: als na het staken van de beademing de circulatiestilstand te lang op zich laat wachten, kunnen de organen niet meer worden uitgenomen. Voor sommige nabestaanden kan dit een reden zijn om toestemming te weigeren, zoals ook de familie van mevrouw Van den Bruggen deed.

Orgaandonatie: algemene principes

Los van de meer algemene vragen die hierboven zijn beschreven rond de twee vormen van postmortale orgaandonatie, spelen bij mevrouw Van den Bruggen ook nog een aantal andere, meer specifieke morele vragen. De belangrijkste daarvan is de vraag of het terecht is dat artsen aan de nabestaanden om toestemming vragen voor orgaandonatie bij een patiënt die heeft aangegeven dat zij na haar dood orgaandonor wil zijn, zoals mevrouw Van der Bruggen. Om die vraag te kunnen beoordelen is het van belang om eerst de algemene principes te beschrijven die het terrein van orgaandonatie bestrijken.

Weldoen In het kader van orgaandonatie vraagt dit principe om zo veel mogelijk mensen te redden met een transplantatie. Dat betekent concreet dat artsen en ziekenhuizen hun uiterste best moeten doen geen potentiële orgaandonoren verloren te laten gaan en moeten proberen om, binnen de kaders van de overige principes, zo veel mogelijk orgaandonoren te werven.

Geen schade aanrichten De meest beperkte opvatting van het schadebeginsel vraagt dat we geen gezondheidsschade mogen veroorzaken, bijvoorbeeld bij de donor. Een bredere opvatting van dit beginsel breidt deze schade bijvoorbeeld uit naar schade aan nabestaanden, publicitaire schade aan het vertrouwen in het systeem van orgaandonatie en het vertrouwen in artsen. In het vervolg komen wij hier op terug.

Zelfbeschikkingsrecht Het zelfbeschikkingsrecht stelt in het kader van orgaandonatie dat mensen zelf mogen beschikken over hun lichaam en dat organen alleen uitgenomen mogen worden na vrijwillige toestemming. Er bestaat discussie over de vraag wie deze toestemming mag geven en in hoeverre deze toestemming expliciet moet zijn. In een 'geen bezwaar'-systeem bijvoorbeeld wordt deze toestemming verondersteld als iemand geen expliciet bezwaar tegen orgaandonatie heeft aangetekend. Volgens sommigen kan alleen de patiënt zelf toestemming geven voor orgaandonatie. Dit zou betekenen dat bij een patiënt van wie de wens niet bekend is, er geen orgaandonatie kan plaatsvinden, omdat de nabestaanden daar geen toestemming voor zouden mogen geven. Aan de andere kant van het spectrum bestaat de opvatting dat mensen na hun dood geen zeggingsmacht meer hebben over hun lichaam en dat de organen dus ook zonder toestemming van de patiënt of de nabestaanden mogen worden uitgenomen. Een tussenvorm is het systeem waarbij verondersteld wordt dat mensen orgaandonor willen zijn, tenzij zij daartegen bezwaar hebben gemaakt. Dit systeem bestaat bijvoorbeeld in Spanje en België.

Rechtvaardigheid Het principe van rechtvaardigheid stelt dat beschikbaar gekomen organen op een eerlijke en transparante wijze verdeeld moeten worden. Dat betekent concreet dat iedereen evenveel kans moet hebben op een orgaan en dat alleen medische criteria bij de verdeling van organen een rol mogen spelen. Het kan bijvoorbeeld niet zo zijn dat rijke mensen meer kans hebben op een orgaan. Ook moet transparant zijn op grond van welke criteria iemand een orgaan krijgt toegewezen.

Dead donor rule De 'dead donor rule' is een van de belangrijkste morele fundamenten onder de praktijk van postmortale orgaandonatie. De dead donor rule is een concrete uitwerking van bovenstaande principes en het Kantiaanse idee dat mensen nooit alleen als middel gebruikt mogen worden, maar ook altijd een doel in zichzelf zijn.

De *dead donor rule* bestaat uit twee delen: (1) organen mogen alleen worden uitgenomen als iemand overleden is, en (2) mensen mogen niet worden doodgemaakt omwille van hun organen. De *dead donor rule* is dus de reden waarom het in het geval van mevrouw Van den Bruggen niet is toegestaan om de organen uit te nemen voordat er vijf minuten circulatiestilstand bestaat (bij DCD) of voordat zij formeel hersendood verklaard is (bij DBD). Zouden we dat toch doen, dan zou daarmee de *dead donor rule* worden geschonden.

Botsende principes

De hierboven geschetste principes kunnen op gespannen voet staan met elkaar en in de casus van mevrouw Van den Bruggen zien we dat ook gebeuren.

Zouden we louter kijken naar het principe van weldoen en het zelfbeschikkingsrecht – en deze principes heel beperkt opvatten – dan zouden de artsen de organen van mevrouw moeten uitnemen tegen de wens van de nabestaanden in. Mevrouw Van den Bruggen heeft immers zelf expliciet toestemming gegeven door zich te registreren in het Donorregister (zelfbeschikkingsrecht), en met de uitgenomen organen kunnen meerdere mensenlevens gered worden (weldoen). Er zou zelfs het punt gemaakt kunnen worden dat het een morele *plicht* van de artsen is om de organen uit te nemen, omdat dit immers de expliciete wens van mevrouw is en het immoreel zou zijn om mensen op de transplantatiewachtlijst te laten sterven als gevolg van het niet beschikbaar komen van organen voor transplantatie. Een testament van iemand wordt toch ook niet zomaar terzijde geschoven?

Er is echter ook nog het schadebeginsel. Zouden we dit beginsel heel beperkt opvatten, en alleen kijken naar de schade aan de patiënt en de ontvanger, dan is het duidelijk dat ook dan de organen uitgenomen zouden moeten worden. Door dat niet te doen, wordt immers schade berokkend aan de laatste wil van mevrouw, maar ook aan de potentiële ontvangers van de organen.

Vatten we het schadebeginsel echter breder op dan alleen maar de schade aan de patiënt en de ontvanger, dan ontstaat een ander beeld. Wat zou er bijvoorbeeld gebeuren als de artsen zouden ingaan tegen de wens van de nabestaanden en tegen hun wil de organen zouden uitnemen van mevrouw Van den Bruggen? Allereerst zouden er waarschijnlijk emotionele scenes aan het sterfbed ontstaan. De orgaandonatie vindt dan immers plaats tegen de wens van de nabestaanden in, die de begrijpelijke neiging hebben hun geliefde te beschermen en het lichaam intact willen houden. Als artsen deze gevoelens zouden negeren zou dit tot grote emotionele schade bij de nabestaanden kunnen leiden en het rouwproces zou hierdoor waarschijnlijk ernstig verstoord raken. Als de familie met hun verhaal naar de media zou stappen – wat in deze tijd van social media geen onrealistische verwachting is –, zou een golf van verontwaardiging kunnen ontstaan in de samenleving. Dat zou schadelijk kunnen zijn voor het vertrouwen in artsen, het publieke imago van het betreffende ziekenhuis en in het systeem van orgaandonatie. Dit zou er ook toe kunnen laten leiden dat meer mensen 'nee' laten registreren in het Donorregister. Ook de motivatie van het ziekenhuispersoneel om zich in te zetten voor orgaandonatie zou onder een dergelijke affaire kunnen leiden, en ook dit zou het aantal orgaandonoren op de lange termijn kunnen doen dalen.

In extreme situaties kan het dan ook gerechtvaardigd zijn als artsen de orgaandonatie vanwege de nabestaanden niet uitvoeren, ook al is de patiënt als donor geregistreerd. Dat wil natuurlijk niet zeggen dat artsen ieder 'nee' van nabestaanden moeten accepteren, zeker niet als de patiënt als donor geregistreerd is, zoals mevrouw Van den Bruggen. Soms is het nee van de nabestaanden een snelle, emotionele beslissing, gebaseerd op onjuiste kennis of aannames. Dat de eerste reflex van nabestaanden soms terughoudend is, is ook goed te begrijpen: de overledene is in veel gevallen relatief jong en het overlijden is onverwacht en plotseling, bijvoorbeeld door een hersenbloeding of een ongeluk. De familie wordt plotsklaps weggeroepen uit de dagelijkse routine en vervolgens overvallen door de dramatische situatie van hun geliefde en de snel daarop volgende donatievraag. Het is dan heel begrijpelijk dat mensen in eerste instantie nee zeggen, als instinctieve reactie om zichzelf en de overledene te beschermen. Het is vervolgens een taak van de arts om ervoor te zorgen dat familieleden ondanks de emotionele situatie een geïnformeerde en weloverwogen beslissing nemen over orgaandonatie, waarmee zij ook later nog vrede kunnen hebben.

Wat voor soort daad is orgaandonatie?

Mevrouw Van den Bruggen was als donor geregistreerd, wat de vraag opriep in hoeverre artsen de geregistreerde wens van haar moesten honoreren of juist die van de nabestaanden – die daaraan tegengesteld was.

In de meeste gevallen gaat het echter anders. Ondanks grootschalige mediacampagnes en een steeds stijgend aantal registraties, zijn de meeste Nederlanders (58% van de volwassen bevolking) niet geregistreerd in het Donorregister. In de huidige situatie gaat het beschikkingsrecht over het lichaam in die situatie over aan de nabestaanden: zij moeten na de dood beslissen of de orgaandonatie doorgaat. Dat is te vergelijken met de situatie waarin een overledene geen wensen heeft uitgesproken over of het lichaam na de dood begraven of gecremeerd moet worden. In dat geval krijgen de nabestaanden het recht daarover te beslissen.

Er is veel discussie over de vraag of het terecht is dat in het huidige Nederlandse systeem bij non-registratie het recht om na de dood te beslissen over orgaandonatie overgaat op de nabestaanden. In andere wettelijke systemen, zoals het 'geen bezwaar'-systeem, hebben nabestaanden deze mogelijkheid niet. Daar wordt ervan uitgegaan dat de patiënt orgaandonor is, tenzij deze daar bij leven expliciet bezwaar tegen heeft gemaakt. Een belangrijke vraag in dit kader is dan ook: stel dat de wens van mevrouw Van den Bruggen niet bekend was geweest, wie had dan mogen beslissen over orgaandonatie?

Het antwoord op deze vraag is afhankelijk van hoe we tegen orgaandonatie aankijken. In het debat over orgaandonatie zijn daarin verschillende posities te onderscheiden. Vaak blijven deze posities impliciet, maar spelen zij op de achtergrond wel een belangrijke rol.

Daad van naastenliefde Een veel voorkomende opvatting is dat orgaandonatie een daad van altruïstische naastenliefde is – en dat ook moet blijven. Naastenliefde is iets wat vrijblijvend en niet afdwingbaar is – anders zou het geen altruïsme meer zijn. In deze opvatting moet de overheid zich neutraal opstellen: bij naastenliefde en altruïsme past immers geen dwang. Aanhangers van deze opvatting zullen de zeggingsmacht over het dode lichaam van de niet-geregistreerde donor bij de nabestaanden leggen, het is immers niet aan de overheid om een 'gift' af te dwingen.

Hulp aan mensen in nood Een iets sterkere opvatting is dat orgaandonatie een vorm van hulp aan mensen in nood is, te vergelijken met de hulp die mensen geacht worden te bieden aan bijvoorbeeld een drenkeling. In deze opvatting is donatie een wenselijke vorm van gedrag, en de overheid mag mensen verleiden om zich als donor te registreren in het Donorregister, en om mensen te wijzen op de wenselijkheid van orgaandonatie. Feitelijk is dit de huidige situatie: jaarlijks worden mediacampagnes gevoerd om mensen ervan te overtuigen zich te registreren, bij voorkeur als donor. De aanhangers van deze positie zullen ook vinden dat de nabestaanden mogen beslissen, maar de overheid mag mensen er wel meer of minder dwingend van proberen te overtuigen zich te registreren.

Daad van welbegrepen eigenbelang Orgaandonatie kan echter ook gezien worden als een daad van welbegrepen eigenbelang. In deze visie heeft iedereen er belang bij dat er een goed functionerend systeem van orgaandonatie bestaat, omdat immers iedereen in de situatie kan komen waarin hij of zij een orgaan nodig heeft. Maar als iedereen belang heeft bij een dergelijk systeem, dan is het ook redelijk om van iedereen een bijdrage aan dat systeem te verwachten. Veel mensen beschouwen het als onrechtvaardig als mensen wel gebruik willen maken van het systeem van orgaandonatie (door een orgaan te accepteren), zonder zelf een bijdrage aan dat systeem te willen leveren (door zich als orgaandonor te registreren). In deze visie is doneren de norm en is een zekere vorm van overheidsdwang mogelijk. Mensen zullen immers meer geneigd zijn een bijdrage aan het systeem te leveren als ze weten dat meer mensen hetzelfde doen en free-rider-gedrag onaantrekkelijker wordt gemaakt. Uit deze visie komt vaak het pleidooi voort om mensen die als donor geregistreerd staan (en dus hun bijdrage aan het systeem geleverd hebben), voorrang te geven wanneer zij zelf een orgaan nodig hebben. Aanhangers van deze visie kiezen ook vaak voor een 'geen bezwaar'-systeem (iedereen is donor tenzij er bezwaar is gemaakt) of het actieve donorregistratiesysteem (mensen die niet op een oproep reageren worden als donor geregistreerd).

Daad van verplichte solidariteit In de bovenstaande opvatting is donatie de norm, maar kan er nog wel bezwaar gemaakt worden. Een nog sterkere opvatting ziet orgaandonatie als een vorm van verplichte solidariteit. In deze opvatting is free-rider-gedrag niet mogelijk: iedereen is orgaandonor en bezwaar is niet mogelijk (zoals bij het betalen van belasting). Een dergelijk streng systeem komt nergens ter wereld voor.

Uit de bovenstaande achterliggende opvattingen van orgaandonatie – die doorgaans niet expliciet worden gemaakt – vloeit een groot aantal verschillende wettelijke systemen voort, met een steeds verschillende positie van de potentiële donor en de zeggingsmacht van de nabestaanden. Aan de ene kant van het spectrum is het (denkbeeldige) systeem waarbij alleen de donor zelf toestemming kan geven en iemand die zich bij leven niet heeft uitgesproken ook geen donor kan zijn. De nabestaanden kunnen in deze positie geen vervangende toestemming geven. Aan de andere kant van het spectrum kunnen de nabestaanden ook geen toestemming geven, maar is iedereen automatisch donor en is bezwaar niet mogelijk. Daartussen bevinden zich alle mengvormen, van het huidige gemengde systeem, het actieve donorregistratiesysteem en het 'geen bezwaar'-systeem.

Voor- en tegenstanders van de diverse systemen voeren felle discussies met elkaar over de morele aanvaardbaarheid van het wettelijk systeem, het draagvlak onder de bevolking en de mogelijke effectiviteit van de diverse systemen. Toch is het de vraag of het wettelijk systeem in de praktijk veel effect heeft op het aantal orgaandonoren. Hoewel bijvoorbeeld sommige landen met een 'geen bezwaar'-systeem meer orgaandonoren hebben dan Nederland (Spanje en België), heeft invoering van een dergelijk systeem in andere landen (Zweden, Italië) geen effect gehad op het aantal orgaandonoren. En ook al is de wet in veel landen verschillend, de praktijk blijkt in de meeste landen toch hetzelfde. Welke wet er ook is en wat de overledene ook heeft geregistreerd: uiteindelijk hebben de nabestaanden het laatste woord.[5]

Conclusie
Een eventuele wetswijziging zal zich met name richten op het veranderen van de positie van de nabestaanden. Naar verwachting zal een wetswijziging in het beste geval slechts een geringe stijging van het aantal postmortale orgaandonoren laten zien. Dat betekent dat ook de wachtlijsten voor een transplantatie voorlopig niet zullen verdwijnen. Want terwijl het aanbod vanwege verder afnemend potentieel (verbeterde verkeersveiligheid, minder sterfte aan CVA) zal afnemen, zal tegelijkertijd de vraag naar transplantaties door toenemende vergrijzing, obesitas en diabetes waarschijnlijk stijgen. Om dat probleem aan te pakken zal allereerst het potentieel aan orgaandonoren zo goed mogelijk benut moeten gaan worden. Dat betekent uiteraard een efficiënte werkwijze in de ziekenhuizen, maar bijvoorbeeld ook dat de criteria voor orgaandonoren waarschijnlijk aangepast zullen worden aan de toenemende

schaarste. Daardoor zullen steeds meer 'marginale donoren' worden gebruikt: doorgaans oudere donoren met comorbiditeit. Zo zijn de leeftijdsgrenzen voor orgaandonatie de afgelopen steeds meer opgeschoven. Daardoor is er tegenwoordig al geen leeftijdsgrens meer voor nier- en leverdonoren. Dat roept de ethische vraag op welke kwaliteit van organen nog acceptabel is en in hoeverre patiënten moeten worden geïnformeerd of mee mogen beslissen over de kwaliteit van het te ontvangen orgaan.

Een andere ontwikkeling is orgaandonatie van patiënten die euthanasie hebben gekregen.[6] Hoewel de meeste patiënten die euthanasie krijgen, vanwege hun aandoening medisch niet geschikt zijn als orgaandonor, is naar Belgische schattingen 5 à 10% van het aantal patiënten dat euthanasie krijgt, potentieel geschikt als orgaandonor. In Nederland zou dat gaan om 200 à 400 patiënten per jaar. Het gaat dan met name om patiënten met een neurodegeneratieve aandoening als MS of ALS. In 2013 werd in Nederland deze combinatie van procedures vijf keer uitgevoerd. In België zijn al meerdere gevallen met goede resultaten beschreven.[7,8] De verwachting is dat met het breder bekend worden van deze mogelijkheid het aantal gevallen van orgaandonatie na euthanasie zal toenemen. Ook dit roept nieuwe ethische vragen: mag de arts zelf de mogelijkheid van orgaandonatie opperen? Hoe voorkom je belangenverstrengeling bij de arts? Hoe voorkom je dat de patiënt om euthanasie vraagt vanwege de mogelijkheid van orgaandonatie?

Een laatste te verwachten ontwikkeling is een verdere groei van het aantal levende (nier)donoren. Nu al wordt het grootste deel van de niertransplantaties uitgevoerd met een nier afkomstig van een levende donor. De verwachting is dat dit in de toekomst alleen nog maar meer zal worden en dat levende nierdonatie de behandeling van eerste keus zal worden bij terminaal nierfalen. Daarmee zal ook de druk op de familie van de patiënt om bij leven een nier te doneren steeds groter worden. De vraag zal in de toekomst niet zijn *of* iemand in de familie gaat doneren, maar *wie* het zal zijn. Daarmee komt het begrip vrijwilligheid in een heel nieuw daglicht te staan.

Aanbevelingen voor de praktijk

- Op de achtergrond van discussies over orgaandonaties spelen impliciete morele opvattingen een belangrijke rol.
- De wachtlijsten voor een donororgaan zullen door het afnemende potentieel en de groeiende vraag niet snel verdwijnen.
- Ook een eventuele wetswijziging zal op zijn best slechts een kleine toename van het aantal donororganen laten zien.
- Door de groeiende schaarste verschuiven de criteria voor een donororgaan en worden steeds meer 'marginale donoren' geaccepteerd.

- Levende donatie en donatie na euthanasie zullen de komende jaren een steeds belangrijker bijdrage leveren aan het aantal uit te voeren transplantaties.
- De druk op de familie van nierpatiënten om bij leven een nier te doneren zal steeds groter worden. Daarmee komt het begrip 'vrijwilligheid' in een ander daglicht te staan.

Literatuur

1. Jaarverslag Nederlandse Transplantatie Stichting. Cijferbijlage 2013. www.transplantatiestichting.nl/sites/default/files/product/downloads/nts-cijferbijlage_2013_web.pdf.
2. Gezondheidsraad: Hersendoodprotocol. Den Haag, Gezondheidsraad; 2006 (een herziene versie van het hersendoodprotocol wordt in 2014 verwacht).
3. Kompanje EJ, Epker JL, Groot Y de, et al. Vaststellen van hersendood bij orgaandonatie. Is een EEG noodzakelijk? Ned Tijdschr Geneeskd. 2013;157: A6444.
4. Modelprotocol postmortale orgaan- en weefseldonatie 2013. Leiden: Nederlandse Transplantatie Stichting; 2013.
5. Coppen R, Friele RD, Zee J van der, Gevers SK The potential of legislation on organ donation to increase the supply of donor organs. Health Policy. 2010; 98:164-170.
6. Dijk G van, Giezeman A, Ultee F, Hamers R. Orgaandonatie na euthanasie bij een patiënt met een neurodegeneratieve aandoening. Ned Tijdschr Geneeskd. 2013;157:A6548.
7. Ysebaert D, Beeumen G van, Greef K de, et al. Organ procurement after euthanasia: Belgian experience. Transplant Proc. 2009;41:585-586.
8. Raemsdonck DV van, Verleden GM, Dupont L, et al. Initial experience with transplantation of lungs recovered from donors after euthanasia. Appl Cardiopulm Pathophysiol. 2011;15:38-48.

KOSTEN VERSUS GEZONDHEIDSWINST   ZIEKTELAST EN NADEREND EINDE
GRENZEN AAN ZORGKOSTEN

30 WAT IS ONS EINDE WAARD?
Geen geld voor levensreddende behandelingen?

Job Kievit

Casus

In de zomer 2008 adviseerde het Engelse National Institute on Clinical Excellence (NICE) om een viertal medicijnen voor patiënten met terminal nierkanker niet te verstrekken en vergoeden. Die middelen hadden weliswaar een bescheiden levensverlengend effect, maar hun prijs was zo hoog dat ze onvoldoende kosteneffectief werden geacht: ze overschreden in ruime mate de binnen de National Health Service (NHS) gebruikelijke maximale kosten-effectiviteitsverhouding (zie kader). In de Engelse media stak een storm van verontwaardiging op. Behandelaars, patiënten, familieleden en andere direct en indirect betrokkenen kwamen in het geweer tegen dit 'kille advies' aangaande patiënten met terminale kanker. Veel media – waaronder *the Independent met de kop 'Devastating blow to kidney cancer sufferers'* – spraken schande van zoveel kille harteloosheid.[1]

Die Engelse mediastorm uit 2008 was een voorbode van wat er in eigen land gebeurde in 2012. Op 21 september vergaderde de Advies Commissie Pakket (ACP) van het College voor Zorgverzekeringen (CVZ) over een tweetal dure weesgeneesmiddelen: alglucosidase alfa voor de zeldzame erfelijke stapelingsziekte van Pompe, en agalsidase voor de ziekte van Fabry. Vanwege hun extreem hoge prijs en onduidelijke effectiviteit waren beide middelen gedurende vier jaar onderzocht in het kader van voorwaardelijke toelating tot het basispakket. Nu, na die vier jaar (op het zogenoemde T = 4), waren de onderzoeksresultaten beschikbaar en werd van het CVZ een oordeel verwacht over hun opname in (of verwijdering uit) het basispakket. De resultaten toonden dat het ook hier ging om een combinatie van lage effectiviteit en extreem hoge kosten, met in dit geval nog buitensporiger kosten-effectiviteitsverhoudingen dan in de Engelse nierkankerkwestie. Zo vermeldt het Pompe-rapport:[2]

'De geëxtrapoleerde data van het uitkomstenonderzoek suggereerden dat patiënten met de niet-klassieke vorm die behandeld worden met alglucosidase *alfa gemiddeld 0,25 jaar langer leven dan onbehandelde patiënten bij een tijdshorizon van 15 jaar en gemiddeld 1,6 jaar bij een tijdshorizon van 40 jaar. De kwaliteit van leven van 72 onbehandelde patiënten was gelijk aan die van de 73 behandelde patiënten. Bij patiënten met de niet-klassieke vorm ligt de kosteneffectiviteitsverhouding rond €15 miljoen per QALY. Variatie in ziekteduur en leeftijd zorgde voor een grote spreiding, namelijk van €8 miljoen tot €39 miljoen per QALY. In de bestcase scenario (behandelde patiënten leven even lang als de gemiddelde Nederlander) was de kosteneffectiviteitsverhouding €2,6 miljoen per QALY en in de worst-case scenario €33 miljoen per QALY.'*

De mediastorm in Nederland was bijna nog heftiger dan in Engeland. De teneur was in elk hetzelfde: diepe verontwaardiging en intense woede over zulke kille berekeningen in het licht van zoveel menselijk leed. In zijn NRC-column van 4/8/2012 'Pompe of verzuipen' liet Youp van 't Hek weinig aan duidelijkheid te wensen over:[3]

'... Maar er zullen deze week in de buurt van de Commissie van Zorgverzekeraars toch wel mensen zijn geweest die deze horken recht in hun bek hebben gezegd wat een stelletje onbeholpen stumpers het zijn? Dat je van God en alles los bent als je je überhaupt durft af te vragen of je de medicatie van kansloze patiënten met de Ziekte van Pompe moet stopzetten omdat ze te duur worden! ... Incompetente harken zijn het. Schaamteloze aso's! Bestuurshooligans. Over sommige zaken moet je, zeker als gezond mens, je bek houden...'

> De verhouding tussen kosten en gezondheid wordt in de gezondheidseconomie doorgaans uitgedrukt als een breuk, als de verhouding geld per kwaliteitsgecorrigeerd overlevingsjaar. In Engeland vertaalt zich dat naar 'pounds per quality adjusted life year', dus naar £/QALY. In de NHS wordt standaard uitgegaan van een bovengrens van rond de 30.000 £/QALY. Die grens wordt, vanwege de gesloten budgetten waarmee de 'Trusts' werken, vrij strak aangehouden.
> In Nederland gaat het bij de kosten-effectiviteitsverhouding om euro's per kwaliteitsgecorrigeerd overlevingsjaar. In 2006 heeft de Raad voor Volksgezondheid en Zorg in haar rapport 'Zinnige en duurzame zorg' aanbevolen voor die bovengrens, afhankelijk van de ernst van het medische probleem, een range van 20.000 tot 80.000 euro per kwaliteitsgecorrigeerd overlevingsjaar aan te houden. Anders dan in Engeland is er in Nederland, ondanks dit RVZ-advies – op het hoogste beleidsniveau nog steeds weinig duidelijkheid over een dergelijke grens.

Beschouwing
Onder de bovenstaande medicijnendiscussies ligt een veel algemener dilemma, namelijk dat van de relatie tussen kosten en gezondheidswinst, en wie dat mag of moet bepalen.

Dat dilemma speelt niet alleen bij nierkanker, Pompe of Fabry, maar bij alle behandelingen die extreem hoge kosten koppelen aan beperkte gezondheidswinst, en waarvan een deel nu in dat voorwaardelijke toelatingstraject wordt onderzocht. Het dilemma is ook niet specifiek Nederlands of Engels; ook in België waren er recentelijk heftige discussies over het middel Eculizumab, een 250.000 euro per jaar kostende behandeling voor een erfelijke vorm van hemolytisch uremisch syndroom.[4] En het gaat ook niet alleen om medicijnen, zoals bijvoorbeeld blijkt uit de discussie over protonenbestralingsfaciliteiten in Nederland.

Als lid van de ACP was en ben ik van mening dat het op termijn onhoudbaar is om, zonder ideeën over dat dilemma, goede en transparante invulling te geven aan 'stringente pakketbeheer', terwijl dat voor kostenbeheersing toch zo noodzakelijk wordt geacht. De argumenten die ik hierover in het kader van Pompe en Fabry destijds als ACP-lid heb ingebracht zijn nog te vinden op de website van *Medisch Contact*.[5] Die argumenten gaan niet alleen over die ziekten zelf, maar veeleer ook over bredere vragen zoals 'Hoeveel is een mensenleven waard?', 'Mag je een mensenleven wel in geld uitdrukken?' en 'En zo ja, wie moet dat dan doen?' De heftige emoties die deze vragen oproepen, dreigen de maatschappelijk onvermijdelijke meer rationele afwegingen buiten beeld te houden. In deze beschouwing zal ik op enkele van die afwegingen nader ingaan.

De maakbaarheid van het leven, en de ontkenning van sterfelijkheid
In 2011 verscheen in *Medisch Contact* onder de titel 'Gun de patiënt zijn einde' een artikel van de hand van ambulanceverpleegkundige Erik van Engelen, een artikel waarvoor hij later met de Zilveren Zeepkist zou worden onderscheiden (zie ook hoofdstuk 9). In dat artikel betoogde hij onder meer:[6]

'Om te sterven kun je je toch geen betere plaats voorstellen dan je eigen vertrouwde omgeving met je naasten in de buurt. De kilte van de kliniek is voor de meeste mensen niet de voorkeursplek om te sterven. Mij bekruipt steeds vaker het gevoel dat wij tegen beter weten in met zulke patiënten naar het ziekenhuis worden gestuurd, terwijl abstinerend beleid het meest humaan zou zijn.'

In 2012 volgden onder andere de artikelen 'Niet behandelen is soms beter' (Kievit, 2012) en 'De arts staat in de behandelmodus' (Visser, 2012).[7,8] Een enquête onder medici vond plaats, waarvan de resultaten werden gerapporteerd en bediscussieerd op het KNMG-symposium 'Geef Nooit op? Doorbehandelen in de laatste levensfase'. Uit de enquête bleek dat 62% van de respondenten het eens was met de stelling 'Artsen behandelen patiënten in de laatste levensfase langer door dan wenselijk is'. Inmiddels is door de KNMG-Stuurgroep 'Passende zorg in de laatste levensfase' een nog bredere publieksenquête uitgezet. Ook in die enquête werd bevestigd dat voor velen praten over het levenseinde nog steeds niet gewoon is, dat de dood koste wat kost bevochten moet worden, en dat opgeven geen optie is. Een ontkenning die des te opmerkelijker is, aangezien onze sterfelijkheid zo ongeveer het enige is dat we echt allemaal gemeenschappelijk hebben.

Die ontkenning verklaart voor een deel dat we het moeilijk vinden de dood te zien als het natuurlijke einde van een onoplosbaar medisch probleem. Met als gevolg dat we er alles aan zullen doen, en er alles voor over hebben, om die uitkomst te bestrijden.

'Een mensenleven is niet in geld uit te drukken'

Aan een mensenleven een prijs toekennen roept in ieder weldenkend mens weerstand op. Een mensenleven is immers uniek, sinds de afschaffing van de slavernij niet te koop, en moet dat ook niet zijn. Die weerstand is om veel historische en sociale redenen begrijpelijk. In extreme vorm werd die weerstand verwoord door een collega die, in een webdialoog in *Medisch Contact* over de ziekte van Pompe, verwijzingen naar Hitler en zijn uitroeiingsprogramma's niet schuwde:[9]

'... dat het een goede zaak is om aan een mensenleven geen te meten waarde toe te kennen. Een land dat dit, al dan niet na democratische besluitvorming, toch doet, begeeft zich op zeer hellend vlak. In de verte doemt herhaling van een bruin verleden op, namelijk de Aktion T4 in Nazi-Duitsland.'

Een dergelijke stellingname is niet alleen qua dialoog weinig constructief, maar gaat ook volstrekt voorbij aan de werkelijkheid dat in veel landen kinderen en volwassenen invalide worden of zelfs sterven omdat er niet eens geld is voor een simpele vaccinatie of medicatie. Maar ook aan de werkelijkheid dat het voorkomen van slachtoffers geldt kost, ook buiten de zorg, of het nu gaat om het voorkomen van verkeersslachtoffers door het veiliger maken van wegen, om het ophogen van dijken, of om het voorkomen van arbeidsongevallen door het veiliger maken van fabrieken, havens en andere werkplekken.

Overal waar de beschikbare hoeveelheid geld begrensd is, zullen er afwegingen worden gemaakt tussen risicobeperking en kosten. Soms om ethisch verwerpelijk redenen, zoals in geval van de winstmaximalisering die leidde tot de instorting van een textielfabriek in Bangladesh in 2013. Maar in andere gevallen is zorgvuldige afweging maatschappij-ethisch verdedigbaar vanuit het doel om zo veel mogelijk ongevallen en sterfte te voorkomen met een beperkte hoeveelheid geld. Empirisch onderzoek en berekeningen op dat gebied drukken (de kosten ter voorkoming van verlies van) een mensenleven wel in geld uit, in begrippen zoals 'value of a statistical life' (VSL) en 'value of a statistical life year' (VSLY).[10-12]

Het OECD-rapport 'The value of a statistical life: a meta-analysis' uit 2012 laat zien hoezeer de VSL, de waarde van een statistisch mensenleven, verschilt tussen landen.[13] De meeste westerse landen nemen een zeer bevoorrechte positie in (met VSL-waarden van 5 tot 10 miljoen dollar) ten opzichte van andere landen (zoals Thailand en China met een VSL van een half miljoen dollar, en Bangladesh met vijf duizend dollar). Het is maar de vraag hoe ethisch verdedigbaar dergelijke internationale verschillen zijn. De ethiek van dergelijke wij-zij-tegenstellingen wordt onder andere onder de vlag van *communitarian ethics* door Michael Sandel aan de orde gesteld in zijn boek *Justice: What's the Right Thing to Do?* uit 2010. Hoe dan ook, het betekent in elk geval dat hoe extreem hoger de bedragen zijn die wij in eigen land uitgeven aan minimale gezondheidswinst, des te extremer de internationale ongelijkheid is en wordt, die we daarmee impliciet ethisch acceptabel achten. Een rapport (van de Australian Safety and Compensation Council uit 2008, getiteld *The Health of Nations, the Value of Statistical Life*) laat verder nog zien dat er, naast internationale verschillen, ook verschillen zijn tussen maatschappelijke sectoren. Zozeer zelfs dat VSLY's kunnen variëren met een factor van meer dan tien tussen arbeidsveiligheid enerzijds, en gezondheidszorg en andere sectoren anderzijds.[14]

Uit dit alles blijkt duidelijk dat het voorkomen of tegengaan van ongevallen, ziekte en sterfte geld kost, overal ter wereld en in alle sectoren van de maatschappij. Een mensenleven wordt dus wel degelijk in geld uitgedrukt, wereldwijd, en voor dat geldbedrag bestaat geen natuurlijke of universele waarde. Dat neemt niet weg dat, omdat geld nu eenmaal schaars is, het juist onethisch is om er niet over na te denken hoe dat geld het beste kan worden ingezet om zo veel mogelijk sterfte en invaliditeit te voorkomen.

Afwegingen tussen rechtvaardigheid en doelmatigheid: het 'equity-efficiency-dilemma'

Dat het verbeteren van gezondheid, en het voorkomen van sterfte, geld kost is dus duidelijk. Maar over hoe dat geld het beste kan worden ingezet verschillen de meningen, onder meer rond het zogenoemde equity-efficiency-dilemma. Dat dilemma betreft de vraag of geld of middelen in geval van schaarste bij voorkeur moeten worden ingezet zodat ongelijkheid zo veel mogelijk wordt tegengegaan:

dus met een primair focus op hen die er het slechts aan toe zijn (dus primair gericht op rechtvaardigheid/billijkheid; 'equity');
schaarse middelen zo doelmatig mogelijk worden gebruikt:
dus met een primair focus op interventies met een maximale gezondheidswinst per bestede euro (dus primair gericht op doelmatigheid; 'efficiency')

Het bekendste equity-pleidooi is wel het boek *A Theory of Justice* van de politiek filosoof John Rawls, uit 1971. De bekendste pleitbezorgers van doelmatigheid, van het principe van *the greatest good for the greatest number* zijn de Engelse utilitaristen Jeremy Bentham (1748-1832) en John Stuart Mill (1806-1873).

De toepassing van Rawls' 'equity' is overigens in medische kwesties minder eenduidig dan in economische vraagstukken. Economisch gezien betekent geld investeren in de allerarmsten immers dat zowel ongelijkheid vermindert, alsook dat relatief meer welzijn en geluk wordt gegenereerd, dan wanneer dat geld aan meer welgestelden zou worden gegeven. Het mes snijdt dan dus aan twee kanten. Daarentegen is in de gezondheidszorg veel geld investeren in juist diegenen die er het allerslechtst aan toe zijn, weliswaar uit overwegingen van empathie begrijpelijk, maar nogal eens zonder effect. Veel geld besteden aan agressieve en kostbare behandelingen voor de meest ernstig zieken, bijvoorbeeld voor patiënten met ongeneeslijke terminale kanker, zal geen van beide doelen dienen: het zal noch gezondheidsongelijkheid verminderen, noch leiden tot maximale gezondheidswinst. Het betekent vaak niet meer dan dat schaarse middelen worden verspild aan zinloos medisch handelen. En in sommige gevallen is het gevolg zelfs dat die agressiefbehandelde patiënten ook nog eens slechter af zijn dan diegenen die palliatief werden begeleid en ondersteund.[15]

Dat betekent dat een 'equity-focus' in de zorg meer gevaar van nodeloze verspilling met zich meebrengt dan in economische situaties. Met als bijna onvermijdelijke conclusie dat (extreem) hoge kosten en (extreem) lage effectiviteit van behandeling een reden kunnen zijn om deze niet te geven, ook bij zeer ernstige ziekte of dreigende dood.[16]

Rond gezondheidseconomische pogingen om ziektelast te kwantificeren speelt een bijzondere vorm van het equity-efficiency-dilemma die vooral betrekking heeft op ouderen. Sommigen bepleiten een *proportional shortfall*-benadering, waarbij dreigend gezondheidsverlies wordt gerelateerd aan de resterende (kwaliteitsgecorrigeerde) overleving. Verlies van een jaar weegt dan voor een hoogbejaarde veel zwaarder dan voor een kind, zodat die benadering discrimineert ten gunste van ouderen. Anderen, waaronder schrijver dezes, neigen meer naar de zogenoemde *fair innings*-benadering, waarin wordt meegewogen dat die hoogbejaarde inmiddels wel al veel levensjaren heeft mogen incasseren, en dat dat voor dat kind nog maar de vraag is.

Media, en 'statistical victims' versus 'identifiable victims'

Zoals iedere sector zijn doelstellingen heeft, geldt dat ook voor de media. Succes in mediatermen betekent het trekken van veel lezers of het halen van hoge kijkcijfers, en dat lukt vaak beter met een pakkende headline of met een aangrijpende rapportage over een mens met een gezicht en een verhaal, dan met een genuanceerd-maar-saai verhaal over getallen.

Dat wordt wel het contrast genoemd tussen *identifiable victims* en *statistical victims*.[17] Het betekent dat wij ons makkelijker inleven in één enkel herkenbaar slachtoffer, dan in enorme aantallen onherkenbare slachtoffers, ondanks het feit dat dat laatste voor heel veel meer menselijk leed staat. Hulporganisaties zijn zich van dat mechanisme inmiddels terdege bewust. Zij weten dat, naast getallen, het menselijke verhaal nodig is om ons te doordringen van de ernst van een humanitaire ramp.

In de zorg speelt datzelfde mechanisme. Zozeer zelfs dat een belanghebbende partij er veel aan gelegen kan zijn om de beeldvorming rond zorgkeuzes te beïnvloeden. Een bekend voorbeeld is de uitgekiende media-inzet van een jeugdig patiëntje ten gunste van het kostbare medicijn Eculizumab in België door de betreffende farmaceut.[18] Niet alleen in België, maar ook Engeland, de VS en eigen land (onder meer rond HPV-vaccinatie, maar ook bij de Pompekwestie) zijn mediaoptredens niet altijd geheel belangenvrij geweest, en dat zal zo blijven. Dat is niet verwonderlijk: daarvoor zijn de economische belangen immers te groot.

Enerzijds is media-aandacht voor dergelijke kwesties natuurlijk onvermijdelijk en zelfs noodzakelijk: het gaat immers om zaken die ons allemaal aangaan. Maar een primair door de media gestuurd beleid brengt ook aanzienlijke risico's met zich mee, van oneigenlijke opiniebeïnvloeding en onacceptabele willekeur. Zeker indien er geen duidelijke kaders en spelregels zijn ten aanzien van hoe om te gaan met 'grenzen aan de zorg'. Niet voor niets betoogde Rutger Bregman, historicus en schrijver, in 'Kille cijfers zijn niet onmenselijk' (Volkskrant, 15/6/2013):[19]

'... *dat er een verschil bestaat tussen het paradijs, waar iedereen in alle behoeftes wordt bevredigd, en de werkelijkheid, waarin harde keuzes moeten worden gemaakt. Keuzes die moeilijke en grondige discussies vergen, met de beste onderzoeken en cijfers op tafel. Keuzes die we niet mogen overlaten aan de willekeur van lobbyisten, media en de onderbuik.*'

Gelukkig kunnen de media er zo ook weer aan bijdragen dat oneigenlijk mediagebruik aan de kaak wordt gesteld.

Beslissingen over 'grenzen aan de zorg' moeten worden gemaakt door dokters, in de spreekkamer

Keuzes rond het wel of niet inzetten van medische zorg, zeker wanneer het gaat over de laatste levensfase, zijn bij uitstek zaken die tussen patiënt, naasten en hulpverleners, besproken moeten worden. Veel onderzoeken, rapporten en adviezen, bevestigen het grote belang van vroegtijdig overleg over de laatste levensfase. Zodat voor iedereen bekend en duidelijk is wat een patiënt nog wil, en wat niet. Voor de ene patiënt betekent dat dat het nog zeker de moeite waard is om verder te vechten. Terwijl een ander, voor wie het veel meer gaat om de kwaliteit van die laatste maanden of weken, er juist voor kiest om af te zien van die volgende chemotherapie. Zoals in het geval van huisarts-en-patiënt Hans van den Bosch die in de zomer van 2014 in *Medisch Contact* op indrukwekkende wijze uitleg gaf over zijn argumenten en keuze af te zien van verdere behandeling.[20]

Dat tijdige gesprek over het levenseinde verheldert de wens van de patiënt, zodat de zorg daaromheen zo goed mogelijk kan worden georganiseerd. Het voorkomt paniekkeuzes, beperkt onnodige en/of schadelijke zorg en kosten, en verbetert de kwaliteit van de laatste levensfase en het sterven. Dat gesprek en die keuzes horen inderdaad thuis in de spreekkamer.

Heel anders is het wanneer de vraag 'Hoeveel is het ons waard' gaat over welke extreem dure en beperkt effectieve behandelingen wel beschikbaar moeten zijn binnen het alsmaar duurder wordende basispakket, en welke niet. Dan gaat het over hoe ver aanspraken op solidariteit mogen gaan. Dat is geen medisch-inhoudelijke vraag, maar een maatschappij-ethische keuze. Daarom dient die vraag niet door de individuele dokter te worden beantwoord. Niet alleen omdat die dokter daar niet over gaat of dient te gaan, maar ook omdat die dialoog in de spreekkamer nog heftiger kan en zal ontsporen dan in het publieke debat. En ook omdat die spreekkamerdialogen onvermijdelijk zullen resulteren in postcodeongelijkheid en zorgchaos. Wat weer zal leiden tot nog meer verontwaardiging, en het vertrouwen in de zorg voorspelbaar en volstrekt onnodig weer verder zal ondermijnen.

Daarom hoort die vraag pertinent niet thuis in de spreekkamer, maar dient het antwoord op die vraag na een gefaseerd publiek debat tussen alle betrokken partijen, met zorgvuldige weging van medische, ethische, maatschappelijke en economische argumenten, van overheidswege landelijk en transparant te worden bepaald.

Zodat vervolgens in de spreekkamer bij patiënt, naasten en hulpverlener duidelijk is welke keuzeruimte er is, en waar de maatschappelijk bepaalde grenzen liggen. En zodat patiënten en hulpverleners elkaar bij de resterende keuzes kunnen helpen en steunen, in plaats van als kemphanen tegenover elkaar te staan.

Aanbevelingen voor de praktijk
- De titelvraag 'Hoeveel is het ons waard' speelt op twee niveaus.
- Op het microniveau draait die vraag om de afweging tussen ziektelast en het naderende levenseinde enerzijds, en de mogelijke voordelen, maar ook nadelen en risico's van behandeling anderzijds.
- Die afweging hoort bij uitstek thuis in de spreekkamer, en hoe tijdiger die vraag wordt gesteld en besproken, hoe meer dat bijdraagt aan kwaliteit van leven en van sterven in de laatste levensfase. Op het macroniveau van gezondheidszorg en maatschappij heeft die vraag betrekking op de rechtvaardige verdeling van beperkte zorg- en maatschappijgelden: op de afweging welke extreem dure en weinig effectieve behandelingen we nog wel publiekelijk willen financieren, en welke niet.
- Die afweging is er een van maatschappelijke en maatschappij-ethische aard, en gaat niet alleen het individu aan, maar allen die door solidariteit met dat individu verbonden zijn. Daarom dient die vraag na uitgebreid publiek debat, van overheidswege landelijk en transparant te worden beantwoord. Niet het beantwoorden van die vraag 'Wat is het ons waard' is ethisch verwerpelijk, maar juist het niet beantwoorden ervan, omdat dat zal leiden tot meer ongelijkheid en onrechtvaardigheid.

Literatuur
1. www.independent.co.uk/life-style/health-and-families/health-news/devastating-blow-to-kidney-cancer-sufferers-887302.html.
2. www.zorginstituutnederland.nl/binaries/content/documents/zinl-www/documenten/publicaties/rapporten-en-standpunten/2012/1211-advies-alglucosidase-alfa-myozyme-bij-de-indicatie-ziekte-van-pompe/1211-advies-alglucosidase-alfa-myozyme-bij-de-indicatie-ziekte-van-pompe/Advies+alglucosidase+alfa+(Myozyme)+bij+de+indicatie+'ziekte+van+Pompe'.pdf.
3. www.nrc.nl/youp/2012/08/04/pompe-of-verzuipen.
4. www.demorgen.be/dm/nl/2461/Opinie/article/detail/1628101/2013/05/07/Waarom-is-Soliris-zo-duur.dhtml.
5. http://medischcontact.artsennet.nl/Actueel/Nieuws/Nieuwsbericht/121070/Discussie-rond-PompeFabry-loopt-hoog-op.htm.
6. http://medischcontact.artsennet.nl/archief-6/Tijdschriftartikel/97811/Gun-patient-zijn-einde.htm.
7. http://medischcontact.artsennet.nl/archief-6/Tijdschriftartikel/111190/Niet-behandelen-is-soms-beter.htm.

8   http://medischcontact.artsennet.nl/archief-6/tijdschriftartikel/115839/de-arts-staat-in-de-behandelmodus.htm.
9   http://medischcontact.artsennet.nl/Actueel/Nieuws/Nieuwsbericht/121070/Discussie-rond-PompeFabry-loopt-hoog-op.htm.
10 Hultkrantz L, Svensson M. The value of a statistical life in Sweden: a review of the empirical literature. Health Policy. 2012;108:302-310.
11 Bellavance F, Dionne G, Lebeau M. The value of a statistical life: a meta-analysis with a mixed effects regression model. J Health Econ. 2009; 28: 444-464.
12 Goebbels AF, Ament AJ, Novák A, et al. Estimating the implicit value of statistical life based on public interventions implemented in The Netherlands. Int J Technol Assess Health Care. 2008;24:495-501.
13 www.oecd.org/officialdocuments/publicdisplaydocumentpdf/?cote=ENV/EPOC/WPNEP(2010)9/FINAL&doclanguage=en.
14 www.safeworkaustralia.gov.au/sites/swa/about/publications/Documents/330/TheHealthOfNations_Value_StatisticalLife_2008_PDF.pdf.
15 Temel JS, Greer JA, Muzikansky A, et al. Early palliative care for patients with metastatic non-small-cell lung cancer. N Engl J Med. 2010;363:733-742.
16 Jecker NS. The problem with rescue medicine. J Med Philos. 2013;38:64-81.
17 Daniels N. Reasonable disagreement about identified vs. statistical victims. Hastings Center Rep. 2012;42(1):35-45.
18 www.nieuwsblad.be/article/detail.aspx?articleid=DMF20130503_00566811.
19 www.volkskrant.nl/dossier-archief/kille-cijfers-zijn-niet-onmenselijk~a3459200.
20 http://medischcontact.artsennet.nl/archief-6/tijdschriftartikel/145311/elke-dag-is-er-een-maar-kwaliteit-is-voorwaarde.htm.

IV ... EN DE DOKTER ZELF?

KENNIS VAN GEVAAR   MOED
ONOMKEERBAARHEID VAN HET OPZETTELIJKE LEVENSEINDE

31 BANG VOOR EUTHANASIE?

Bert Keizer

Er wordt wel gezegd dat er moed voor nodig is om euthanasie te plegen. Ik las daar een sprekend voorbeeld van in de NRC van 24 januari 2014. Het gaat om toevallig verkregen informatie, opgedolven uit een dossier in de archiefkast van VWS die via Marktplaats in Sibculo belandde. Van daar vond de informatie zijn weg naar de NRC. In het dossier wordt een huisarts beschreven die geen religieuze problemen met euthanasie heeft, maar die het volgende te melden heeft over zijn onvermogen in deze: *'De uitvoering van euthanasie raakt in zijn beleving zo zeer de wortels van zijn bestaan dat hij er niet toe in staat is. Volgens de huisarts kan zijn houding ten aanzien van de uitvoering van een levensbeëindiging op verzoek vergeleken worden met een soort hoogtevrees.'*

Ik til niet zo zwaar aan de aantasting van de wortels van zijn bestaan, maar die hoogtevrees, dat vind ik een treffend beeld. Want dat is precies hoe je het ervaart: euthanasie, het is angstwekkend. Maar ik snap niet goed waar we bang voor zijn. En wat betekent moedig zijn in deze context?

In een van Plato's vroege dialogen, *Laches*, zijn twee generaals aan het woord over moed. Laches is geen gebiedende wijs, het is een naam van een van de generaals, de andere is Nicias. Socrates bemoeit zich er natuurlijk mee. Er hangt een glimlach om deze dialoog, waarin Plato twee opvallend moedige mannen laat ontdekken dat ze eigenlijk niet precies weten wat moed is.

Laches zegt: een moedige man is iemand die standhoudt tijdens het gevecht met de vijand en niet wegrent. Maar, zegt Socrates je kunt tactisch wegrennen en dan vanuit een andere positie terugvechten. Daar is standvastigheid voor nodig, en misschien is dat een betere beschrijving van moed.

Maar niet alle standvastigheid, want als iemand standvastig is maar niet beseft wat er speelt, is hij niet moedig maar onbezonnen. Een kind dat onvervaard op zijn eerste leeuw afstapt is niet moedig, want het weet niet wat een leeuw kan doen. Bij echte moed komt kennis kijken.

Dus een leeuwentemmer die op een leeuw afstapt, die is wel moedig, omdat hij weet dat een leeuw gevaarlijk is. Om moedig te zijn heb je kennis van mogelijk gevaar nodig, dat wil zeggen: angst.

In Melville's *Moby Dick* wagen de mannen zich dicht bij de walvis door vanuit het schip met een klein bootje op het beest af te gaan, een riskante onderneming waarvoor naast vaardigheid ook veel durf nodig was. Daarom zegt stuurman Starbuck tegen zijn mannen: 'Ik wil niemand in mijn boot die niet bang is voor een walvis.' 'I will have no man in my boat who is not afraid of a whale.'

Er is veel angst in geneeskunde, omdat er veel kennis is van gevaar. Je weet vervelend goed wat er fout kan gaan bij een haastige operatie of een verkeerd medicijn of een te late diagnose of een vergeten allergie.

Maar die euthanasieangst past niet goed in het schema van gevarenkennis.

Je bent bij wijze van spreken even bang voor de mogelijkheid dat het goed gaat als voor de mogelijkheid dat het mislukt. Ja, ook euthanasie gaat wel eens fout. Infuus verstopt bijvoorbeeld, of een vreselijke hoestbui na één slokje van het drankje, of een omstander die flauwvalt. Maar achter de infusen, de flauwvallers en de hoestbuien staat nog een heel andere angst overeind.

Het is geen angst voor de politie of de rechter of het Openbaar Ministerie. Er is in de afgelopen veertig jaar nog nooit een arts na een gemelde euthanasie in een cel geëindigd. Nog nooit. En toch stelt dat niet gerust. Het is zelfs geen angst voor de toetsingscommissie, en wie daar wel bang voor was die zal gauw genezen zijn na de recente capriolen van deze eerbiedwaardige instituten rond gemelde euthanasieën die mij althans voorkwamen als volkomen ongegrond, om niet te zeggen potsierlijk, ik zeg het zo voorzichtig mogelijk.

Maar ook als het prima verloopt en de toetsingscommissie vooraf zou zeggen dat het goed zit, dan *nog* blijft het gebeuren doortrokken van angst. Ik denk dat die angst te maken heeft met de enormiteit van een opzettelijk levenseinde. En dat is zo'n enormiteit vanwege de absolute onomkeerbaarheid van het gebeuren. Bij elke andere medische handeling kun je na afloop iets tegen de betrokkene zeggen. Maar bij euthanasie niet.

Zelfs na de amputatie van het verkeerde been, of de verwijdering van de gezonde nier, bestaat er na afloop nog altijd de mogelijkheid van een gesprek. Een gesprek waarin je toegeeft een ramp te hebben veroorzaakt terwijl dat niet je bedoeling was.

Euthanasie is anders: je hebt een ramp veroorzaakt, een overlijden, en het was de bedoeling. Maar was het de bedoeling? Ikzelf ervaar de twijfel of de man of vrouw in kwestie het echt wil als het meest ondraaglijke aspect van euthanasie. Dat is zo ondraaglijk, omdat je na afloop niet kunt vragen: 'Dit is toch wat u bedoelde?' Een collega voorspelde laatst: 'Als jij straks de hemel binnen loopt, (u begrijpt, het was slechts een hypothese) reken maar dat daar een intens groepje staat samengedromd bij de ingang om je aan de tand te voelen over hun euthanasie.'

En dat is het nou juist. Dat verlossende gesprek bestaat niet. Je zegt natuurlijk wel voordat iemand de overdosis inneemt of krijgt toegediend: 'Is dit echt nog steeds wat u wilt?' Maar je zou dat ook na afloop willen vragen.

Als het voorbij is, zegt iedereen: dat was nou precies wat ze wilde. Maar zelf zegt ze niks. Mijn veel te jong gestorven collega Nico Mensing van Charante zei eens tegen me over een mevrouw die hij euthanasie had verleend: 'Ik zou het zo prachtig vinden als ze me na afloop had gekust.'

Ik geloof dat veel van ons doen en laten rond opzettelijke levensbeëindiging gekleurd wordt door het feit dat je dit maar één keer kunt doen, dat er geen terug is, dat er geen onderhandelruimte of correctiemogelijkheid bestaat, dat het gaat om de onverbiddelijke afsnijding, en nu ik dat zo zeg, beetje leunend op Vasalis, zie ik ineens waar we het over hebben: het is doodsangst.

Ik vind het dan ook onbegrijpelijk dat oudere artsen hun onervaren jonge collega's alleen op iets dergelijks af durven te sturen. Niemand zou een chirurg in opleiding zomaar de OK in sturen voor een appendectomie als zij een dergelijke ingreep al niet meerdere malen onder supervisie had verricht. Maar bij euthanasie of hulp bij zelfdoding word je voldoende uitgerust geacht als je de zogeheten euthanatica hebt weten te regelen en het adres van de betrokkene weet. Eén ding is zeker bij dit alles: je angst leidt echt niet tot een betere uitvoering, niet van een appendectomie, en al evenmin van een levensbeëindiging. En dat is nog minder het geval als het om doodsangst gaat.

Dat is inderdaad een heel bijzondere hoogtevrees, omdat je je als euthanaserend arts onaangenaam dicht bij de afgrond van de vergetelheid waagt waar je iemand nota bene helpt om over de fatale rand te klauteren en vervolgens voorgoed uit de menselijke kring te verdwijnen.

Het is de angst voor het feit dat ook wijzelf eens op die manier zullen worden prijsgegeven aan het niets, die ons doen en laten rond de zelfgewilde dood grotendeels bepaalt. Artsen die hun hand niet omdraaien voor een euthanasie meer of minder lijken niet te weten waar het over gaat. Artsen die niet dan met veel moeite tot euthanasie zijn te bewegen, zijn mijn favoriet. En artsen die het nooit ofte nimmer zullen doen, vanwege die hoogtevrees, hebben enigszins mijn sympathie, zolang ze maar niet denken dat het een makkie is voor collega's die het wel aandurven.

KANKERCULTUUR 'ALTERNATIEVE GENEESKUNDE' OP JEZELF AANGEWEZEN
KWALITEIT VAN LEVEN

32 WAT IK LEERDE VAN MIJN KANKER

Ivan Wolffers

Casus

'Waarom kom je zo laat?' vroeg de uroloog aan me. Het was goed bedoeld, maar ik begreep eruit dat ik eerder had moeten komen en dat het nu mijn eigen schuld was dat ik prostaatkanker in een gevorderd stadium had. Het was al door de kapsel heen en wie wist waar het zich nog meer verscholen hield? Plaatselijke behandeling was niet meer mogelijk. Dat was meer dan elf jaar geleden en mijn vraag 'Hoe lang heb ik nog?' komt me nu naïef over. Maar in films en boeken vragen mensen dat nu eenmaal en ik dacht dat ik dat ook moest doen. Wat ik toen nog niet besefte, was dat er een kankercultuur bestaat waar we samen in leven, met aangeleerde gedachten en vaste gewoontes.

'Daar kan ik weinig over zeggen,' antwoordde de uroloog. 'Het kan nog achttien maanden zijn, maar ook achttien jaar.' Ik heb voor die achttien jaar gekozen, want ik was pas 54 jaar. En als ik de 72 bereikt heb, ben ik waarschijnlijk hebberig en wil ik nog meer. Alsof er ook maar iets te kiezen is. We doen alsof alles in het leven bestaat uit keuzemomenten waarop je dan de juiste beslissingen moet nemen.

Maar hoeveel hebben we in de zorg te kiezen? Evidence-based medicine kiest voor ons; een gedeelde mening van urologen die gebaseerd is op door belangengroepen aangeleverde statistiek. Wat toen ik 54 was gold, geldt nu al niet meer. In de tijd die er sinds december 2002 verlopen is, zijn alle zekerheden die onze keuzes toen bepaalden ondermijnd en gewijzigd. De PSA-screening om onze kanker vroegtijdig te herkennen is grondig onderuit gehaald en we weten dat die vaak meer kwaad dan goed doet. Alleen de hardliners in de urologie kunnen die aanpak nog niet goed loslaten omdat er 'niets beters' is. Gek: iets ondeugdelijks verdedigen omdat er geen beter alternatief is. De robotchirurgie die enorme investeringen betekende van ziekenhuizen, kwam en, zonder dat het de overleefduur veranderde, is het tegenwoordig een vaste keuze, ook al zou de tumor iets door het kapsel heen zijn gegaan. Het lijkt vooral het zelfvertrouwen van de behandelaars te hebben versterkt. Ook het moment van beginnen en de duur van de hormonale behandeling is in tien jaar tijd veranderd. De inzichten over het juiste moment om over te gaan op chemotherapie lijken ook onderuit gehaald: niet meer na de hormonale aanpak, maar ervoor. Als het wetenschappelijke inzicht zo snel verandert, wat zal dan onze beslissingen over tien jaar bepalen?

Over de oorzaken van prostaatkanker weten we tegelijkertijd echter nog steeds nauwelijks iets.

'Het komt niet door zelfbevrediging,' zei de uroloog me twaalf jaar geleden. Dat was een enorme troost, maar omdat hij helemaal niets anders noemde waardoor het dan wel veroorzaakt zou kunnen zijn, wantrouwde ik hem onmiddellijk. Zijn opmerking kwam zo maar uit de lucht vallen. Ik had niet eens gevraagd waardoor het komt.

Geïnteresseerd volg ik de ontwikkelingen. De lijst van mogelijke veroorzakende of bijdragende factoren is eindeloos; te veel masturbatie, te weinig masturbatie, te weinig seks met je partner, te veel gefietst, te veel zuivelproducten gegeten in je leven, een te lange ringvinger – bewijs dat je al in de baarmoeder aan te veel testosteron was blootgesteld –, te weinig beweging, ongezonde leefwijze. Je had meer groente en knoflook, maar minder melk en kaas moeten eten en je na je 35ste moeten laten besnijden, want een Canadees onderzoek laat zien dat de kans op prostaatkanker bij zwarte mannen 60% kleiner zou zijn door circumcisie. Het is een eindeloze lijst van mogelijke verbanden waar geen verhaal van te breien is. Toch beweren de International Foundation for Cancer Research en het Koningin Wilhelmina Fonds dat 60% van de prostaatkanker te maken heeft met leefstijl en dat 40% een kwestie van stomme pech is. Wat had ik dan precies moeten doen? Leefwijze is me iets te vaag.

De schok dat ook ik sterfelijk ben en dat ik af moest zien van het idee van het eeuwige leven waarin ik me behalve over de eenzaamheid die bij een hoge leeftijd hoort, nergens zorgen over hoef te maken, was groter dan ik heb toe durven geven. Ik deed alsof ik na een maand of twee aan het idee gewend was geraakt en of het weer business as usual was, maar in werkelijkheid heeft het me zeker een jaar of twee gekost voor ik de draad van mijn leven weer oppakte. Ach, dood gaan betekent dat het licht uitgaat en daarna weet je niets meer, maar zo simpel bleek het niet te zijn. Dat alles gebeurde vanwege een hoge PSA, maar zonder dat er verschijnselen waren. Ik onderging slaafs de behandeling die de uroloog me met klem voorlegde. Kiezen? Volgens de medische wetenschap was de enige keuze die ik had de hormonale behandeling en als die aansloeg vervolgens bestraling. Zou de hormonale behandeling niet aanslaan dan was chemotherapie de juiste keuze. Wat kon ik kiezen? Meewerken of niet. In dat laatste geval moest ik het zelf maar weten want in de zorg was er niets anders dan wat de uroloog me voorlegde en wat ik op alle degelijke websites over prostaatkanker terugvond. En ik moest vooral snel zijn, in zeer korte tijd reageren. De PSA was *veel te hoog en uit de biopsie bleek dat ik een gleasonscore van zeven had en dat betekent opnieuw een beroerd rapportcijfer.*

Dus onderging ik de chemische castratie gelaten en wachtte nog tien maanden voordat ik slaagde voor mijn examen – PSA nul en de prostaat kleiner – en toegelaten werd voor de volgende stap: bestraling. Tegenwoordig is de wetenschap op dat punt ook al weer van mening veranderd: eerst bestralen en daarna met hormonale therapie beginnen.

Voor het goede gesprek met de zorg weet de patiënt ook dat hij moet vragen: 'Geeft dat ook bijwerkingen, dokter?' Mijn uroloog adviseerde op zijn website te kijken, want daar kon ik alles lezen.

Alle woorden die ik daar vond, kende ik. Ik was immers zelf arts en had vijfendertig jaar lang een boek bijgehouden over de bijwerkingen van geneesmiddelen. Dus impotentie, libidoverlies, osteoporose, grotere kans op diabetes, lusteloosheid, depressie en al die andere dingen kwamen me bekend voor. Alleen had ik ze nog nooit meegemaakt en dat was anders dan ik cognitief erover wist. Ik besef daardoor dat urologen ook geen flauw idee hebben over wat het voor hun patiënten allemaal betekent. Het gekke is dat iedereen maar denkt dat het om erecties gaat en artsen die over Viagra beginnen snappen er echt niets van. Het gaat om verlies van interesse in seks, een van de allerbelangrijkste biologische drijfveren in de natuur. Het heeft diepe impact op prostaatkankerpatiënten die een relatie hebben. Het zorgt voor een grondige verandering in de dynamiek van liefdeleven en machtsverdeling in de relatie. Het kost jaren voordat je je daarop goed hebt ingesteld. Als grapje zeg ik tijdens lezingen wel eens dat artsen de hormonale behandeling niet zouden mogen adviseren als ze die niet ook eens zelf hadden gebruikt. Maar naarmate de tijd dat ik met de zorg te maken heb toeneemt, ben ik dat steeds serieuzer gaan menen. Ze gaan er heus niet aan dood hoor. Een buikprik – een depot van drie maanden Zoladex – zal urologen werkelijk in staat stellen behoorlijk te communiceren over bijwerkingen en antwoorden te geven op de gekste vragen. 'Kan het dat mijn borst- en okselhaar erdoor verdwijnt, dokter?' Dan wil je een echt antwoord van iemand die het goed kan zeggen en die zich niet verschuilt achter 'Wetenschappelijk is het niet aangetoond, maar het zou kunnen'. Zo iemand zou ook het defaitisme rond impotentie en libidoverlies aan kunnen pakken, de patiënt kunnen behandelen als een heel mens en niet als een tumor die onder controle gehouden dient te worden. Want het gaat om een karakterverandering en er zijn nog allerlei andere manieren waardoor mensen hun seksualiteit en verlangen naar intimiteit vorm kunnen geven.

Na twee jaar ging het weer goed met me en toen pas kon ik nadenken over de kwaliteit van mijn leven en werd ik verlost van de PSA-itis. Op dat moment wist ik dat ik zelf echt moest kiezen: tussen kwaliteit en de fobie om aan het einde van het leven misschien wat maanden, mogelijk jaren te verliezen. En ook leerde ik hoe ik moest onderhandelen met mezelf en de zorg over die twee wensen. Ik begreep dat ik een chronische ziekte had waarmee ik zo goed mogelijk om moest gaan teneinde mijn leven ten volle te kunnen blijven vieren.

Zo begreep ik dat ik vooral door moest gaan met dat leven, met wie ik ben, met de mensen rondom me, met het werk dat ik doe, want daar gaat het om en niet om mijn prostaat.

De wetenschappelijke literatuur laat zien dat er in het geval van kanker een link is tussen het in goede conditie blijven en de overlevingsduur. Voldoende lichamelijke beweging doen om de osteoporose tegen te gaan, de kans op diabetes klein te houden. Gezond eten (heus geen superfoods en supplementen of iets dergelijks) om te zorgen dat het milieu interne niet steeds meer uit balans raakt en mijn immuniteitssysteem bedreigd wordt. Slechte stress beperken omdat het processen in mijn lijf op gang brengt die niet goed voor mij zijn. Zelfs al zou ik er geen dag langer door leven, ik zou er in ieder geval meer kwaliteit door hebben gehad en er een reeks bijwerkingen gunstig mee hebben beïnvloed. In twaalf jaar tijd heeft nooit iemand in de zorg met me gesproken over zulke mogelijkheden. Kom je na een bypassoperatie omdat je een beginnend infarct had uit de narcose dan moet je al onmiddellijk afspraken maken met een personal trainer om meer te gaan bewegen. Als je, zoals ik, bestraald bent en vervolgens braaf je medicijnen gebruikt, dan ben je blijkbaar klaar tot het onmogelijk wordt de prostaatkanker nog onder controle te houden en zegt de arts tegen je dat je uitbehandeld bent. Ik wil ook een personal trainer.

Het enige dat mijn uroloog ooit aan me vroeg was of ik behoefte had aan een lotgenotengroep. Ik zag mijzelf niet zitten tussen andere tobbende mannen met prostaatkanker en hun echtgenotes met de kans dat ik alleen maar verder in de valkuil van de 'grote' ziekte met een K terecht zou komen, dat ik prostaatkanker werd en niet meer mezelf zou zijn. Ik had graag gezien dat er een advies was over yoga of meditatie. Artsen die hun wetenschappelijke literatuur niet goed bijhouden, vinden het misschien 'alternatieve geneeskunde'. Kletskoek. Het effect is inmiddels meerdere malen aangetoond, maar hoe vaak moet iets aangetoond worden om een bepaalde categorie artsen te overtuigen dat ze het eens moeten lezen. Sterker nog: er worden op basis van degelijk onderzoek miljarden geïnvesteerd om mensen die nog geen kanker hebben te motiveren hun leefstijl te veranderen. Mensen bij wie de kanker al vastgesteld is hebben daar ook veel baat bij. Zorg dat het tot de keuzes die je kunt maken gaat behoren.

Ik heb weinig bewondering voor de urologen die me in een persoonlijk gesprek eerlijk vertellen dat zij nooit een PSA zouden laten bepalen omdat ze niet willen weten of ze prostaatkanker hebben. Ik sympathiseer niet met de artsen die zelf met grote inzet gaan trainen, maar vinden dat andere mensen het zelf maar uit moeten zoeken. Zo vrijblijvend mag je niet met je beroep omgaan. Het zou *niet mogelijk moeten zijn dat een zorgsysteem zo gestroomlijnd is via opleiding, financiering en infrastructuur dat maar een deel van wat we dan evidence-based geneeskunde noemen tot de vanzelfsprekende keuzemogelijkheden behoort en wordt aangeboden, en dat wat we wel degelijk ook weten, genegeerd wordt of in de ergste geval zelfs belachelijk wordt gemaakt.*

Waar ik ook mee om moest leren gaan, was dat een chronische ziekte niet zo maar ineens veel verbetert. Goed, er is een sterk golvend patroon dat afhankelijk is van stemming, waardoor op bepaalde momenten de druk groot is, maar er ook weer tijden zijn dat je in topconditie verkeert. Maar de onderliggende lijn is er toch een van steeds weer slechte berichten. Die PSA blijft niet voor niets steeds wat te hoog. Er moet nog ergens in het lichaam kankeractiviteit zitten, maar waar zit het? Het vreemde is dat je op een gegeven moment zelfs wilt dat het ergens in beeld gebracht kan worden, zodat je kunt zien waar de boosdoener zit. Misschien kan het nog bestraald worden. Zo begon het bij mij en mijn linkerheup werd bestraald, maar een jaar later was er wat activiteit te zien in de ribben en werveluitsteeksels. Weer later zag ik de vlekjes op een foto van de heup die ook nog versleten is. Toen ik onderzocht of ik een heupprothese kon krijgen, zag ik ze op een foto ook nog in de knie zitten.

Wat ook voortdurend aanwezig is, is het besef dat de tumorcellen resistent kunnen raken en de testosteron onderdrukkende medicijnen hun effect verliezen. Je weet dat er een dag komt dat je door moet naar een nieuw medicijn. Je weet ook dat het aantal medicijnen dat werkelijk iets doet, beperkt is. Er worden wel steeds nieuwe middelen ontwikkeld en je hoopt dat die beschikbaar zijn op het moment dat je ze nodig hebt, en er zo weer wat maanden bij kunt kopen. Ook hier laat de evidence-based geneeskunde je behoorlijk in de steek. De onderzoeken zijn gedaan bij mannen met wie je het profiel niet deelt. Dus je komt niet in aanmerking, maar over drie jaar is er misschien een onderzoek waaruit blijkt dat het toch mogelijk was geweest. De zorg wil zekerheden die de wetenschap eigenlijk niet kan leveren. De kankerpatiënt wil het 'onmogelijke' en is niet bang meer voor het avontuur dat slecht af kan lopen (maar ja ons lot ontlopen we uiteindelijk toch niet), maar dat ook goed uit kan pakken. En hoe kun je telkens weer de voordelen tegen de nadelen afwegen om de voor jou verstandige keuzes te maken?

Laat het me maar zo duidelijk, als ik kan, formuleren: je bent op jezelf aangewezen. De zorg helpt je niet echt, omdat die er niet toe uitgerust is en zo georganiseerd is dat ze niets anders kan leveren. En mocht je in je wanhoop besluiten abrikozenpitten van de plaatselijke drogist te gaan slikken, dan heb je een stap te veel gedaan. Dan neemt je arts je niet meer serieus, want dan heb je je helemaal overgeleverd aan de alternatieve geneeswijzen. Ik begrijp echter iedere kankerpatiënt die tijdens zijn zoektocht naar hoop op het internet terechtkomt bij de mythes rond de abrikozenpitten en erin trapt, het wil proberen. De minachting van je reguliere arts is erger dan het feit dat die abrikozenpitten niet werken, ook niet als ze uit Oezbekistan geïmporteerd worden.

We leven in twee werelden. De mensen die kanker hebben, en zij die het nog niet hebben. Die laatste steunen ons met lintjes in allerlei kleuren, fietstochten tegen de berg op en dansfeesten om geld in te zamelen voor meer onderzoek. Ze zien het leven met kanker als een gevecht. Het is echter leven net als alle andere leven, alleen is de klok beter zichtbaar. Ik ben niet blij met de retoriek waarbij we soldaten moeten zijn in de frontlinie, waardoor we in een rol gedrongen worden waarin we ons best moeten doen op een manier die de mensen zonder kanker in hun angst voor de ziekte van ons verwachten. Het merendeel van de zorgverleners hoort bij de mensen zonder kanker en het zou fijn zijn als ze zich meer zouden kunnen verplaatsen in de werkelijke behoeftes van mensen met kanker. Empathie en respect, ook twee mooie woorden die zo vanzelfsprekend lijken, maar wanneer verdienen we respect? Altijd toch, welke keuze we ook maken.

Er wordt gelukkig wel van alles gedaan om de communicatie tussen zorgverleners en mensen met kanker te verbeteren. Onderzoek toont aan dat vaak niet goed tot patiënten doordringt wat de arts tegen ze zegt. Als je niet alles goed hebt gehoord, is het ook moeilijk om een beslissing te nemen. Er zijn al artsen die een registratie van het consult maken en dat aan de patiënt meegeven. Dan kan je het nog eens naluisteren: wat is er precies gezegd? Zorginstellingen experimenteren met multidisciplinaire teams en projecten om de communicatie te verbeteren. Er zijn zelfs hoogleraren besliskunde die onderzoeken hoe mensen beslissingen nemen en hoe artsen hen daarbij het beste kunnen begeleiden. Het heeft allemaal echter pas zin als de patiënt een positie krijgt om echt te beslissen, iets dat gevolgen zou moeten hebben voor opleidingen van zorgverleners, de geldstroom en de infrastructuur. Ja, het is mogelijk dat het veel beter wordt, maar niet waarschijnlijk. Het is als een dans: wie leidt er? We hebben onze mond vol van vraaggestuurde zorg, de mondige patiënt, maar hoe reorganiseren we de zorg zodat het werkelijkheid wordt?

En ten slotte, dat vind ik misschien nog wel het belangrijkste, hoe raken we de dictatuur van Keizer Kanker kwijt? Alles verandert als hij op het toneel verschijnt en alles lijkt geoorloofd om levens te redden. Maar levens red je niet door te zorgen dat mensen wat later heengaan, maar door te zorgen dat het leven dat ze nog hebben, maximale kwaliteit heeft.

KLINISCH REDENEREN   ALS DOKTER OMGAAN MET EIGEN EMOTIE   CHRONISCHE STRESS

33 ZORG VOOR DE ZORGVERLENER

Mariska Koster

Casus
Mevrouw J, 48 jaar oud, kreeg eind 2009 schouderklachten rechts, waarvoor consult bij de fysiotherapeut. Er trad geen verbetering op, waarna bezoek aan de huisarts, die verwees naar een gespecialiseerde schouderfysiotherapeut. Ook hiervan had zij geen baat, eerder verergering van de klachten. Nieuwe bevinding: uitstralende pijn aan de ulnaire zijde van de rechterarm. Opnieuw bezoek aan de huisarts die een thoraxfoto en een schouderfoto aanvroeg. Op de thoraxfoto was een ruimte-innemend proces zichtbaar in de rechterlongtop, verdacht voor carcinoom. Mevrouw J werd verwezen naar de polikliniek longziekten.
   Na aanvullend onderzoek bleek het te gaan om een cT3N0M0-adenocarcinoom met vermoedelijk ingroei in de plexus brachialis rechts.
   In overleg met een universitair centrum werd besloten tot inductiebehandeling met drie kuren cisplatinumbevattende chemotherapie en gelijktijdig radiotherapie, gevolgd door een resectie van de rechterbovenkwab, zo nodig met medeneming van een deel van de thoraxwand en de plexus.
   In april 2010 begon de inductiebehandeling die succesvol werd afgerond. Eind juni 2010 werd mevrouw J geopereerd in het universitair centrum. Zij onderging een resectie van de rechterbovenkwab, het dorsale deel van de bovenste drie ribben en een deel van de plexus brachialis. Na drie weken werd zij in bevredigende conditie naar huis ontslagen.
   In april 2012 kreeg mevrouw J visusklachten die bleken te berusten op een solitaire hersenmetastase. Hiervoor kreeg zij stereotactische radiotherapie. Een jaar later bleek zij multipele hersenmetastasen te hebben, het gehele brein werd bestraald. In augustus 2013 volgde opname in een hospice, waar zij in november 2013 overleed.

Tot zover de medische casus. Een rechttoe rechtaan verhaal, helaas met dodelijke afloop. Maar ja, zo gaat dat. You win some, you lose some. *Op gegevens als bovenstaand worden medische beslissingen genomen, artsen voelen zich daar*

comfortabel bij, als een vis in het water. Veel emotie komt er niet aan te pas, klinisch redeneren doe je met je hoofd.

Maar mevrouw J heette Linda. Ze was getrouwd, had vier kinderen, en de jongste was pas dertien toen zij de diagnose longkanker kreeg. Met haar gezin woonde ze niet ver van de Duitse grens. Ik zie haar nog zo voor me: heel slank en tenger. Niet iemand met wie je snel contact kreeg, een stille vrouw, maar van het type: kiezen op mekaar en doorgaan.

De chemoradiatie die zij kreeg, is een zeer zware behandeling, voldoende om iedereen op de knieën te krijgen. Tijdens de kuren werd ze stiller. Het ging wel, zei ze, maar de huisarts belde om te zeggen dat haar echtgenoot was ingestort. Met een psychotische depressie opgenomen op de PAAZ van een ander ziekenhuis. Tijdens haar opname in het centrum waar zij geopereerd is, kwam niemand op bezoek. De familie was druk om het wankelende gezin overeind te houden, en ze vonden het ook wel érg ver weg. De chirurg, die laat in de avond nog langs kwam, was de enige die bij haar bed kwam zitten, en een praatje maakte.

Toen ze weer thuis was, had ze nog maandenlang heel veel pijn. Met pijnstillers en veel fysiotherapie ging het langzaam iets beter. Pas in januari 2012, anderhalf jaar na de operatie, voelde ze zich weer de oude. Vier maanden later werd de hersenmetastase manifest. Haar echtgenoot moest zich opnieuw onder psychiatrische behandeling stellen, inmiddels was ook bureau Jeugdzorg in beeld. Het jongste kind, dat op het vwo zat, was door alle toestanden inmiddels op het vmbo terechtgekomen, en had veel begeleiding nodig.

Toen de hersenmetastasen recidiveerden, kon het gezin en de familie niet anders dan vragen om opname in een hospice. Linda overleed daar enkele maanden later.

Dit is de 'levenscasus' en die is verschrikkelijk. Wat deze ziekte voor deze vrouw en haar gezin heeft betekend. Je krijgt het er koud van, ik kreeg het er koud van. Over deze, niet medische, gegevens praten artsen heel wat minder makkelijk. En als ze erover praten, is het bijna altijd oplossingsgericht. 'Heb je maatschappelijk werk al in consult gevraagd?'

Over de ontzetting die ook de dokter kan bevangen, wordt maar zeer zelden onderling gesproken.

Iedere arts die zich bezig houdt met oncologie of andere progressieve aandoeningen, kan zich moeiteloos meerdere patiënten voor de geest halen, van wie de ziektegeschiedenis net zo aangrijpend is als die van Linda. Mensen die als door een vloedgolf werden weggevaagd, iedereen in ontreddering achterlatend. Mensen, zoals Linda zelf, die na een tijdje dapper watertrappen toch kopje onder gaan. Mensen die heel langzaam maar heel zeker gesloopt worden, zoals een kind een vlieg kan slopen. Vleugeltje, pootje, vleugeltje, nog een pootje en nog een...

Iedere arts wordt geraakt door het leed en de dood van deze mensen, hun patiënten. Dat moet ook, want zonder geraakt te worden, zonder emotie kun je geen goede arts zijn. Alleen hebben de meeste artsen niet geleerd hoe ze op een goede, hygiënische manier met die gevoelens moeten omgaan. Soms als kind al niet, niet tijdens de studie, en zeker niet tijdens de specialisatie.[1]

En een ziekenhuis is een vergaarbak van menselijk leed. De ene afdeling meer dan de andere. In de top tien staan de SEH, de IC, de oncologische afdelingen en de afdelingen waar patiënten met orgaanfalen worden behandeld.

Wanneer je niet goed in staat bent om te gaan met de overmatige hoeveelheid leed en dood die tijdens het werk op je afkomt, kan dat bijdragen aan het ontstaan van chronische stress.

Beschouwing
De balans

Om geestelijk en emotioneel in evenwicht te zijn, is het nodig dat aan drie psychische basisvoorwaarden wordt voldaan: autonomie, verbondenheid en competentie.[2]

Autonomie betekent dat je zeggenschap hebt over hoe je dag en je taken eruit zien, dat je eigen prioriteiten kunt stellen, bijvoorbeeld je agenda zelf kunt invullen.

Verbondenheid betekent dat je je een geliefd en gewaardeerd onderdeel voelt van een groep, een groter geheel waarin je zelf ook genegenheid en waardering kunt uiten, waarin je je veilig en gedragen voelt.

Competentie betekent dat je een positief effect op je omgeving hebt, dat je kortweg doet wat je goed kunt en daarin ook succesvol bent. Dingen lukken, en dat maakt je gelukkig (dr. R. Diekstra, persoonlijke mededeling).

En de bedreiging van de balans

Het vak zelf De aard van de aandoeningen, het leed van de patiënten, de soms gruwelijke situaties na een mishandeling, een suïcidepoging, een ongeval, een brand, het zijn zaken die iedereen die er mee te maken heeft, zullen aangrijpen. De arts heeft daarnaast, door het wegvallen van maatschappelijke instituten zoals kerk en verenigingen, meer en andere taken gekregen. Ethische, psychologische en spirituele vragen worden nu, verpakt in een medisch papiertje, bij de arts neergelegd, terwijl ze vroeger aan de dominee werden gesteld. De arts is daarvoor niet adequaat opgeleid, herkent de vragen ook vaak niet als zodanig. Een vraag om zoveelstelijns chemo is vaak de medische vertaling van de vraag: 'Hoe moet ik in hemelsnaam doorleven, nu ik weet dat ik binnenkort zal sterven?' De vraag om de behandeling wordt al dan niet gehonoreerd, maar de zingevingsvraag die erachter zit, wordt vaak niet opgemerkt. Dit kan leiden tot het gevoel bij de arts dat er onredelijke eisen aan hem gesteld worden, en bij de patiënt tot het gevoel dat de dokter hem niet begrijpt. Naar het waarom van een verzoek, en naar de verwachtingen van de patiënt wordt zelden gevraagd, laat staan dat de arts actief aan verwachtingenmanagement doet. Deze (ervaren) wrijving draagt bij aan de stress van de arts.

Om een goede arts te zijn, moet je menselijk en empathisch kunnen optreden. Om emotioneel te kunnen overleven en objectief klinische beslissingen te kunnen nemen, moet je afstand nemen van het lijden van de patiënten.[3] Artsen moeten zeer kritisch zijn over hun eigen handelen, maar hoge mate van zelfkritiek is geassocieerd met depressie, obsessief gedrag en angst. Goed voor patiënten zorgen staat op gespannen voet met goed voor jezelf zorgen.

De hoeveelheid taken Artsen hebben het druk. Voor ongeveer de helft van de taken die tot de kern van het werk van de arts behoren, is geen tijd ingeruimd in de agenda. De andere helft, meestal de direct patiëntgebonden taken, staat in beton gegoten. Zowel wat betreft tijd, plaats als duur. Op maandag en dinsdag staat de dokter van 7.45 uur tot 15.45 uur op de OK; op woensdag en donderdag heeft hij spreekuur van 8.00 uur tot 16.45 uur, met een pauze voor de lunch. Deze structuur maakt dat de arts weinig vrijheid heeft zelf te prioriteren en te schuiven in zijn agenda. Hij kan maar zeer beperkt zijn taken zelf indelen. Een bekende stressor.

Door de werkdruk gaan artsen meer dingen tegelijk doen. Ze doen 20% van de tijd twee dingen tegelijk. Zowel tempo als resultaat gaat dan omlaag.[4] Multitasken is prima als het gaat om gelijktijdig nagels lakken en tv kijken, of strijken en telefoneren, maar multitasken in de zorg is zowel onveilig als inefficiënt. Deze inzichten leiden helaas niet tot aanpassing van de hoeveelheid taken per tijdseenheid.

Gebrek aan middelen Ook in een rijk land als Nederland, ervaren artsen grenzen aan de zorg die zij willen verlenen. Het budget is op, het middel is niet geregistreerd en wordt niet vergoed. Ondersteuning door verplegend en administratief personeel wordt wegbezuinigd door het ziekenhuis. Frustrerend voor de arts die het belang van zijn patiënten bovenaan zet. En dat zijn bijna alle artsen. Mede hierdoor kan de arts niet voldoen aan zijn eigen hoge standaarden. Dit leidt tot controleverlies, en regelmatig tot frustratie en schuldgevoel.

Weinig steun en waardering, zowel onderling als van het management De opleiding tot arts en in hogere mate die tot medisch specialist heeft alle kenmerken van een socialisatieproces.[5] De opleiding tot medisch specialist wordt in het algemeen niet ervaren als een veilige omgeving waar fouten, kritiek, complimenten, twijfel, rouw, onzekerheid, stress, persoonlijke problemen, persoonlijke successen vrijelijk met collega's en opleiders gedeeld kunnen worden. Dit leidt tot een gevoel van eenzaamheid, er alleen voor staan. Onderlinge steun is zeldzaam, de opleiding is vaak competitief. Onderlinge competitie staat op gespannen voet met onderlinge hulp en steun. Teambuilding ontbreekt, tijdgebrek is een altijd aanwezig excuus. Men is bang als 'ongeschikt voor het vak' gezien te worden, als men zich kwetsbaar opstelt. Deze houding wordt vaak meegenomen de latere carrière in, en weer overgedragen op nieuwe coassistenten en arts-assistenten.[6]

De persoonlijkheid van de arts

Veel artsen hebben overeenkomsten in hun persoonlijkheidsstructuur. Artsen hebben de neiging het belang van anderen boven dat van zichzelf te stellen.[3] Ze willen het goede doen, geen *nee* zeggen, niet tegen patiënten maar ook niet tegen collega's. Het zijn *pleasers*. Artsen hebben een enorm verantwoordelijkheidsgevoel, hebben hun interne, hoge standaard van handelen. Ze zijn uiterst gewetensvol en willen uitblinken. Ze hebben een hoge controlebehoefte, maar kunnen daardoor tegelijkertijd het gevoel hebben chronisch te falen.

Het is maar goed dat artsen deze eigenschappen hebben, want het zijn precies deze eigenschappen die iemand tot een goede of zelfs uitstekende arts maken. Alleen is dit persoonlijkheidstype meer dan gemiddeld gevoelig voor stress.

Het ideaalbeeld van 'de arts' draagt hieraan bij. Artsen horen te leven voor hun werk. Ik herinner mij een opmerking van mijn opleider toen ik om half zes naar huis ging: 'Zo, Koster, neem jij een vrije middag!?' Het was maar half een grapje.

Artsen worden niet geacht problemen te hebben, of ziek te kunnen worden. De 'typische dokter' is nooit ziek, komt altijd naar zijn werk al heeft hij een gebroken arm en ligt zijn vrouw op sterven, lost altijd zelf al zijn problemen op, kan dag en nacht doorwerken.

Daar komt bij dat veel artsen vanuit de kindertijd een minder positief zelfbeeld hebben. Ze hebben het gevoel niet goed genoeg te zijn, nooit goed genoeg te zijn. Dat hebben zij gemeen met topmanagers en topadvocaten.

De combinatie van een stressvolle omgeving, het niet-realistische ideaalbeeld van 'de arts' en de meer dan gemiddelde gevoeligheid voor stress, leidt tot verhoogd voorkomen van chronische stress.

De persoonlijkheid van de arts en het beeld dat bestaat van artsen staat het erkennen van stress en problemen in de weg.[7] Vermoeidheid, slecht slapen, verlies van enthousiasme en lichamelijke verschijnselen als hoofdpijn en hartkloppingen worden gebagatelliseerd en weggewoven. 'Ach, ik ben gewoon aan vakantie toe'. Dit staat vragen om hulp in de weg. Hulp nodig hebben, steun vragen, wordt als zwak gezien. Je bent dan bijna per definitie niet geschikt voor het vak.

Artsen houden zich afzijdig als ze een collega slechter zien functioneren, te veel zien drinken, cynisch zien worden. Men denkt: 'Hij zal het toch zelf wel het beste weten' en 'Iedereen drinkt wel eens een borrel'. Daar lijkt angst onder te zitten. Angst het mis te hebben, maar ook angst het goed te hebben, want wat moet je als je collega diep verslaafd blijkt? Angst om wat het voor het eigen functioneren betekent als juist deze collega het niet meer trekt.

Angst om het mis te hebben komt ook omdat er een grote overlap is tussen 'als normaal geaccepteerd doktersgedrag' en gedrag dat past bij chronische stress. Een arts die kortaf en geagiteerd reageert op vragen, die geen tijd heeft, die cynische opmerkingen maakt en zich emotioneel afzijdig houdt, valt niet op. Dit gedrag wordt niet als klinische entiteit gezien of als prodromen van een burn-out, maar als passend bij het vak. Als de kapper of de melkboer zich zo zou gedragen, zou het meteen opvallen.

Dit alles leidt tot verhoogd voorkomen van chronische stress en burn-out bij artsen, in vergelijking met de rest van de bevolking. Chronische stress komt voor bij ongeveer 40% van de artsen.[8] Een onderzoek onder 564 Britse huisartsen naar burn-out en depersonalisatie liet zien dat 46% van hen meetbaar tekenen hadden van emotionele uitputting, 42% kenmerken van depersonalisatie (meer bij mannen) en 36% verminderde zelfrealisatie.[9] Een recent proefschrift onderzocht dit bij AIOS: ook hier 41% burn-outklachten, viermaal hoger dan in de op leeftijd gematchte beroepsbevolking.[10] Ook ruim een derde van de coassistenten zien het vak regelmatig niet zitten. Ze worstelen met de hoge werkdruk, en hebben meer dan eens het gevoel persoonlijk te falen.[11] Ook is bekend uit onderzoek dat een op de acht dokters drank of medicijnen gebruikt om zich staande te houden in het werk, en een op de vier geeft aan collega's te kennen die dat doen. Chronische stress en burn-out vormen ook een risico voor de veiligheid van de patiënten.[12]

De chronische stress

Emotionele uitputting, depersonalisatie en vermindering van zelfrealisatie zijn kenmerken van chronische stress.

Emotionele uitputting Er is steeds minder enthousiasme voor het werk en voor het vak. Het wordt gezien als een corvee, alles is lastig, alles is zwaar, alles is te veel. Bij een patiënt op de spoed kan een emotioneel uitgeputte dokter denken: lazer alsjeblieft op, ga naar een ander ziekenhuis.

Depersonalisatie Patiënten worden op een onverschillige en onpersoonlijke manier behandeld, alsof zij nummers zijn. Soms zelfs cynisch: 'Ik ga weer een bus bejaarden wegwerken' aan het begin van een spreekuur.

Vermindering van zelfrealisatie Het gevoel als arts en persoon niet zoveel voor te stellen. Gevoel van falen.

Chronische stress geeft naast emotionele ook meetbare hormonale verschijnselen. Er treedt een ontregeling op van de hypofyse-hypothalamus-bijnieras, met als gevolg veranderingen in het limbische systeem. Dit leidt weer tot een verminderd vermogen stemming en emoties te reguleren, en tot een verminderd vermogen tot adaptatie.[13] Kortom: door chronische stress word je vatbaarder voor chronische stress.

Conclusie

De afgelopen decennia heeft de geneeskunde een enorme technische vlucht genomen. Artsen hebben zich vooral beziggehouden met het ontwikkelen van de technische kant van het vak. Die toegenomen mogelijkheden tot behandeling hebben geleid tot veel meer patiënten die langduriger, intensiever en belastender behandeld worden, met als resultaat meer genezing, maar vooral veel langere periodes van behandeling, klachten, onzekerheid over het eindresultaat, bijverschijnselen, late schade, en chronisch ziek zijn.

De emoties van de patiënten die deze behandelingen ondergaan, het leed van de naasten, de ethische dilemma's waarvoor men komt te staan, de zingevingsvragen en de levenseindevragen die het gevolg kunnen zijn van doorbehandelen, komen in toenemende mate bij de arts terecht.

Artsen en beleidsmakers in de zorg hebben mijns inziens verzuimd zich te realiseren wat deze veranderende medische wereld op andere dan strikt technische gebieden van artsen vraagt. De artsen hechten ook aan het beeld van de dokter van toen. Die wijze beslissingen neemt, tegen wie je 'U' zegt, aan wiens oordeel en gezag niet getornd wordt.

Men heeft in het geheel niet ingespeeld op het ontwikkelen van de vaardigheden en de steunsystemen die artsen nodig hebben om zich gezond en gelukkig in te zetten voor de moderne patiënten, die, zoals betoogd, niet alleen zieker maar ook langer ziek zijn dan 35 jaar geleden. Patiënten zoals Linda.

Aanbevelingen voor de praktijk
Wat is nodig om goed te kunnen zorgen voor de zorgverlener?
- Erkenning binnen de beroepsgroep dat artsen blootstaan aan veel stressoren, en daar als groep meer dan gemiddeld gevoelig voor zijn.
- Erkenning dat je niet goed voor patiënten kunt zorgen als je niet goed voor jezelf zorgt.

- Erkenning dat het uitermate zorgelijk is dat een beroepsgroep die zoveel verantwoordelijkheid draagt, een zo hoog percentage burn-outklachten kent.
- Een regelmatige 'zelfevaluatie': Hoe scoor ik op mijn balans? Hoe scoort mijn maatschap of hagro? Een kleine verstoring is gemakkelijk te herstellen.

Als deze erkenning breed wordt gedragen, en gedeeld wordt door beleidsmakers, ziekenhuizen en verenigingen van artsen en patiënten, kan er structureel gewerkt worden aan een andere attitude, andere vaardigheden en andere manieren van werken.[14]

Tot die tijd zullen we op kleine schaal moeten inzetten op organiseren van debriefing na heftige gebeurtenissen, intervisiegroepen, coaching van maatschappen en individuele artsen, organiseren van onderlinge steun.

Onze patiënten verdienen emotioneel beschikbare, gezonde dokters. Dokters die zich gesteund weten in de zorg voor hun patiënten. Dokters die geleerd hebben om te gaan met de eisen die de moderne geneeskunde stelt. Dokters die zich gelukkig voelen in hun vak, dit mooie vak waar ze met zoveel passie voor gekozen hebben.

Literatuur

1. Montgomery I, Todorova A, Baban E, et al. Improving quality and safety in the hospital: The link between organizational culture, burnout, and quality of care. Br J Health Psychol. 2013;18:656-662.
2. Ryan RM, Deci EL. Self-determination theory and the facilitation of intrinsic motivation, social development, and well-being. Am Psychologist. 2000;55:68-78.
3. Gautam M. Before burnout: how physicians can defuse stress. Virtual Mentor. 2003;5.
4. Broeren J, Schaad R. Multitasking onveilig en inefficiënt. Med Contact. 2012;45:2540-2543.
5. Witman Y. De medicus maatgevend. Over leiderschap en habitus. Proefschrift. Assen: Uitgeverij Koninklijke van Gorcum; 2008.
6. Hafferty FW. Beyond curriculum reform: confronting medicine's hidden curriculum. Acad Med. 1998;73:403-407.
7. Schaik AM van, Kleijn SA, Veldt AAM van der, Tilburg W van. Te veel dokters kiezen de dood. Med Contact. 2010;25:1218-1220.
8. Dyrbye LN, Shanafelt TD. Physician burnout: a potential threat to successful health care reform. JAMA. 2011;305:2009-2010.
9. Orton P, Orton C, Pereira Gray D. Depersonalised doctors: a cross-sectional study of 564 doctors, 760 consultations and 1876 patient reports in UK general practice. BMJ open. 2012;2.

10 Prins JT. Burnout among Dutch medical residents. Proefschrift Rijksuniversiteit Groningen, 2009.
11 Boersma H, Conijn M. Veel burn-out onder geneeskundestudenten. Med Contact. 2013;40:2012-2013.
12 Shanafelt TD, Balch CM, Bechamps G, et al. Burnout and medical errors among American surgeons. Ann Surg. 2010;251:995-1000.
13 Nicolai NJ. Chronische stress, sekse en gender. Tijdschr Psychiatrie. 2009;8:569-577.
14 Montgomery A. The inevitability of physician burnout: Implications for interventions. Burnout Res. 2014;1:50-56.

PERSONALIA

Mevr. drs. Rozemarijn van Bruchem-Visser, internist ouderengeneeskunde, voorzitter commissie medisch ethische vraagstukken van het Erasmus MC, eerste auteur van het artikel: *Letter to the Editor/Case report: why should we not tube-feed patients with severe Alzheimer dementia?* in Best Practice & Research Clinical Gastroenterology (april 2014).

Mevr. drs. Katja ten Cate, Doctoraal geneeskunde. Master Toegepaste Ethiek. Huidige functie: Onderzoeker in Opleiding (Afdeling Huisartsgeneeskunde, sectie Medische Ethiek van het Academisch Medisch Centrum Amsterdam).

Dr. Boudewijn Chabot, is onderzoeker van het zelfgekozen levenseinde en werkte tot zijn pensioen als psychiater voor ouderen. Hij schreef het handboek *Uitweg. Een waardig levenseinde in eigen hand* (2010, 9^e druk 2014) en presenteert in de film *Sterven in eigen regie* indringende ervaringen van enkele ooggetuigen. Hij was lid van de KNMG commissie die de Handreiking schreef over bewust afzien van eten en drinken.

Mevr. dr. Marianne Dees, huisarts, SCEN-arts, docent KNMG-SCEN, senior-onderzoeker IQ healthcare, sectie medische ethiek Radboudumc Nijmegen. Gepromoveerd op het proefschrift 'When suffering becomes unbearable, perspectives of Dutch patients, close relatives and attending physicians in a request for euthanasia'.

Mevr. drs. Angeline van Doveren, MA, MA, filosoof, theoloog, musicoloog, huidige functie: ziekenhuisethicus.

Drs. Gert van Dijk is opgeleid als medisch analist, reisleider, filosoof en medisch ethicus. Hij werkte bij het Humanistisch Verbond, het Rathenau Instituut, het Centrum voor Ethiek en Gezondheid en D66, waar hij hoofd was van het wetenschappelijk bureau. Tegenwoordig is Van Dijk als ethicus verbonden aan artsenfederatie KNMG en het Erasmus MC, waar hij o.a. secretaris is van de ethische commissie.

Erik van Engelen, ambulancechauffeur Regionale Ambulancevoorziening Brabant Midden West Noord. Publicatie 'Gun patiënt zijn einde" in *Medisch Contact* (10 juni 2011). *Zembla*-uitzending 'Niet reanimeren a.u.b.' (23 september 2011). Winnaar 'Zilveren Zeepkist' (tweejaarlijkse prijs voor meest spraakmakende artikel in *Medisch Contact*).

Mevr. dr. Lieselot van Erven is cardioloog in het LUMC en heeft als aandachtsgebied elektrofysiologie. Zij was voorzitter van de multidisciplinaire richtlijncommissie 'ICD/pacemaker in de laatste levensfase'

Mevr. drs. Jet van Esch is specialist ouderengeneeskunde (Laurens Cadenza) en tevens palliatief consulent (CPT Rotterdam).

Drs. Eric Geijteman, arts-onderzoeker, afdeling Interne Oncologie en afdeling Maatschappelijke Gezondheidszorg, Erasmus MC, Rotterdam.

Prof. dr. Hans Gelderblom, hoogleraar experimentele farmacotherapie in de oncologie in het LUMC, voorzitter beroepsgroep internist-oncologen (NVMO), lid presidium KWF, secretaris bot- en wekedelensarcomengroep van EORTC.

Dr. Alexander de Graeff, internist-oncoloog UMC Utrecht en hospice-arts, Academisch Hospice Demeter in De Bilt. Belangrijkste relevante publicaties: De Graeff A, van Bommel JMP, van Deijck RHPD, Van den Eynden B.R.L.C, Krol RJA, Oldenmenger WH, Vollaard, EH (red). Palliatieve zorg: richtlijnen voor de praktijk. Heerenveen, Jongbloed bv, 2010. De Graeff A, Teunissen SCCM. Het stervensproces. Nurse Academy 2011, nr 4: 10-15.

Mevr. dr. Pauline de Graeff, internist ouderengeneeskunde in opleiding, afdeling interne geneeskunde, Universitair Medisch Centrum Groningen

Prof. dr. Cees Hertogh, hoogleraar ouderengeneeskunde en ethiek van de zorg aan de VU. Hij is o.a. projectleider onderzoek over palliatieve zorg na een acuut CVA.

Mevr. prof. dr. Hanneke de Haes is emeritus hoogleraar Medische Psychologie aan het AMC. Haar onderzoek richt zich op het verhogen van kwaliteit van leven en het verbeteren van de communicatie bij lichamelijk zieken in het algemeen en patiënten met kanker in het bijzonder. In het AMC was zij jarenlang verantwoordelijk voor het onderwijs in de psychologie van de geneeskunde en arts-patiënt communicatie.

Mevr. prof. dr. Agnes van der Heide, arts-epidemioloog, hoogleraar Zorg en besluitvorming rond het levenseinde, afdeling Maatschappelijke Gezondheidszorg, Erasmus MC, Rotterdam.

Mevr. dr. Inge Henselmans is als psycholoog-onderzoeker werkzaam bij de afdeling Medische Psychologie van het AMC. Zij doet onderzoek naar arts-patiënt communicatie in de (palliatieve) oncologie en geeft onderwijs in communicatievaardigheden aan studenten geneeskunde.

Prof. dr. ir. Koos van der Hoeven, internist-oncoloog, hoofd afdeling Klinische Oncologie LUMC, voorzitter SONCOS, lid Signaleringscommissie KWF Kankerbestrijding, bestuurslid DICA.

Mevr. drs. Lotte van den Ingh, arts in opleiding tot klinisch geriater.

Mevr. dr. Daisy Janssen, specialist ouderengeneeskunde bij CIRO+, expertisecentrum voor chronisch orgaanfalen in Horn en coördinator onderzoek bij het Expertisecentrum Palliatieve Zorg van het Maastricht UMC+.

Dr. Mike Kampelmacher, internist-CTB-arts, Centrum voor Thuisbeademing Universitair Medisch Centrum Utrecht. Relevante publicatie: Piet W. van Leeuwen, Jan-Paul van den Berg, Nienke J.C. de Goeijen, Marian M. Martens, Mike J. Kampelmacher: 'De terminale fase bij amyotrofische laterale sclerose' Ned Tijdschr Geneeskd. 2013;157:A6295.

Mevr. dr. Marijke C. Kars, (kinder)verpleegkundige en verplegingswetenschapper, werkzaam als senior onderzoeker bij de afdeling Medical Humanities van het Julius Centrum, UMCUtrecht, met kinder palliatieve zorg als speciaal aandachtsgebied.

Drs. Bert Keizer debuteerde in 1994 met *Het refrein is Hein*. Zijn laatste boek *Tumult bij de uitgang* kwam uit in 2013. Hij werkt sinds 1982 als arts in een verpleeghuis in Amsterdam. Hij schrijft columns voor *Trouw, Medisch Contact en Filosofie Magazine*.

Prof. dr. Job Kievit, chirurg, hoogleraar Kwaliteit van Zorg, lid Gezondheidsraad, lid Adviescommissie pakket van het ZorgInstituut Nederland, lid KNMG-Stuurgroep 'Passende zorg in de laatste levensfase', voorzitter adhoc-commissie 'Begrippenkader Gepaste Zorg en Praktijkvariatie'. Relevante publicatie: 'Niet behandelen is soms beter'. Medisch Contact 2012; 67 (9): 522-525.

Mevr. dr. Mariska Koster, longarts, thans medisch adviseur bij Achmea Zorg en Gezondheid, lid Regionale Toetsingscommissie Euthanasie ZuidHolland en Zeeland

Mevr. prof. dr. Hanneke van Laarhoven is als internist-oncoloog werkzaam bij afdeling Medische Oncologie van het AMC. Haar onderzoek richt zich op de verbetering van uitkomsten van behandeling van patiënten met kanker van het maag/darmstelsel, zowel in termen van verbetering van overleving als kwaliteit van leven.

drs. P.W. van Leeuwen, specialist ouderengeneeskunde, hospice-arts Johannes Hospitium Vleuten, hospice-arts Johannes Hospitium De Ronde Venen, palliatief consulent Ziekenhuis St. Antonius Utrecht/Nieuwegein.

Mevr. dr. Yvette van der Linden, radiotherapeut-oncoloog, Leids Universitair Medisch Centrum, afdeling Klinische Oncologie, hoofd Expertisecentrum Palliatieve Zorg, voorzitter Landelijk Platform Palliatie en Radiotherapie vanuit Ned.Ver.Radiotherapie en Oncologie.

Prof. dr. R.J. van Marum, klinisch geriater en klinisch farmacoloog. Hoogleraar "Farmacotherapie bij ouderen' VUMC Amsterdam (afdeling huisartsgeneeskunde en ouderengeneeskunde) en Jeroen Bosch ziekenhuis 's-Hertogenbosch.

Mevr. drs. Sytske van der Meer, somatisch arts GGZ np, SCEN-arts sinds 2000, lid klachtencommissie SCEN, lid van de Medische Adviesraad van de NVVE. Publiceerde in *Medisch Contact* en *NTVG* over lijden aan het leven, de rol van de SCEN-arts en hulp bij zelfdoding.

Mevr. drs. Patricia van Mierlo, klinisch geriater en medisch consulent Palliatieve Zorg in ziekenhuis Rijnstate Arnhem.

Mevr. dr. Maria van den Muijsenbergh is huisarts in het Universitair Gezondheidscentrum Heyendael in Nijmegen. Daarnaast is zij senior onderzoeker eerstelijnsgeneeskunde van het Radboud umc in Nijmegen. Ze is projectleider van het Nederlandse onderzoeksteam in het restore project en van het Pharos/NHG programma Diversiteit en Global health in de huisartsgeneeskunde. Relevante publicatie: Maria E.T.C. van den Muijsenbergh en Eldine H. Oosterberg: Patiëntgericht én cultureel competent. Goede zorg voor allochtone patiënten vereist specifieke competenties. NTVG. 2013;157: A5612p

Mevr. drs. Brenda Ott, huisarts-kaderhuisarts ouderengeneeskunde, Huisartsenpraktijk Ott en Bedaux, Zeist.

Dr. Johan de Raaf is als onderzoeker verbonden aan de afdeling Interne Oncologie van het Erasmus mc. Momenteel is hij werkzaam als aios Interne Geneeskunde. In 2013 verdedigde hij zijn proefschrift met als titel: Cancer-related fatigue: a multidimensional approach.

Mevr. dr. An Reyners, internist-oncoloog en voorzitter Expertisecentrum Palliatieve Zorg Noord-Oost.

Mevr. prof. dr. Karin van der Rijt is als internist-oncoloog en hoogleraar Palliatieve Oncologische Zorg verbonden aan de afdeling Interne Oncologie van het Erasmus mc. Daarnaast is zij voorzitter van het Expertisecentrum Palliatieve Zorg Erasmus mc en voorzitter van het landelijk overleg van de Expertisecentra Palliatieve Zorg van de umc's.

Dr. Siebe Swart is specialist ouderengeneeskunde(Laurens, Rotterdam) en stafdocent van de kaderopleiding palliatieve zorg (Gerion, vumc Amsterdam). In 2013 promoveerde hij op onderzoek naar 'de praktijk van palliatieve sedatie in Nederland na het verschijnen van de landelijke richtlijn'. Vanaf de start in 1998 is hij als redacteur verbonden aan het multidisciplinaire tijdschrift voor zorg voor Palliatieve zorg, Pallium.

Mevr. prof. dr. Saskia Teunissen, oncologieverpleegkundige-gezondheidswetenschapper; gepromoveerd op 'Symptoom management in de palliatieve fase' aan de umcu, hoogleraar Hospicezorg umc Utrecht, directeur/bestuurder academisch hospice Demeter, De Bilt, voorzitter Expertisecentrum Palliatieve Zorg Utrecht, vicevoorzitter Associatie Hospice Care Holland, bestuurder Palliactief.

Mevr. dr. Ghislaine van Thiel, gezondheidswetenschapper, assistant professor Medische Ethiek umc Utrecht. Relevante publicatie: Bernabe RDC, Thiel GJMW van, Raaijmakers JAM, Delden JJM van. The risk-benefit task of research ethics committees: An evaluation of current approaches and the need to incorporate decision studies methods. BMC Medical Ethics 2012, 13:6

Mevr. prof. dr. Suzanne van de Vathorst, hoogleraar Kwaliteit van de laatste levensfase en van sterven in het AMC (UvA), Amsterdam; docent bij de vakgroep medische ethiek van het Erasmus MC, Rotterdam.

Mevr. prof. dr. Marian Verkerk, Hoogleraar Zorgethiek aan UMCG en Rijksuniversiteit Groningen. Gestudeerd aan UvA en UU Wijsbegeerte. Gepromoveerd UU Wijsbegeerte 1985; Lid van de Gezondheidsraad; RvT Zorgpartners Friesland. Meest recente publicatie is M.A. Verkerk et al Where Families and Healthcare meet, J Med Eyhics (Sept 10 2014).

Drs. Hein Visser, geneeskunde in Groningen, Curaçao en Parijs, interne geneeskunde en hematologie in het Leids Universitair Medisch Centrum, internist-hematoloog Medisch Centrum Alkmaar, voorzitter werkgroep narratieve geneeskunde Alkmaar.

Paul Vogelaar is verpleegkundig expert op het gebied van palliatieve zorg en pijnbehandeling. Hij combineert zijn functie van verpleegkundig pijnconsulent in het Erasmus MC | Sophia Kinderziekenhuis met werk als zelfstandige (onder de naam Lux Nova, palliatieve zorg & training) in de palliatieve (thuis)zorg en onderwijs. Ook is hij als verpleegkundig consulent palliatieve zorg verbonden aan het IKNL locatie Eindhoven.

Prof. dr. Dick Willems, arts en filosoof, hoogleraar Medische Ethiek AMC/UvA, lid Raad voor de Volksgezondheid en Zorg, Centrum voor Ethiek en Gezondheid. Relevante publicatie: Willems Dick. Palliative care and physician-assisted death. In: Jonger S, Kimsma GK (eds)., *Physician-Assisted Death in Perspective - Assessing the Dutch Experience*. Cambridge: Cambridge University Press, 2013.

Prof. dr. Ivan Wolffers, studeerde geneeskunde en promoveerde in de medische antropologie/sociale geneeskunde, is emeritus hoogleraar Gezondheidszorg en Cultuur, verzorgt lezingen, stimuleert vormen van participatieve gezondheidseducatie maar is vooral schrijver: columns (Volkskrant, Vrij Nederland, Medisch Contact), publieksboeken (o.a. *Medicijnen*), een tiental romans, en een persoonlijk ervaringsboek over prostaatkanker.

Dr. Joost Zaat, huisarts, Huisartsenmaatschap Landauer, adjunct-hoofdredacteur NTVG.

Mevr. dr. Lia van Zuylen, internist-oncoloog, afdeling Interne oncologie Erasmus MC, lid consultatieteam pijn en palliatieve zorg Erasmus MC, betrokken bij de landelijke implementatie van het 'Zorgpad Stervensfase'.

MIX
Papier aus verantwortungsvollen Quellen
Paper from responsible sources
FSC® C105338

If you have any concerns about our products,
you can contact us on
ProductSafety@springernature.com

In case Publisher is established outside the EU,
the EU authorized representative is:
**Springer Nature Customer Service Center GmbH
Europaplatz 3, 69115 Heidelberg, Germany**

Printed by Libri Plureos GmbH
in Hamburg, Germany